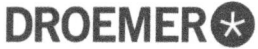

Isabella Eckerle

Von Viren, Fledermäusen und Menschen

Eine folgenreiche Beziehungsgeschichte

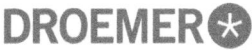

Besuchen Sie uns im Internet:
www.droemer-knaur.de

Aus Verantwortung für die Umwelt hat sich die Verlagsgruppe Droemer Knaur zu einer nachhaltigen Buchproduktion verpflichtet. Der bewusste Umgang mit unseren Ressourcen, der Schutz unseres Klimas und der Natur gehören zu unseren obersten Unternehmenszielen. Gemeinsam mit unseren Partnern und Lieferanten setzen wir uns für eine klimaneutrale Buchproduktion ein, die den Erwerb von Klimazertifikaten zur Kompensation des CO_2-Ausstoßes einschließt.
Weitere Informationen finden Sie unter: www.klimaneutralerverlag.de

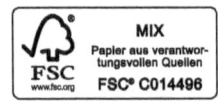

Originalausgabe September 2023
© 2023 Droemer Verlag
Ein Imprint der Verlagsgruppe Droemer Knaur GmbH & Co. KG, München
Alle Rechte vorbehalten. Das Werk darf – auch teilweise – nur mit
Genehmigung des Verlags wiedergegeben werden.
Covergestaltung: atelier-sanna.com, München
Coverabbildung: Bodor Tivadar / Shutterstock.com
Bildnachweis: S. 1 Florian Gloza-Rausch; S. 2-3 Mammal Superteam (Bininda et al., Nature 2007);
S. 4-5 le-tex publishing services GmbH unter Verwendung von Shutterstock.com;
S. 6-7 le-tex publishing services GmbH unter Verwendung von Shutterstock.com;
S. 8 le-tex publishing services GmbH nach https://viralzone.expasy.org;
S. 9 le-tex publishing services GmbH unter Verwendung von Shutterstock.com;
S. 10 picture alliance / AP / LO SAI HUNGS; S. 11 le-tex publishing services GmbH unter
Verwendung von Shutterstock.com nach Corman et al. Adv Virus Res. 2018;
S. 12 Markus Gmeiner; S. 13 le-tex publishing services GmbH unter Verwendung
von Shutterstock.com; S. 14 Benjamin Meyer; S. 15 o. picture alliance / Westend61 / Veam;
S. 15 u. Kate Evans / CIFOR; S. 16 o. picture alliance / imageBROKER / Michael Runkel;
S. 16 u. Louis Brisset HUG
Satz und Layout: Adobe InDesign im Verlag
Druck und Bindung: GGP Media GmbH, Pößneck
ISBN 978-3-426-27898-7

2 4 5 3

Für J. und L.

Inhalt

Warum ein Buch über Zoonosen? 9

Zoonosen, was sind das eigentlich? 17

Exkurs: Neue und verstärkt wiederauftauchende Viren 45

Das Zeitalter der Epidemien 56

Warum immer wieder Fledermäuse? 84

Exkurs: Warum die Ausrottung von Fledermäusen keine Lösung ist 110

Der Ursprung endemischer humaner Viren 119

Exkurs: Wie man Krankheitserreger zurückdrängen oder verschwinden lassen kann 142

Einheimische zoonotische Viren 148

Exkurs: Wie kann man sich vor Zoonosen und neuartigen Viren schützen? 175

Auf welchen Wegen springen neue Viren über? 184

Von der Feldarbeit zum Labor – wie Zoonosen erforscht werden 214

Zoonosen – unausweichliche Naturereignisse? 240

Dank 261

Quellen und weiterführende Informationen 264

Warum ein Buch über Zoonosen?

Die Fledermaus veräppelt uns. Seit einer gefühlten Ewigkeit schauen wir dabei zu, wie der schwarze Schatten lautlos über unseren Köpfen gaukelt, über und unter dem Netz durch, im Slalom um die Seitenstangen des Netzes herum, wenige Zentimeter an unseren Stirnlampen vorbei, sodass man in der schweren, feuchtwarmen Nachtluft bisweilen sogar den Windhauch ihrer Flügel auf dem verschwitzten Gesicht spürt. Aus dem Lichtkegel heraus verschwindet sie wieder im Pechschwarz, um nach einigen Kreiseln zurückzukommen und das Flugmanöver noch mal zu vollführen. Auch meine Kollegin, eine gestandene Fledermausbiologin, ist überrascht über die Fähigkeit, unser aufgespanntes Netz so klar zu erkennen und es mit einer solchen Präzision zu umfliegen. Eigentlich sollte die Fledermaus das gar nicht können, denn die feinen Fäden sind zu dünn, um vom Echolot der Fledermaus erkannt zu werden. Tja. Die Fledermaus denkt nicht daran, das Netz zu streifen oder gar blind hineinzufliegen und sich in den feinen Maschen zu verheddern, sodass wir sie vorsichtig entwirren und beproben können. Beproben, das heißt, mit einem winzigen Tupfer je einen Rachen- und Rektalabstrich zu nehmen und einige Mikroliter Blut, um darin nach neuen Krankheitserregern zu forschen. Im Moment frage ich mich aber, wer hier eigentlich wen erforscht. Nach ein paar weiteren Runden verliert sie das Interesse an uns Eindringlingen und flattert endgültig davon. Wir bleiben arbeitslos an unserem Campingtisch sitzen und starren in den nachtschwarzen Regenwald. Wie wir so dasitzen, frage ich mich, wie viele Erreger da draußen in dieser Dunkelheit sind, die uns bisher so knapp verpasst haben wie wir gerade die neugierige Fledermaus.

Es ist Juni 2015, und ich bin als Virologin mit einem Team von Wissenschaftler*innen im *Wakka*-Nationalpark in Gabun in Zentralafrika unterwegs, um neuartige Krankheitserreger in Fledermäusen zu erforschen. Wie so oft, wenn man wissenschaftliche Forschung betreibt, läuft es nicht ganz so wie geplant, und die logistisch sehr aufwendige Expedition in den unberührten Regenwald, von dem wir uns eine Fülle an Fledermaus-Proben erhofft hatten, hat uns bisher nur eine mickrige Handvoll Proben beschert, während wir in der Woche zuvor in den Feldern und Dörfern sehr schnell Hunderte von Proben sammeln konnten.

Wie bin ich zu dieser Arbeit gekommen? Ich habe Medizin studiert und habe mich nach einer kurzen klinischen Tätigkeit dem Thema gewidmet, für das mein Herz schlägt und das mich wie kein anderes fasziniert: neuartige Viren an der Schnittstelle zwischen Tier und Mensch zu erforschen. Früher war es oft eine holprige Unternehmung, jemandem zu erklären, warum man sich als Humanmedizinerin für dieses Thema interessiert. »Du bist doch eigentlich Ärztin, warum beschäftigst du dich mit diesen komischen Fledermaus-Viren?« »Aber diese ganzen exotischen Viren, das betrifft doch nur so wenige Menschen, im Ernst, das ist doch nicht wirklich von Bedeutung.« An diese beiden Aussagen habe ich während der Corona-Virus-Pandemie oft gedacht. Heute braucht es keine Erklärung mehr, was Virolog*innen machen und warum neuartige Viren ein wichtiges Forschungsfeld sind.

Zoonosen gibt es aber nicht erst seit der Covid-19-Pandemie, und viele Viren, die wir heute als typische »Menschenviren« kennen, sind vor langer, langer Zeit – wir wissen nicht, wie lange – aus einem Tier in den Menschen übergesprungen. Und immer wieder spielen Fledermäuse – genauer gesagt: die Fledertiere, zu denen neben den Fledermäusen auch die Flughunde gehören – beim Ursprung von neuen und alten menschlichen Viren eine Rolle (Fledertiere haben allerdings von den Virolog*innen für lange Zeit auch mehr Aufmerksamkeit bekommen als andere Säugetiergruppen, und auch in diesem Buch stehen sie im Vordergrund, denn sie sind einfach faszinierende Tiere. Dennoch soll nicht unerwähnt bleiben, dass es auch andere, ebenfalls zoonotisch wichtige Säugetiergruppen gibt, auf die ich stellenweise eingehen werde).

Seit über zwanzig Jahren beschäftigt man sich in der Wissenschaft intensiv mit zoonotischen Viren, und eine Fülle an Wissen liegt mittlerweile vor. Darunter viele, viele Fallstudien von anderen Erregern, die *near misses* waren, also »Beinahe-Pandemien«, Infektionsereignisse, die es gerade so nicht geschafft haben, sich weltweit auszubreiten. Entweder, weil diese Viren noch nicht die richtige Kombination ihrer Gene für die Vermehrung im Menschen gefunden haben oder die Übertragung noch nicht effizient genug war. Entweder, weil das Immunsystem des neuen Wirts es geschafft hat, den Eindringling sofort zu überlisten, oder aber, weil es zu stark, oder überhaupt nicht reagiert hat, und der neu eroberte Wirt zu schnell gestorben ist, bevor er das Virus weitergeben konnte. Vielleicht auch, weil das Flugzeug, das überfüllte Sammeltaxi oder der nächste Tiertransport verpasst wurde.

Viele dieser zoonotischen Übergänge hätten Hinweise liefern und uns als eine unvollständige, aber doch hilfreiche Blaupause dienen können, um die Covid-19-Pandemie vielleicht nicht zu verhindern, aber doch dafür zu sorgen, dass die Welt nicht ganz so unvorbereitet in diese Geschichte hineinstolpert. Dennoch stehen wir mit der Erforschung dieser Viren erst am Anfang. Das elektrisiert mich und deprimiert mich zugleich: Es gibt noch so viel zu verstehen, viel mehr, als in ein einzelnes Forscherleben hineinpasst. Denn da draußen ist noch eine unvorstellbar große Anzahl an Viren, über die wir nichts wissen. Man schätzt ihre Zahl auf etwa 1,6 Millionen, von denen knapp die Hälfte die Fähigkeit haben könnte, auch Menschen zu infizieren. Jeden Tag versuchen einige davon an irgendeinem Ort der Welt gerade den Übergang in einen neuen Wirt. Vielleicht auf einem gut versteckten, illegalen Wildtiermarkt in Asien, vielleicht in einem kleinen, entlegenen Dorf in Zentralafrika, vielleicht auf einer schlammigen Ackerfläche frisch gerodeten Regenwalds in Südamerika. Oder in einer Massentierhaltung in einem Industrieland. Und wir haben sogar schon einen Namen dafür reserviert: »Krankheit X«. Niemand weiß, wie diese Krankheit genau aussehen und wann sie kommen wird, aber wir können mit an Sicherheit grenzender Wahrscheinlichkeit sagen, dass sie kommen wird.

Dieses Buch wirft einen Blick auf neue, alte und künftige Viruskrankheiten und beschreibt, wie Viren und ihre Wirte, Wildtiere und Nutztiere, Ökosysteme und der Mensch interagieren: wo die Vielzahl der heutigen »Menschenviren« ihren Ursprung hat, wodurch zukünftige Krankheitsausbrüche wahrscheinlich begünstigt werden und was das für unsere und für die Gesundheit unserer Kinder bedeutet. Es geht aber auch um die Erkenntnis, dass der Übersprung der allermeisten zoonotischen Viren auf den Menschen überhaupt nichts Schicksalhaftes an sich hat. Denn die Ökosysteme, in denen Wildtiere und ihre Erreger eine Jahrtausende bis Jahrmillionen lange Koevolution durchlaufen haben und eine fein ausbalancierte, friedliche Koexistenz entwickelt haben, werden immer mehr aus ihrem Gleichgewicht gebracht – durch menschliche Eingriffe. Wissenschaftler*innen bezeichnen unser heutiges Zeitalter auch als das Anthropozän, das Zeitalter, in dem menschengemachte Veränderungen zu den wichtigsten Stellschrauben für das Leben auf der Erde geworden sind. In wenigen Hundert Jahren hat der Mensch das Gesicht der Erde unwiderruflich verändert, ihre Oberfläche an seine Bedürfnisse angepasst, mit weitreichenden Konsequenzen. Dazu gehört, dass die letzten unberührten Nischen, in denen Erreger und ihre Wirte koexistieren, erschlossen und geplündert werden. Wildtiere werden gejagt, gehäutet, gegessen, mit fremden Arten in viel zu engen Kontakt gebracht, lebend oder tot und in Stücke zerlegt per Flugzeug rund um die Welt transportiert, landen als Delikatesse auf unseren Tellern, als Pelzkragen in unseren Kleiderschränken, als exotische Haustiere in unseren Wohnzimmern – mit all den Risiken neuer, unbekannter Viren. Domestizierte Nutztiere, genetisch hochgradig homogen und damit eine riesige gleichförmige Wirtspopulation, werden in tausend- und zehntausendfacher Zahl unter unnatürlichen, krank machenden Bedingungen gehalten, um den zunehmenden globalen Hunger nach Fleisch zu decken. Millionen Tonnen von Fleisch werden rund um die Welt transportiert – und vielleicht mit an Bord: der nächste unbekannte Krankheitserreger.

Der Klimawandel verändert Ökosysteme und zwingt Arten, sich anzupassen. Die Vielzahl an Spezialisten, die höchst komplexe und fein ausgewählte Ansprüche an ihre Lebensgrundlagen haben, verlieren ihren Lebensraum und verschwinden. Ein paar wenige, flexiblere Generalisten, die sich besser an eine veränderte Umwelt anpassen können, folgen dem menschengemachten Wandel – und mit ihnen auch ihre Viren. Alle diese Faktoren lassen es sehr wahrscheinlich erscheinen, dass die meisten von uns in ihrer Lebenszeit noch eine oder sogar mehrere weitere Pandemien erleben werden.

Aber was können wir tun, wenn wir diese Entwicklung nicht einfach hinnehmen wollen? Es gibt keinen Grund zu verzweifeln: Wie häufig und wie folgenreich künftige Ausbrüche werden und ob wir lokale Epidemien zu Pandemien heranwachsen lassen, liegt zu einem guten Teil in unserer Hand. Weil Pandemien kein Naturereignis sind, sondern überwiegend von Menschen und ihrem Verhalten verursacht sind.

Dabei triumphiert im Fall der Infektionskrankheiten wie in keinem anderen Bereich die Wissenschaft über die Natur. Neben der Sicherstellung von sauberem Trinkwasser gibt es keine wirkungsvollere Maßnahme als das Impfen, um Krankheiten und Todesfälle zu verhindern, vor allem im Kindesalter. Auch diesem Triumph ist es zu verdanken, dass ein humaner und ein tierischer Krankheitserreger komplett ausgerottet werden konnten. Das heißt, wir haben es geschafft, diese beiden Viren vollständig aus der Natur verschwinden zu lassen! Es geht um die echten Pocken (ausgerottet 1980) und die Rinderpest (ausgerottet 2011). Diese Erfolge sind eine enorme Errungenschaft! Bei den Masern und bei der Kinderlähmung (Polio) wäre es möglich und wird versucht, mit einigen Rückschlägen zwar, aber wir könnten es schaffen, wenn wir uns anstrengen. Ein einziges neu übergesprungenes Virus konnte man sogar ohne Impfung wieder aus der Zirkulation im Menschen verbannen: das SARS-Corona-Virus (was im Nachhinein als SARS-Corona-Virus-1 bezeichnet wird), das 2002/2003 genau jenen Pfad in die Menschheit gefunden hat wie 17 Jahre später das SARS-Corona-Virus-2. Gelungen ist die Verbannung des SARS-Corona-Virus-1 allein mit einer konsequenten Umsetzung von Infektionsschutzmaßnahmen wie Isolation, Quarantäne und Kontakt-Nachverfolgung.

Infektionskrankheiten haben bei allem Leid, was sie verursacht haben und noch verursachen werden, auch einen entscheidenden Beitrag zur Weiterentwicklung der Medizin geleistet, vor allem die Viren, die Meister darin sind, zelluläre Prozesse für ihren eigenen Vorteil zu nutzen. Viren sind in der Lage, eine Körperzelle so umzuprogrammieren, dass diese alle ihre verfügbaren Ressourcen in den Dienst der Virusvermehrung stellt, auch, wenn dies zwangsläufig die vollkommene Erschöpfung und den sicheren Tod des Betroffenen zur Folge hat. Diese Mechanismen aber, mit denen Viren sich eine Wirtszelle untertan machen, haben zur Identifizierung vieler wichtiger zellulärer Prozesse geführt. Die Entdeckungen durch primär virologisch orientierte Forschung haben einen enormen Beitrag geleistet, molekulare Prozesse auch bei anderen Erkrankungen wie Krebs oder Autoimmunerkrankungen zu verstehen, bis hin zur Entwicklung von Medikamenten. Man könnte also sogar sagen: Viren sind die besseren Zellbiolog*innen. Vor diesem Hintergrund sei es uns Virolog*innen verziehen, wenn wir manchmal vielleicht zu sehr von unserem Forschungsfeld schwärmen, mit dem doch viele Menschen vor allem Ängste, Krankheit und Tod verbinden. Es fehlt uns keineswegs an Empathie, sondern wir staunen über ein schier unerschöpfliches Repertoire an Strategien, in einem vergleichsweise winzigen Erbgut hinterlegt, mit dem sich Viren so viel komplexere Organismen zum Untertan machen können.

Die Verhinderung der nächsten Pandemie und die bessere Kontrolle bereits endemischer Viren geht jedoch über den Fachbereich der Medizin hinaus. Wie in der Corona-Virus-Pandemie leidlich erfahren, bleiben die Auswirkungen eines neuen Virus nicht auf den Bereich der individuellen, physischen Gesundheit beschränkt. Genauso wie die Bewältigung einer Pandemie nicht nur medizinische Aspekte umfasst, sind zur Vermeidung der nächsten Pandemie auch die Gesellschaft und die Politik gefragt. Ob »Krankheit X« unsere Welt noch einmal so durcheinanderwirbelt, wie SARS-CoV-2 es getan hat, liegt zuallererst in unserer Hand.

Auf der Suche nach dem Ursprung von Pandemien haben die Laborarbeiten von Virolog*innen viel Aufmerksamkeit bekommen, weil ein möglicher Ursprung von SARS-CoV-2 aus einem Forschungsumfeld heraus diskutiert wurde. Auch wenn es keine wissenschaftlich belastbaren Hinweise gibt, dass SARS-CoV-2 aus einem Labor heraus seinen Weg in die Menschheit gefunden hat, so liegt es dennoch im Aufgabenbereich der Wissenschaft, solche Befürchtungen zu adressieren. Auch Forschende, die sich wie ich seit vielen Jahren mit Pandemierisiken beschäftigen, konnten sich nicht in Gänze ausmalen, was für ein gesamtgesellschaftliches Erdbeben eine Pandemie auslöst und welche bitteren Konsequenzen ein neues humanes Virus im globalen Maßstab mit sich bringt. Die Erfahrung mit der Covid-19-Pandemie sollte auch den Forschungsbereich für mögliche Risiken sensibilisieren, die die konkrete Erforschung solcher Viren mit sich bringt. Gleichzeitig hat uns diese Pandemie klargemacht, wie enorm wichtig wissenschaftliche Forschung an potenziell zonotischen Viren ist. Die schnelle Entwicklung von Nachweisverfahren und Medikamenten zu SARS-CoV-2 war nur deshalb möglich, weil man bereits um diese Gruppe von Viren wusste, weil es bereits erste (wenn auch viel zu wenig) Forschung zu Medikamenten und Impfstoffen gegen Corona-Viren gab. Deshalb ist es wichtig, dass die Wissenschaft das Vertrauen in ihre Forschung erhalten kann, denn wir brauchen diese Forschung dringend. Wir Forschenden müssen erklären, warum wir weiterhin mit Viren arbeiten wollen, die ein Risiko für den Menschen darstellen, und warum dies unverzichtbar ist. Warum wir eben genau diese Orte gezielt aufsuchen, an denen wir den Erreger der »Krankheit X« erwarten, und warum wir diesen Erreger mit in unsere Sicherheitslabore nehmen – und warum wir all dies unter hohen Sicherheitsauflagen verantworten können. Ein Kooperationspartner hat dies einmal sehr schön auf den Punkt gebracht: »Wir sollten den Erreger zu Krankheit X finden, bevor er uns findet.«

Die Diskussionen in der Öffentlichkeit, die die Forschung an Viren während der Pandemie erstmals in den Blick genommen hat, sind eine Herausforderung für die Virologie, die bis dahin meist wie in einem Elfenbeinturm zurückgezogen gearbeitet und sich nur mit ihresgleichen ausgetauscht hat. Die Erfahrungen mit Covid-19 bieten aber auch die Chance, darüber zu reden, welche Konsequenzen Entscheidungsträger aus unseren wissenschaftlichen Erkenntnissen ziehen sollten. Denn auch das ist ein Teil der Wahrheit: Wissenschaftliche Forschung wird zum größten Teil aus Steuergeldern finanziert, weil wir uns als Gesellschaft einen Erkenntnisgewinn, letztlich direkt oder indirekt auch eine Verbesserung unserer Lebensbedingungen erhoffen. Umgekehrt bedeutet dies aber auch, dass wissenschaftliche Erkenntnisse gesehen und gehört werden und am Ende zu politischem Handeln führen. Dass Wissenschaftler*innen mit ihren Erkenntnissen nicht immer nur willkommen sind, haben die Kolleg*innen aus dem Bereich der Klimaforschung schon lange vor uns erfahren, wir Virolog*innen haben diese Erfahrung nun auch gemacht.

Unsere Gegenwart ist vor eine Reihe großer Herausforderungen gestellt, die unsere nächste und weitere Zukunft wesentlich bestimmen werden: die Klimakrise, der Verlust von Biodiversität, die steigende Nachfrage nach Ressourcen durch eine weiterhin zunehmende Bevölkerung und das damit verbundene Risiko weiterer Pandemien betreffen uns alle. Aber auch die Lösung dieser Probleme kann nur in der Zusammenarbeit von Wissenschaft, Politik und Gesellschaft gelingen. Wenn ich eine Botschaft mit diesem Buch vermitteln möchte, dann diese: Die Verhinderung von Pandemien und die Kontrolle von Krankheitserregern geht Hand in Hand mit den anderen Herausforderungen, die die Zukunft an uns stellt. Wenn wir weitere Pandemierisiken minimieren wollen, müssen wir die Distanz zwischen uns und dem »wilden Leben« vergrößern. Wir müssen jedem Lebewesen seinen eigenen, ausreichenden Platz einräumen, an dem eine würdevolle Existenz möglich ist. Denn auch wenn es in anderen Arten noch eine immense Fülle an unbekannten Viren gibt: Solange der Kontakt nur ein vorsichtiges Beäugen bleibt, solange wir oder unsere Nutztiere der Vielzahl an unbekannten Viren nicht als neue Wirtsspezies »ins Netz« gehen – so wie unsere kluge Fledermaus damals im *Wakka*-Nationalpark –, so lange stellen weder Wildtiere noch ihre Viren eine Gefahr für uns dar.

Zoonosen,
was sind das eigentlich?

Die erste Infektionswelle begann im Februar und zog sich bis in den März hinein. Plötzlich hörte man überall ein Husten und Niesen, und über die Hälfte der Erkrankten war durch ein schweres Krankheitsbild gezeichnet.

Am stärksten hatte es die kleine Betty erwischt, die erst zwei Jahre alt war, als der Ausbruch begann. Was zunächst als Erkältung anfing, hatte sich bei ihr nach kurzer Zeit lebensbedrohlich bis in die Lunge ausgebreitet. Bald schon schaffte es ihr kleiner Körper nicht länger, dagegen anzukämpfen. Am Ende hat sie den Kampf gegen den Erreger verloren und verstarb.

In der Autopsie zeigte sich das ganze Ausmaß der Infektion: Die Oberfläche ihrer Lunge wies fleckenhafte Einblutungen auf, und zwei Drittel ihrer beiden Lungenflügel hatten sich so stark verdichtet, dass kaum noch ein Gasaustausch möglich gewesen war. Die eingeatmete Luft kam allerdings auch kaum noch in der Tiefe der Lunge an, denn ihre Bronchien waren vollständig mit Schleim ausgefüllt. Auch ihre Leber war bereits in Mitleidenschaft gezogen, sie war unter der Infektion angeschwollen, und das Blut darin hatte sich bereits aufgestaut. Todesursache: schwere akute Lungenentzündung. Und nicht nur Betty, sondern auch noch vier weitere Familienmitglieder im Alter zwischen 24 und 58 Jahren starben während des Infektionsausbruchs.

Um zu verstehen, um welchen Erreger es sich hier handelt, wurde bei der Autopsie mit einem dünnen Plastikstäbchen, an dessen Spitze sich feinste Polyesterfäden befinden, direkt nach Bettys Tod Abstriche aus ihrem Rachen, ihrer Luftröhre und ihrer Lunge genommen. Mithilfe dieser Abstriche wollte man die genaue Todesursache erforschen, und man fand ein Rhinovirus. Diese Viren sind die mit am häufigsten auftretenden Infektionen beim Menschen, und man schätzt, dass über die Hälfte der winterlichen Erkältungskrankheiten – banal: der Schnupfen – ihnen zuzuschreiben sind. Aber warum hat ein Schnupfenvirus die kleine Betty und ihre erwachsenen Familienmitglieder getötet?

Weil es sich bei Betty nicht um einen Menschen, sondern um ein Schimpansenmädchen gehandelt hat. Betty und ihre Familienmitglieder sind an einer Zoonose gestorben.

Der Ausbruch im Jahr 2013 im *Kibale*-Nationalpark in Uganda war der erste, bei dem ein menschliches Rhinovirus als Auslöser einer Zoonose bei Schimpansen festgestellt wurde.

Eingetragen wurde das Virus, das Betty getötet hat, wohl durch einen infizierten Menschen – vielleicht durch Tourist*innen, die dort Menschenaffen aus nächster Nähe beobachten wollten, durch Parkwärter*innen oder Forschende, von denen einer zum Zeitpunkt des Besuchs eine laufende Nase oder etwas Halskratzen hatte, sich gerade in die Hand geniest oder gehustet und über eine Schmierinfektion das Virus in das Umfeld der Affen gebracht hatte. Vielleicht hatten sich die Schimpansen auch bei einem ihrer gelegentlichen Ausflüge aus dem Park heraus angesteckt, bei dem sie sich auf den angrenzenden Feldern an den Feldfrüchten der dort heimischen Bauern gelabt hatten, und so in die Nähe von Menschen gekommen waren. Die meisten Leserinnen und Leser werden bei Zoonosen oder neuen gefährlichen Viren wohl bisher an Erreger gedacht haben, die unsere eigene, menschliche Gesundheit bedrohen. Und es mag an dieser Stelle erstaunen, dass ein für uns Menschen harmloses Virus für den Tod einer anderen Spezies verantwortlich sein kann – in der Welt der zoonotischen Viren ist dies allerdings nicht die Ausnahme, sondern die Regel.

Das Wort *Zoonose* ist griechischen Ursprungs: »zōon« für »Tier« und »nósos« für »Krankheit«. Nach der Definition der Weltgesundheitsorganisation von 1959 umfassen Zoonosen alle Infektionskrankheiten, die auf natürliche Weise zwischen dem Menschen und anderen Wirbeltieren übertragen werden können – durch Viren, Bakterien,

Parasiten, Pilze und Prionen. In diesem Buch geht es um die viralen, also durch Viren ausgelöste Zoonosen. Von allen genannten Erregern haben Viren das größte Potenzial für eine Epidemie oder Pandemie – das verdanken sie einer Reihe an biologischen Eigenschaften, die später noch näher erläutert werden. Da diese Definition nur Wirbeltiere umfasst, gehören Krankheiten, wie sie beispielsweise durch blutsaugende Moskitos oder Zecken übertragen werden, im strengen Sinne also nicht dazu, da es sich um wirbellose »Wirte« handelt – auch wenn die genannten Krankheiten oft zusammen mit den Zoonosen genannt werden (Mensch und Tier, die von einem Virus befallen werden, bezeichnet man als Wirte).

Die Liste an alten und neuen viralen Zoonosen ist lang, und selbst wenn man nur die Erreger listet, die vom Tier aus ihren Weg in den Menschen gefunden haben, liest sie sich erschreckend: Dazu gehören das humane Immundefizienz-Virus (HIV), Tollwut-Viren, Ebola-, Marburg- und Lassa-Viren, die Erreger der Vogelgrippe und der Schweinegrippe, das MERS-Corona-Virus, SARS-Corona-Virus 1 und 2, das Affenpocken-Virus, Hanta- und Borna-Viren, Hendra- und Nipah-Viren und noch viele andere mehr, zum Teil mit seltsam anmutenden Namen und oft plötzlich unerwartetem Auftreten.

Im April 2023, da ich diese Zeilen schreibe, zirkuliert eine ganze Wolke an neuen SARS-CoV-2-Unterlinien der Omikron-Variante, ihre Bedeutung für den weiteren Verlauf der Covid-19-Pandemie ist noch unklar. Im Jahr zuvor gab es einen weltweiten Ausbruch mit dem Affenpocken-Virus mit anhaltender Mensch-zu-Mensch-Übertragung. Ob es einfach begünstigende Umstände zu dieser Übertragung waren oder aber Veränderungen in der Ökologie oder Biologie des Virus, die zu diesem Ausbruch geführt haben, ist bislang nur wenig verstanden. Ein besorgniserregender Ausbruch mit dem Sudan-Ebola-Virus, jetzt schon einer der größten, trat 2022 in Uganda auf – er konnte zum Glück zum Erliegen gebracht werden. Gleich zwei neue Ausbrüche mit dem Marburg-Virus wurden in Äquatorialguinea und Tansania in der ersten Jahreshälfte von 2023 verzeichnet. Kürzlich wurde ein weiteres neues Corona-Virus, rekombiniert aus einem Hunde- und Katzen-Corona-Virus bei Kindern mit Lungenentzündung in Malaysia entdeckt und zeitgleich, am anderen Ende der Welt, eine fast identische Virussequenz bei einem erkrankten Gesundheitsmitarbeiter gefunden nach Rückkehr aus einem Einsatz in Haiti. In Ost-China wurde bei fieberhaft erkrankten Bauern ein neues Virus entdeckt: ein weiteres Mitglied der Henipa-Viren, zu denen auch die beiden hochpathogenen Hendra- und Nipah-Viren gehören, die schwerste Gehirnentzündungen im Menschen auslösen können. Und dies sind nur ein paar Beispiele aus dem Zeitraum, in dem dieses Buch entstanden ist – die Liste ließe sich noch lange fortführen.

Virale Zoonosen scheinen plötzlich überall zu sein, in immer größerer Geschwindigkeit aufzutauchen, und seit der Covid-19-Pandemie werden solche Berichte weltweit mit größter Aufmerksamkeit wahrgenommen.

Aber selbst Viren, die heute nur noch im Menschen zirkulieren und deren Herkunft wir gar nicht hinterfragen, haben vor langer Zeit ihren Weg als Zoonose in den Menschen gefunden: Dazu gehören zum Beispiel die Masern, die vier endemischen Corona-Viren, die etwa für ein Viertel aller Erkältungen verantwortlich sind, sowie einige menschliche Hepatitisviren. Bei einigen mehr vermutet man einen zoonotischen Ursprung, kann aber die Übergangsschritte nicht mehr zuverlässig rekonstruieren. Zoonosen gibt es schon sehr lange. Das Hin und Her von Viren zwischen Mensch und Tier ist ein Teil unserer Geschichte – und dennoch wird eine echte Zunahme von zoonotischen Ereignissen in den vergangenen Jahrzehnten verzeichnet. Immer mehr von diesen Ereignissen finden statt, breiten sich immer schneller aus, betreffen mehr Menschen, als dies vor Jahrzehnten noch der Fall war. Bei der Suche nach den zoonotischen Ursprüngen von humanpathogenen Viren entdeckte man darüber hinaus eine gigantische Vielfalt an Viren in den verschiedensten Tierarten: Zuvor unbekannte, für uns gänzlich neue Virus-Spezies, ja sogar ganze Virusfamilien treten in Erscheinung. Besonders häufig spielen dabei Fledertiere – also Fledermäuse und Flughunde – eine Rolle, die zweitgrößte Gruppe aller Säugetiere und die Einzigen, die fliegen können (siehe Abb. 1 im Bildtafelteil). Besonders viele, für den Menschen gefährliche Viren oder zumindest deren nahe Verwandte hat man in den vergangenen Jahren in dieser Säugetier-Ordnung nachgewiesen.

Gleichzeitig zeigt uns diese enorme Anzahl an neu entdeckten Viren aber auch, dass die allermeisten dieser Viren kein Risiko für den Menschen darstellen, sie werden sehr wahrscheinlich immer Tierviren bleiben. Nur ein winziger Bruchteil von ihnen trägt ein gewisses Potenzial in sich, neue Epidemien oder gar Pandemien auszulösen, wenn diesen Viren die Gelegenheit für einen Wirtswechsel gegeben wird.

Zu den neuartigen Viren gesellen sich aber vermehrt auch bereits altbekannte Viren, die man in den meisten Regionen der Welt weitgehend unter Kontrolle geglaubt hatte, z. B. die Polio oder Masern. Und auch Viren, die man über Jahrzehnte für unkritisch hielt, die kaum Ausbrüche verursacht hatten und denen man deshalb bisher kaum Aufmerksamkeit geschenkt hatte, überraschen uns plötzlich – so wie beispielsweise das von Moskitos übertragene Zika-Virus. Manche Viren sind bereits seit langer Zeit in bestimmten geografischen Regionen der Welt als problematisch erkannt, da die Krankheiten, die mit diesen Viren einhergehen, aber nicht die westliche Welt betreffen, wurden sie vernachlässigt. Das beste Beispiel hierfür ist das Affenpocken-Virus, das seit Jahrzehnten jedes Jahr für schwere Krankheitsfälle vor allem bei kleinen Kindern und schwangeren Frauen in Subsahara-Afrika verantwortlich ist. Eine Zunahme der Fälle dort wurde ebenfalls seit einiger Zeit beobachtet – globale Aufmerksamkeit sowie umfangreiche Investition in die Forschung an Medikamenten und Impfstoffen gibt es aber erst seit dem ersten weltweiten Ausbruch im Jahr 2022.

Dank Weiterentwicklungen in der molekularbiologischen Technik sind Wissenschaftler*innen besser und sehr viel schneller darin geworden, neue Viren zu entdecken. Dennoch ist dies keine ausreichende Erklärung allein für den Anstieg dieser Ereignisse: Neue und verstärkt wieder auftretende Zoonosen werden zunehmend zu einer Bedrohung und in Zukunft sehr wahrscheinlich in noch höherer Frequenz auftreten.

Die Übertragung einer Zoonose kann in zwei Richtungen gehen: vom Wirbeltier auf den Menschen oder umgekehrt, vom Menschen auf ein Wirbeltier. Meistens ist beim Begriff Zoonose aber die Infektionsrichtung vom Tier zum Menschen gemeint.

Und hier genau beginnt das Dilemma: Die Geschichte der Medizin und die Forschung an Krankheitserregern hat zunächst den Menschen im Blick und hat sich für sehr lange Zeit in erster Linie für die Erreger interessiert, die den Menschen krank machen. Und darüber hinaus für jene Erreger, die unsere Nutz- und Haustiere befallen. Daraus sind die beiden großen medizinischen Disziplinen entstanden, die wesentliche Grundlagen für die Virologie und die Zoonosenforschung geliefert haben: die Humanmedizin und die Tiermedizin. In einem solchen menschzentrierten Verständnis von Gesundheit und Krankheit wundert es also nicht, dass die Definition einer Zoonose zwischen uns (eine Art) und den anderen Wirbeltieren (mehr als 70 000 Arten) unterscheidet. Aus einer menschlichen Perspektive erscheint es logisch, Infektionskrankheiten danach einzuteilen, ob sie uns direkt betreffen – dann erscheinen sie uns besonders wichtig und Forschung wert – oder ob sie »nur« in der Tierwelt eine Rolle spielen, zu der wir uns ja in der Regel nicht zählen. Betrifft es domestizierte Arten, vor allem solche, die wir gern essen oder mit denen wir gern kuscheln, dann sind solche Erreger ebenfalls von großem Interesse – sie gefährden nicht nur unsere Nahrungsversorgung oder machen unsere Haustiere krank, sondern sie können enorm hohe wirtschaftliche Schäden verursachen, beispielsweise durch Einschränkungen im Handel oder durch die Vernichtung von tierischen Produkten in großem Maßstab.

Betrifft ein neues Krankheitsgeschehen Wildtiere, so bleibt die Aufmerksamkeit begrenzt – wenn es denn überhaupt registriert wird. Die Geschichte von Betty hat es bei der Veröffentlichung der wissenschaftlichen Studie zwar in einige Zeitungen geschafft, sicher auch, weil Menschenaffen viel Sympathie und Interesse in uns hervorrufen, mehr als viele andere Tierarten. Aber meist scheinen Krankheitsausbrüche bei Wildtieren sehr weit weg von uns und unserem Alltag. Es mag auf den ersten Blick unwichtig für unsere eigene Gesundheit sein, dass auch Wildtiere von neuen Krankheitserregern befallen werden, daran erkranken oder gar sterben. Aber neuartige Krankheitsausbrüche mit teils verheerenden Ausmaßen sind nichts, was ausschließlich den Menschen betrifft – auch Wildtiere bleiben davon nicht verschont. Und sehr häufig findet sich ein immer wiederkehrendes Muster: Ein Erreger, der in einer bestimmten Tierart oder Region örtlich begrenzt, also endemisch auftritt, wird plötzlich in eine andere Art, eine andere Population oder Region eingetragen, und ein neues Infektionsgeschehen nimmt seinen tragischen Lauf – manchmal bis hin zur kompletten Auslöschung einer Tierart.

Prominente Beispiele der letzten Jahrzehnte sind zwei Pilzerkrankungen, die eine hat durch das Weißnasen-Syndrom mit dem Pilz *Pseudogymnoascus destructans* zum millionenfachen Tod von Fledermäusen in Nordamerika geführt, die andere durch den Chytridpilz, *Batrachochytrium dendrobatidis*, zu einem Massensterben bei Amphibien. Bei beiden Krankheiten vermutet man einen menschengemachten Ursprung: Der Pilz, der das Weißnasen-Syndrom auslöst, wurde wahrscheinlich von Höhlenforschenden mit kontaminierter Kleidung oder Ausrüstung von einer Höhle zur nächsten getragen. Und: Nachdem man sich auf die Suche nach ihm gemacht hat, hat man ihn auch in Europa und China entdeckt – ohne dass er hier Fledermäuse krank macht. Eine mögliche Ursache dafür ist, dass die Fledermäuse in der Alten Welt an den Pilz angepasst sind. Da es natürlicherweise keinen Kontakt zwischen Fledermäusen der Alten und Neuen Welt gibt, liegt auch hier nahe, dass es Menschen waren, die den Pilz aus der Alten Welt in die amerikanischen Fledermaushöhlen eingetragen haben.

Der Chytridpilz der Amphibien hingegen stammt ursprünglich aus Afrika, wo man ihn auf der Haut der afrikanischen Krallenfrösche findet. Diese sind gegen die krank machende Wirkung des Pilzes immun. In den 1940er-Jahren gab es zu medizinischen Zwecken plötzlich großes Interesse an diesen Fröschen – sie wurden weltweit gehandelt, und mit ihnen verbreitete sich auch ihr Hautpilz. Mit verheerenden Folgen, denn die neu befallenen Amphibienarten erkranken schwer daran. Auch heute spielt der Handel mit Amphibien immer noch eine Rolle bei der Ausbreitung des Erregers. Der Handel dient allerdings nicht mehr medizinischen Zwecken, sondern verkauft sie als exotische Haustiere. Für die globale Amphibienpopulation ist er zur Tragödie geworden – etwa 500 Arten wurden massiv durch den Pilz dezimiert und 90 davon komplett ausgerottet.

Natürlich gibt es in der Welt der Viren auch eine ganze Reihe weiterer Beispiele, die gerade in diesem Moment mit höchster Aufmerksamkeit beobachtet werden: Die Afrikanische Schweinepest, eigentlich heimisch in afrikanischen Warzenschweinen, breitet sich über immer größere geografische Räume in Wildschweinen aus. Einmal infiziert, sterben über 90 Prozent der infizierten Tiere innerhalb weniger Tage elendig daran, und auch Hausschweine sind zunehmend davon betroffen. Das Virus ist außerdem extrem umweltstabil und kann selbst in verarbeiteten Fleischprodukten infektiös bleiben – ein achtlos weggeworfenes Salamibrötchen, das von einem Wildschwein gefressen wird, kann in Windeseile einen Ausbruch in einer bislang unbetroffenen Region auslösen. Für den Menschen stellt das Virus keine gesundheitliche Gefahr dar – wohl aber bedroht es Tierbestände, führt zu drastischen Eindämmungsmaßnahmen, Handelsbeschränkungen und großen finanziellen Verlusten.

Auch die Vogelgrippe ist hier zu nennen. Seit 2021 zeigt sie eine sehr hohe Infektionsaktivität von bisher nicht gekanntem Ausmaß, mit verheerender Auslöschung von Wildvogel-Populationen und dem Befall von domestiziertem Geflügel und sogar zunehmend von Säugetieren. Menschengemachte Veränderungen wie Massentierhaltung oder der internationale Handel von Tieren und Tierprodukten sind häufig die Treiber sowohl für neue Virusübergänge als auch für deren Ausbreitung bis hin zu Ausbrüchen auf globaler Ebene. In die Schlagzeilen schaffen es solche Ausbrüche jedoch selten – das Interesse und das allgemeine Bewusstsein für die Risiken, die solche Ausbrüche mit sich bringen, ist eher gering.

In unserer Selbstwahrnehmung grenzen wir uns nämlich in der Regel eindeutig von den Tieren ab, doch unsere Biologie zeichnet ein wesentlich weniger einzigartiges Bild von uns. Eine eindrückliche bildliche Darstellung aus Sicht eines Virus ist der Säugetier-*Supertree*, also ein kompletter (deshalb »super«) Stammbaum aller Säugetierarten – am Rande dieser Abbildung stehen die lateinischen Einzelnamen aller Säugetierspezies; aufgrund des Artenreichtums der Säuger so klein geschrieben, dass man sie in der Gesamtansicht nicht mehr lesen kann, sondern nur feine kleine Striche erkennt, wo Tausende von Artennamen stehen, die sich zu einem Kreis formen (siehe Abb. 2). Es gibt auch eine elektronische Version, in die man hineinzoomen kann und die die Dimensionen besser darstellt als die gedruckte Abbildung. Von einem einzigen der 4510 kleinen Striche in dieser Abbildung, von denen jeder eine eigene Spezies darstellt, geht ein kleiner roter Strich ab mit einer Beschriftung: »*you are here*« – »Du bist hier«. Eine Abbildung, die demütig macht, zeigt sie doch, dass sich der Mensch nur als eine von vielen Arten in den Stammbaum einreiht und gleichzeitig als die invasivste Spezies sich den Lebensraum und die Existenz aller anderen Arten untertan macht. Ich selbst habe in der Vergangenheit viele Stunden damit verbracht, über diesen Stammbaum zu sinnieren – denn er hing als riesiges Wandbild im Büro meines früheren Chefs Christian Drosten, in dessen Institut in Bonn ich den Grundstein für meinen Weg in die Virologie legen konnte.

Wer wie ich Humanmedizin studiert hat, der hat Viren erst mal nur aus dem Blickwinkel einer Ärztin zu betrachten gelernt, als häufige, lästige und im Gegensatz zu den Bakterien oft nur schlecht behandelbare Krankheitserreger, die den Menschen wohl schon immer geplagt haben. Zoonosen oder neuartige Virusübergänge mit Übertragungspotenzial in den Menschen spielten in meinem Studium der Humanmedizin kaum eine Rolle und werden bis heute höchstens als kuriose Randnotiz gelehrt. Als ich mich später der Forschung an Zoonosen gewidmet habe, hat sich mein humanmedizinischer Horizont aber sehr schnell erweitert! Veterinärmedizinische Kolleginnen und Kollegen, mit denen man in der Zoonosenforschung oft zu tun hat, lassen es sich meist nicht nehmen, ihre humanmedizinischen Kolleginnen und Kollegen mit einem Spruch aufzuziehen: »Wir können mehr als nur *eine* Spezies!« Damit haben sie auch recht. Deshalb ist die

Tiermedizin einer der Studiengänge, der für eine Laufbahn in der Zoonosenforschung geradezu prädestiniert, und in dem viel mehr Wissen zu Zoonosen vermittelt wird als in der Humanmedizin.

Noch etwas prägnanter hat es Prof. Thomas Mettenleiter, der frühere Präsident des Friedrich-Loeffler-Instituts und Bundesforschungsinstituts für Tiergesundheit mir gegenüber mit einem Augenzwinkern ausgedrückt: »Humanmediziner sind eigentlich Fachtierärzte für Menschen!« Ich habe es ihm nicht übel genommen, ganz im Gegenteil: Denn je länger ich in diesem Bereich forsche, desto klarer wird mir, dass das Mensch-zentrierte Bild der Humanmedizin, ja fast der gesamten Lebenswissenschaften, uns eher im Weg steht, wenn wir den Übersprung neuartiger Viren besser verstehen wollen.

Aber wie schafft es ein Virus, eine Artengrenze zu überspringen und sich eine neue Wirtsspezies zu erobern? Zunächst muss ich einmal klarstellen: Aus der Sicht eines Virus ist die Unterteilung in Mensch und Tier beliebig, ja unbedeutend! Wenn ein Virus die Gelegenheit dazu bekommt und einen passenden Rezeptor an der Zelloberfläche vorfindet, dann ist es egal, welche Spezies sich aus diesen Zellen am Ende zusammensetzt. Einfach ausgedrückt ist ein Rezeptor die Eintrittspforte in die Zelle, also ein bestimmtes Molekül auf der Zelloberseite, zu dem das Oberflächenprotein des Virus passt wie ein Schlüssel in das Schloss. Durch die Bindung an einen Rezeptor kann das Virus an die Zelle andocken und ins Zellinnere eintreten. Das bekannteste Beispiel ist das humane *Angiotensin-Converting Enzyme II*, auch ACE-2 genannt, das SARS-CoV-2 als Rezeptor dient und an welches das Stachelprotein (eng. *Spike*) des Virus bindet.

Besonders günstig ist es für ein neues Virus, wenn eine solche Begegnung einen neuen Wirt unvorbereitet trifft und es noch keine Immunität gegenüber diesem oder einem verwandten Virus gibt – denn dann gibt es keine Antikörper und keine spezifischen Immunzellen, die sich dem Virus in den Weg stellen könnten. Genau solch eine Situation hat SARS-CoV-2 im Jahr 2020 vorgefunden: eine Population, in der kein Mitglied dem Virus eine Immunität entgegenbringen konnte, was man auch als »immun-naiv« bezeichnet. Für ein neues Virus waren das perfekte Bedingungen – so gut, dass es erst mal keine

Notwendigkeit für das Virus gab, sich anpassen zu müssen. Das erklärt vermutlich auch, warum man im ersten Jahr der Pandemie nur sehr wenige Veränderungen im Erbgut des Virus fand.

Wenn es dann auf Anhieb auch noch gut klappt, die angeborene, zelleigene Alarmanlage außer Kraft zu setzen, bevor der Erreger erkannt wird, dann hat das Virus schon einen großen Teil des Weges in eine neue Spezies geschafft. Wird die Zelle dann erfolgreich manipuliert, sodass alle Ressourcen nur noch der Virusvermehrung dienen, dann kann das eindringende Viruspartikel bei seinem Vermehrungszyklus pro Zelle tausend- bis zehntausendfach Nachkommen freigeben, die wiederum bereit sind, die nächste Zelle zu infizieren. Nimmt man alle Zellen eines Zellverbandes zusammen, dann summiert sich diese Zahl schnell auf eine nur noch schwer vorstellbare Anzahl an Virus-Nachkommen.

Für SARS-CoV-2 haben Wissenschaftler*innen Berechnungen angestellt, wie viele Virionen, also vollständige Viruspartikel, am Höhepunkt der Infektion in einem 70 Kilogramm schweren Erwachsenen im Durchschnitt produziert werden. Sie sind bei der unglaublichen Anzahl von 10^9 bis 10^{11} gelandet, das sind bis zu 100 Milliarden Viruspartikel! Zählt man die Virusmenge in allen Menschen zusammen, die zu einem Zeitpunkt gerade infiziert sind, kommen die Wissenschaftler*innen auf ein Gesamtgewicht aller Virionen zwischen 100 Gramm bis 10 Kilogramm SARS-CoV-2 – es ist bemerkenswert, wie viel Ärger »nur« 10 Kilogramm Virus weltweit anrichten können.

Da es bei der Virusproduktion häufig zu Fehlern kommt, sind nicht alle Viruspartikel funktionsfähig, also infektiös, aber (im Fall von SARS-CoV-2) 10^5 bis 10^7 wahrscheinlich schon. Das heißt, 100 000 bis 10 000 000 Nachkommen sind bereit und auf der Suche nach dem nächsten Wirt. Findet nur eine kleine Anzahl davon rechtzeitig den nächsten Vertreter der gleichen Spezies und schafft es in deren Zelle zur Vermehrung, dann ist das Überleben einer weiteren Generation des Virus gesichert. Klappt auch der letzte notwendige Schritt reibungslos, und begegnen sich empfängliche Wirte häufig genug zur rechten Zeit, dann stehen die Chancen für das Virus gut, dauerhaft erfolgreiche Infektionsketten aufzubauen. Alle ehemaligen

Tierviren, die heute endemisch im Menschen zirkulieren, haben diese Hürden erfolgreich genommen. Das letzte, das dies erfolgreich getan hat, ist SARS-CoV-2.

Jedoch nicht bei jedem Virus klappt es so gut: Besonders beim ersten Wechsel in eine neue Art kann jeder einzelne dieser Schritte noch leicht scheitern, die Situation für das Virus ist sehr fragil – entweder bricht die Reise bei irgendeinem der Schritte ab, und es kommt gar nicht erst zum Überschreiten einer Speziesgrenze. Oder, wenn das Eintreten in die Zelle klappt, dann klappt vielleicht die Weitervermehrung doch nur unzureichend, die Zell-Maschinerie passt nicht richtig, und die Infektionskette bricht ab. Oder aber das Virus kann sich zwar gut vermehren, tut dies aber an einem Ort, von dem man nicht so leicht zum nächsten Wirt kommt – wie zum Beispiel in den tiefen Abschnitten der Lunge. Manchmal klappt zwar die Übertragung, aber sie ist nicht sehr effizient, die Infektionsketten laufen sich dann nach wenigen Generationen aus. Ausnahmen von dieser Regel gibt es jedoch, und auch Viren, die nur schwach übertragbar sind – wie zum Beispiel das MERS-Corona-Virus – können unter bestimmten Bedingungen dennoch bedrohliche Ausbrüche auslösen, mehr dazu später.

Und manche, die wir als »neuartige« Viren bezeichnen, sind gar nicht neu – sondern wurden einfach lange Zeit übersehen. Zum Beispiel das MERS-Corona-Virus, das mindestens seit den 1980er-Jahren in Dromedaren zirkuliert (wahrscheinlich sogar schon viel länger). Den ersten Infektionsfall beim Menschen hat man jedoch erst im Jahr 2012 entdeckt. Ob vorherige Infektionen im Menschen nur nicht bemerkt wurden oder das Virus aus noch unbekannten Gründen erst später entweder die Fähigkeiten oder aber die Gelegenheit dazu bekommen hat – wir wissen es nicht. Noch weniger wissen wir über die *near misses*, die Beinahe-Ereignisse von Viren, die auf dem Weg in den Menschen gescheitert sind – die (noch?) nicht erfolgten Wirtsübergänge. Kommt ein Virus bei seinem Sprung in einen neuen Wirt an einer Stelle nicht weiter, bleibt es meist unter unserem Radar, der neue Zoonosen aufspüren könnte. Selbst dann, wenn es einen beachtlichen Teil von einer zur anderen Spezies sogar schon geschafft hat. Diese Beinah-Zoonosen finden wahrscheinlich sehr viel häufiger statt als die von uns wahrgenommenen Ausbrüche oder neuen Erkrankungen, die von Ärzt*innen oder Labormitarbeiter*innen herausgefischt oder in Überwachungssystemen entdeckt werden.

Dabei sind es gerade diese Ereignisse, die von besonderem Interesse für die Forschung sind – denn hier zeigen sich genau die kritischen Schritte, die zusammenkommen müssen, damit es zu einem Ausbruch, einer Epidemie oder gar Pandemie kommt. Denn: Ein einmaliges Scheitern heißt eben nicht, dass der Versuch beim nächsten Mal wieder scheitert. Die Viren, die bereits in einem Übergangsbereich ihren nächsten Wirt austesten, sind bereit, sie bringen schon einiges mit, um in der geeigneten Konstellation einen neuen Wirt für sich zu erobern. Vielleicht noch nicht perfekte, aber doch schon ganz gute Voraussetzungen. In manchen Fällen ist die biologische Ausstattung des Virus zwar nicht optimal, aber sie reicht vielleicht gerade aus, wenn der Wirt nur ein klein wenig sein bisheriges Verhalten ändert. Diese feine, noch wenig vorhersagbare und häufig überraschende Interaktion zwischen Viren und ihren Wirten fasziniert mich als Virologin bis heute stets aufs Neue. Dieser Aspekt macht das Fach so reich an Herausforderungen und erfordert eine interdisziplinäre Zusammenarbeit mit vielen anderen Forschungsfeldern.

Zoonosen, Epidemien und Pandemien werden aber nicht nur durch Viren allein ausgelöst. Sie entstehen durch die Gesamtheit der Interaktionen zwischen Umwelt, Tieren und Menschen, und das Verhalten von Letzteren spielt, direkt oder indirekt, eine besondere Rolle (siehe Abb. 4). Die Grundidee, dass die Gesundheit von Tieren, Menschen und ihrer Umwelt untrennbar zusammenhängt, ist heute bedeutsamer denn je – in der Forschung an neuen Viren und sogar über die Infektionskrankheiten hinaus. Man bezeichnet dieses Konzept auch als *One Health*, also eine einzige, gesamtheitliche Gesundheit – es ist eine Definition von Gesundheit, die alle drei genannten Bereiche Mensch-Tier-Umwelt umfasst.

Neu ist dieser ganzheitliche Ansatz jedoch nicht. Bereits Hippokrates (460–370 v. Chr.) hatte erkannt, dass menschliche Gesundheit von der Umwelt beeinflusst wird. Das gedankliche Grundkonzept von *One Health* hat Rudolf Virchow 1873 gelegt: »Zwischen Tier- und Menschenarzneikunde ist oder sollte wissenschaftlich keine Scheidegrenze sein.« Und der Ausdruck »Eine Medizin«, aus dem der Begriff *One Health* entstand, wurde erstmals von dem amerikanischen Tiermediziner Calvin Schwabe verwendet, einer der Begründer des heutigen *One Health*-Konzeptes. Von ihm stammt auch ein inspirierendes Zitat aus dem Jahr 1984: »Zu den kritischen Bedürfnissen des Menschen gehören die Bekämpfung von Krankheiten, die Sicherstellung einer ausreichenden Ernährung, eine angemessene Umweltqualität und eine Gesellschaft, in der humane Werte vorherrschen.« Worte, die aktueller denn je klingen in einer Welt, die von Epidemien und Pandemien, Klimakrise, Krieg und globaler Ungleichheit gezeichnet ist. Das *One Health*-Konzept erfährt international momentan große Aufmerksamkeit, und ich persönlich glaube, dass es in seiner Bedeutung gar nicht überschätzt werden kann – denn es ist genau der Ansatz, den wir umsetzen müssen, wenn es uns wirklich ernst damit ist, die nächste Pandemie zu verhindern.

Veränderte Umweltbedingungen führen zu einer Anpassung von Organismen, und eine bestimmte Gruppe von Viren bringt eine biologische Ausstattung mit, die es besonders gut ermöglicht, sich schnell an neue Bedingungen anzupassen. Diese Eigenschaft ist ihr Schlüssel zum Erfolg und der Grund, warum gerade diese Viren bei den Zoonosen eine so große Rolle spielen: Es sind die RNA-Viren, deren Erbgut nicht wie bei uns und allen anderen Lebewesen aus DNA (Desoxyribonukleinsäure) besteht, sondern aus RNA (Ribonukleinsäure).

Gerade neuartige Viruserkrankungen bei Menschen oder Tieren mit epidemischem oder pandemischem Potenzial gehen am häufigsten auf RNA-Viren zurück: HIV, SARS-Corona-Virus 1 und 2, das MERS-Corona-Virus, Ebola-, Marburg-, Influenza-, Hanta- und Borna-Virus, und alle Beispiele aus Abbildung 3. Auch DNA-Viren können Zoonosen auslösen, das aktuellste Beispiel dafür ist das Affenpocken-Virus. Dennoch sind es sehr viel seltener DNA-Viren, die neue Zoonosen auslösen.

Wie bei jedem Erbgut muss auch bei der Vermehrung von Viren

das Genom kopiert werden. Das machen jeweils Enzyme, die entweder die DNA beziehungsweise RNA ablesen (je nachdem, woraus das Genom des jeweiligen Virus besteht) und nach dieser Vorlage neue Kopien anfertigen. Man kann sich das in etwa so vorstellen wie eine Schulklasse, die einen Text von der Tafel in ihre Hefte abschreiben muss. Manche Schüler und Schülerinnen machen das sehr gewissenhaft. So in etwa geschieht das bei den meisten DNA-Viren – Fehler entstehen hier nicht so schnell, und Vorlage und Abschrift sind bis auf sehr seltene Fehler identisch. Einige Schüler und Schülerinnen lesen das Geschriebene am Ende noch mal genau durch und vergleichen mit dem Originaltext – hat sich auch wirklich kein Fehler beim Abschreiben eingeschlichen? Falls doch, wird er gleich korrigiert, und der Originaltext und die Abschrift sind gleich. Genauso macht es die DNA-Polymerase in den meisten Fällen: Sie arbeitet nicht nur zuverlässig, sondern die entstandenen Kopien werden bei den meisten DNA-Viren danach sogar noch mal mittels einer Korrekturfunktion überprüft, um Fehler auszuschließen. Alle Lebewesen und auch ein Teil der DNA-Viren fertigen bei ihrer Vermehrung also vergleichsweise exakte Kopien ihres Erbgutes an, während die RNA-Viren Kopien erstellen, die eine ganze Bandbreite an kleinen Variationen aufweisen.

Das Enzym, das die RNA-Viren kopiert, die sogenannte RNA-abhängige RNA-Polymerase, arbeitet nämlich wesentlich ungenauer als das Enzym, das DNA abliest. Diese Schüler und Schülerinnen schlampen ein bisschen, immer wieder weichen die Buchstaben im Heft von denen auf der Tafel ab, dadurch verändern sich einzelne Wörter und ab und zu auch der Sinn eines Satzes. So ist es auch bei den RNA-Viren, sie mutieren stärker als die DNA-Viren: Nachkommen weichen ein klein wenig von ihren Vorgängern ab, jeder ein wenig anders als der andere. Die RNA-Viren gehören damit zu der Gruppe an Viren, die sich sehr schnell verändern können – ihre Mutationsrate ist etwa eine Million Mal höher als die unserer eigenen Zellen (siehe Abb. 5)! Und diese Wandlungsfähigkeit ist auch ein Schlüssel zum Erfolg dieser Viren: Unter veränderten Umweltbedingungen ist es unter Umständen genau eine dieser kleinen Abweichungen, die dem Virus eine Anpassung an einen neuen Wirt ermöglicht, und damit einen Überlebensvorteil verschafft! Aber auch zwischen den RNA-Viren gibt es Unterschiede. Es mag zunächst nicht eingängig erscheinen, dass gerade die Corona-Viren, die so mühelos über Artengrenzen springen und in der Vergangenheit so eine extreme Wandlungsfähigkeit gezeigt haben, als einzige Gruppe der RNA-Viren auch eine Korrekturfunktion haben. Sie haben aber auch ein sehr großes Genom, mit etwa 30 000 Nukleotiden sind sie die größten aller RNA-Viren, und zu viele Fehler bei der Vermehrung würden dazu führen, dass kaum noch funktionsfähige Viren gebildet werden. Genügend Spielraum für Mutationen, um sich schnell an einen neuen Wirt anzupassen, gibt es bei den Corona-Viren aber trotzdem ausreichend, wie man an der Ausbildung von SARS-CoV-2-Varianten gesehen hat. Noch mehr genetische Plastizität gewinnen Corona-Viren außerdem noch durch eine andere Strategie: die Rekombination – sozusagen der Sex bei Viren, bei dem ganze Stücke des Genoms zwischen Viren ausgetauscht werden.

Bei manchen Viren ist die beschriebene Variation durch Mutation so groß, dass man auch von »Quasispezies« spricht. Ein Meister darin ist das Hepatitis-C-Virus, ein RNA-Virus und Auslöser einer chronischen Leberentzündung beim Menschen. Durch seine hohe Mutationsrate, eventuell auch durch mehrere Eintragungen in den Menschen weist das Hepatitis-C-Virus eine sehr hohe genetische Vielfalt auf. Diese große Diversität ist auch ein Grund, warum es bis heute noch keine Impfung gegen dieses Virus gibt. Und obwohl Hepatitis C eine der ganz großen, medizinisch bedeutsamen viralen Erkrankungen des Menschen ist, kennt man bis heute nicht den Ursprung des Virus. Vermutet wird aber, genau, ein zoonotischer Übersprung, allerdings einer, der wahrscheinlich mehrere Tausende Jahre zurückliegt. Direkte Vorfahren des menschlichen Hepatitis-C-Virus sind nicht bekannt, aber vermutlich stehen Viren aus Kleinsäugern wie z. B. Nagetieren ganz am Ursprung aller Hepatitis-C-verwandten Viren von Menschen und anderen Säugetieren.

Dass man die Übergänge von Viren oft nicht mehr eindeutig nachvollziehen kann, liegt an einer großen Schwierigkeit, mit der man als

Virolog*in konfrontiert ist: In die länger zurückliegende Vergangenheit zurückzuschauen, ist in der Virologie leider sehr schwierig. Denn RNA ist höchst fragil und anfällig für Umwelteinflüsse und zerfällt deshalb schnell. Fossilien im eigentlichen Sinne, wie wir sie von Pflanzen oder Tieren kennen, gibt es bei den Viren nicht. Allerdings hat ein Teil der RNA-Viren zumindest in Bruchstücken faszinierende Spuren aus der Vergangenheit hinterlassen. Man findet sie allerdings nicht tief in der Erde oder irgendwo im Gestein. Umgeschrieben in DNA findet man sie an einem höchst ungewöhnlichen Ort: nämlich in unserem eigenen Erbgut. Etwa 8 Prozent des menschlichen Erbguts besteht aus ehemals viraler DNA – zu einem kleinen Teil bestehen wir selbst also sogar aus viralem Material!

Bis auf dieses ungewöhnliche Überbleibsel erscheinen trotz vieler technischer Fortschritte in der Molekularbiologie die Möglichkeiten begrenzt, virale RNA aus länger zurückliegender Zeit zu finden, geschweige denn zu lesen. Das älteste sequenzierte Pflanzen-RNA-Virus ist zwar etwa 1000 Jahre alt, die ältesten Nachweise humanpathogener RNA-Viren sind jedoch deutlich jünger. Sie stammen aus Museumspräparaten, wie zum Beispiel ein Masernvirus von 1912, oder aus dem Permafrost, wo man aus einem Opfer der Spanischen Grippe das ursprüngliche Virus von 1918 rekonstruieren konnte. Ein bisschen besser haben es da die DNA-Virolog*innen: Immerhin konnte kürzlich ein Hepatitis-B-Virus sequenziert werden, welches aus einem etwa 7000 Jahre alten Zahn stammte. Ob man eines Tages auch bei den RNA-Viren so weit oder noch weiter in die Vergangenheit schauen kann, bleibt offen. Ein besonders aufregendes Forschungsgebiet, die Paläo-Virologie, hat sich genau das zur Aufgabe gemacht – ich bin mir sicher, dass wir in den kommenden Jahren noch viele überraschende Erkenntnisse zur Evolution noch aktiver und vielleicht auch ausgestorbener Viren aus alten Präparaten gewinnen werden.

Aber auch wenn der Blick in die Vergangenheit (noch?) getrübt ist, so hat die Forschung an schnell mutierenden Viren andere Vorteile. Sie erlaubt etwas, was den allermeisten Wissenschaftler*innen, die nicht-virale Lebensformen untersuchen, verwehrt bleibt: nämlich der

Evolution bei der Arbeit zuzusehen. In Echtzeit, in Zeiteinheiten, die in ein einzelnes Forscherleben passen. Manchmal ist die Evolution, die man hier beobachten kann, sogar schneller, als einem lieb ist: Sie vollzieht sich innerhalb von wenigen Wochen und Monaten, wie man am Beispiel von SARS-CoV-2 und der konstanten Ausbildung an neuen Varianten beobachten kann.

Warum aber spielen gerade die Viren so eine große Rolle bei den Zoonosen, und warum geht es meist um Viren und viel weniger um Bakterien oder Parasiten, wenn wir über bedrohliche Krankheitsausbrüche, über Epidemien oder Pandemien sprechen?

Der Nobelpreisträger Peter Medawar hat Viren einmal recht flapsig beschrieben als »*bad news wrapped in protein*« – also »schlechte Nachrichten, in Eiweiß verpackt«, was schon ganz treffend ist. Viren sind aber nicht nur häufig schlechte Nachrichten, sie sind gleichzeitig extrem faszinierende Erreger – wie könnte ich als Virologin auch etwas anderes behaupten! Denn sie sind einfach und hochkomplex zur gleichen Zeit, sie können außerhalb einer Wirtszelle gar nichts, aber einmal eingedrungen, können sie die Steuerung von praktisch allen zellulären Prozessen durch ausgeklügelte Mechanismen übernehmen. Ihr Fortbestehen hängt unweigerlich von dieser gut orchestrierten Umprogrammierung der Zellbiologie ab, aber auch von einer ganzen Reihe an Umweltfaktoren. Ihre erfolgreiche Ausbreitung ist wesentlich vom Verhalten ihrer Wirte bestimmt, mit denen ihr eigenes Schicksal untrennbar verbunden ist. Manche Viren können vollkommen folgenlos ihrer Vermehrung im Menschen nachgehen und werden nie mit einer Krankheit in Verbindung gebracht. Dazu gehören zum Beispiel die Annello-Viren, kleine DNA-Viren mit über 200 Spezies, die weltweit bei fast jedem Menschen und bei vielen Tieren im Blut nachzuweisen sind. Manche Viren befinden sich die meiste Zeit unseres Lebens in nahezu friedlicher Koexistenz mit uns, überdauern jahrzehntelang regungslos in unseren Körperzellen, bis zu dem Moment, in dem unser Immunsystem nachlässt, sie nicht mehr unter Kontrolle hält und sie plötzlich zu einem schwer besiegbaren Feind werden. Dazu gehören die humanen Herpesviren, die fast alle Menschen in der Kindheit meist unbemerkt als lebenslange Gefährten erwerben, die aber unter bestimmten Umständen, wie z. B. im Alter oder bei Immunsuppression, schwer krank machen können. Wiederum ganz andere, akut infizierende Viren setzen das Immunsystem so sehr in Alarmbereitschaft, dass ein ganzes Feuerwerk an Entzündungsstoffen freigesetzt wird, man nennt dies auch einen Zytokin-Sturm. Der betroffene Mensch verstirbt innerhalb kürzester Zeit an dieser überschießenden Immunreaktion, aber nicht an den Schäden durch das Virus selbst. Zu den Viren, die dies auslösen können, vor allem bei jungen, zuvor gesunden Menschen, gehören unter anderem das Influenza- und das Ebola-Virus.

Die Bruchstücke von ehemals in uns zirkulierenden Viren in unserer menschlichen DNA haben sogar neue Funktionen vermittelt, ohne die es die höheren Säugetiere in ihrer heutigen Form gar nicht gäbe: Virale Gene, die die Ausbildung von sogenannten Synzytien ermöglichen – das sind Riesenzellen mit einer Vielzahl an Zellkernen –, waren die Voraussetzung zur Entstehung der Plazenta. Ohne diese virale Leihgabe vor Millionen von Jahren würden sich Säugetiere also nicht so fortpflanzen, wie wir es heute kennen.

Viren sind also viel mehr als nur gefährliche Zoonosen, und auch nicht alle Nachrichten, die Viren mit sich bringen, sind schlecht. Viren sind nicht nur Auslöser schlimmer Krankheiten, sondern ein wichtiger Teil unserer eigenen Evolution und des Ökosystems, in dem wir leben. In jedem Fall aber sind die Nachrichten, die Viren in sich tragen, kurzgefasst: Denn Viren haben nur eine winzige Menge an Erbinformation zur Verfügung im Vergleich zu der ihrer Wirte, und dennoch sind sie Meister darin, praktisch jeden Vorgang in einer Zelle nach ihren Bedürfnissen umzubauen.

Das kleinste humanpathogene Virus, das Hepatitis-D-Virus, besteht nur aus 1700 Nukleotiden und zwei Proteinen (Es ist so klein, dass es die Hilfe eines anderen Virus, des Hepatitis-B-Virus braucht, um sich dessen Eiweißhülle zu leihen. Eigene Erbinformationen für eine Hülle bringt es nicht mit – deshalb kann es sich auch nur zusammen mit dem Hepatitis-B-Virus verbreiten). Die größten humanpathogenen Viren, die man kennt, gehören zu den Pocken-Viren, mit einem Genom von etwa 200 000 Nukleotiden und etwa 200 Proteinen, die davon abgelesen werden. Im Vergleich dazu: Ein komplexes Säugetier, z. B. der Mensch, hat ungefähr 3 200 000 000 Nukleotide, die etwa 25 000 Gene bilden, aus denen etwa 100 000 Proteine hergestellt werden.

Viren haben nicht nur ein kleines Erbgut, sie bringen auch kaum etwas mit, um sich selbst zu vermehren, anders als beispielsweise ein Bakterium oder eine Körperzelle verfügen sie über keinen eigenen Stoffwechsel. Sie bringen nur die Anleitung mit, was eine andere Zelle tun muss, um Viruspartikel zu produzieren, die eigentliche Arbeit muss aber eine Wirtszelle für sie übernehmen, und sie muss dafür alle ihre Ressourcen zur Verfügung stellen. In der Fachwelt bezeichnet man Viren deshalb auch als obligate Parasiten. Da ein Virus also selbst keine Stoffwechselprozesse durchführen kann, erscheint es, zusammengepackt aus DNA oder RNA (mit ein paar Proteinen dazwischen und außenrum) eher als biochemischer Komplex denn als ein Lebewesen. Aber kaum in eine Wirtszelle eingedrungen, erwacht es jedoch sehr wohl zum Leben, es übernimmt die Kontrolle und lässt Stoffwechselprozesse durchführen, die zur Vermehrung dienen und Leben definieren. Die Debatte, ob Viren zu den Lebewesen zählen oder nicht, ist andauernd in der Virologie und wird je nach Blickwinkel anders beantwortet. Ein fast philosophisch anmutender Artikel in der Zeitschrift *Scientific American*, der sich mit dem Thema beschäftigt, bezeichnet Viren deshalb als etwas, was sich »am Rande des Lebens« bewegt, als Wanderer zwischen den beiden Welten der Biologie und der Biochemie.

Nach vielen Jahren Forschung an diesen faszinierenden Erregern ordne ich die Viren eher den lebenden Organismen zu und nehme mir deshalb die Freiheit, im Folgenden auch immer wieder vom Leben und Überleben von Viren sprechen.

Sie sind aber nicht nur Wanderer zwischen diesen Welten, sondern auch zwischen den Arten: heraus aus ihrem Reservoir, in vielen Fällen zunächst in einen Zwischenwirt und manchmal von dort in den Menschen. Aber was hat es mit einem Reservoir, einem Zwischenwirt und einem neuen Wirt auf sich? Das Reservoir – oder der Reservoirwirt – ist die dauerhafte ökologische Nische einer Virus-Population.

Es kann sich dabei um eine einzelne Art oder eine Gruppe an Arten handeln. Drei Kriterien charakterisieren ein Reservoir: Dort findet sich die größte genetische Vielfalt eines Virus, da es dort seinen Ursprung hat, außerdem ist das Virus dauerhaft in seinem Reservoir zu finden und infiziert sein Reservoir natürlicherweise über die geografische Reichweite bestehender sozialer Gruppen hinaus. Ein Zwischenwirt kann das Virus erst vor Kurzem selbst erworben haben oder aber bereits selbst zu einem eigenen Reservoir geworden sein. Bei Virusübergängen in den Menschen stellen meist Haus- oder Nutztiere oder gejagte oder in Gefangenschaft gehaltene Wildtiere einen Zwischenwirt dar, da sie in engem Kontakt zum Menschen stehen. Bei einigen Viren findet im Zwischenwirt außerdem zunächst eine starke Vermehrung des Virus statt. Letzteres spielt vor allem bei solchen Viren eine Rolle, die durch blutsaugende Gliederfüßler wie Stechmücken oder Zecken auf den Menschen übertragen werden und die man als Arbo-Viren bezeichnet (ein Akronym vom engl. *Arthropod-borne viruses* – von Gliederfüßlern stammende Viren): Durch die zunächst starke Vermehrung in einem Nutztier steigt die Übertragungswahrscheinlichkeit auf den Menschen. Auch wenn sie nicht Thema dieses Buches sind: Auch bei den Arbo-Viren spielen von Menschen ausgehende Veränderungen eine große Rolle: Sowohl die Vermehrung der übertragenden Gliederfüßler als auch die der Viren, die sich in ihnen finden, sind sehr stark von Umweltfaktoren, allen voran der Umgebungstemperatur abhängig. Die Auswirkungen der Klimakrise sind auch in unserer Region bereits heute schon mehr als deutlich wahrnehmbar: Kleinere Ausbrüche mit Arbo-Viren wie dem Dengue-, West-Nil- oder Chikungunya-Virus finden auch in Europa inzwischen in jedem Sommer statt. Aktuelle Prognose: Das Infektionsgeschehen mit diesen Viren wird in Zukunft noch weiter zunehmen.

In den zehn Jahren, in denen ich mich vor der Covid-19-Pandemie mit neuartigen Viren beschäftigt habe, gab es wohl keine Konferenz, an der nicht wenigstens einmal dieses geflügelte Wort gefallen ist: »Die Frage ist nicht, ob eine Pandemie kommen wird, sondern wann.« Vor 2020 gab es längst diese Vermutung, dass die nächste

Pandemie bereits überfällig wäre – zum Beispiel mit einem Blick auf die Regelmäßigkeit, mit der Influenza-Viren in der Vergangenheit Pandemien ausgelöst haben (dies umfasst allein zehn Influenza-Pandemien zwischen 1700 und 2009). Bei den Paramyxo-Viren hatte man bereits in den 1990er-Jahren eine neue Virusgattung entdeckt, die der hochpathogenen Henipa-Viren. Zwei Viren dieser Gattung wurden erstmals beschrieben bei Ausbrüchen tödlich verlaufender Gehirnentzündungen beim Menschen. Das Hendra-Virus löste einen solchen Ausbruch 1994 in Australien aus und das Nipah-Virus 1998 in Malaysia und seit 2001 regelmäßig in Bangladesch. Einen lauten Warnschuss für das pandemische Potenzial der Corona-Viren gab es 2002/2003 mit dem Ausbruch des SARS-Corona-Virus in China, das zwar zu einer großen Epidemie geführt hat, aber letztendlich erfolgreich eingedämmt wurde und ab diesem Zeitpunkt als ausgestorben angesehen wurde. Ausgestorben im Menschen, wohlgemerkt, denn 2005 wurden bereits erstmals verwandte Viren in Fledermäusen gefunden, aber es dauerte noch mal einige Jahre mehr, bis man jene Vorläufer fand, die wahrscheinlich zu dem epidemischen Virus von 2002 geführt haben. Vielleicht noch überraschender war der Nachweis von weiteren Virusvarianten, die dem SARS-Virus ähnelten. Und Forschende fanden im Jahr 2018 sogar schon Antikörper gegen diese neuen, SARS-verwandten Fledermaus-Viren in Menschen – nämlich bei Dorfbewohnern der chinesischen Provinz Yunnan, in der Nähe von Höhlen, in denen Hufeisennasen-Fledermäuse lebten. Diese ließen nichts Gutes im Hinblick auf zukünftige Risiken vermuten, denn diese Viren zeigten eindeutig Potenzial für einen erneuten Übersprung in den Menschen. Der wissenschaftliche Aufsatz aus dem Jahr 2017, der den reichen SARS-Genpool beschrieb, aus dem so ein neues, potenziell zoonotisches Virus entstehen könnte, fasste seine Ergebnisse wie folgt zusammen: »Diese Arbeit (…) unterstreicht die Notwendigkeit, auf das künftige Auftreten von SARS-ähnlichen Krankheiten vorbereitet zu sein.«

Gut zwei Jahre später ist diese Vermutung wahr geworden, und das nächste SARS-ähnliche Virus hat sich als sehr effektiv herausgestellt: SARS-CoV-2 hat geeignete biologische Eigenschaften mitgebracht, um eine Vielzahl neuer Wirte zu infizieren, und es hat durch die weltweite starke Zirkulation gleichzeitig sehr viel Gelegenheit bekommen, eine Unmenge an Arten als Wirt auszuloten. Wohl kaum eine Säugetierart, die in irgendeiner Form in Kontakt mit Menschen kommt, ist in den vergangenen drei Jahren einer SARS-CoV-2-Exposition durch infizierte Menschen entgangen. Kein anderes menschliches Virus, das wir kennen, hat jemals so viele Zoonosen vom Menschen zum Tier ausgelöst wie SARS-CoV-2. Zunächst nur als theoretisches Risiko formuliert, wurden schon bald nach der unaufhaltsamen Zirkulation des Virus Infektionen bei Haus- und Zootieren festgestellt: Hunde, Katzen, Hamster und Frettchen, aber auch Menschenaffen, Löwe, Tiger, Puma, Schneeleopard, Hyäne, Luchs, Kojote, Otter und sogar Nilpferde haben sich an ihren Besitzer*innen oder Tierpfleger*innen angesteckt. Bislang wurden SARS-CoV-2 Infektionen bei Tierarten aus mindestens zehn verschiedenen Säugetierfamilien nachgewiesen. Die meisten dieser Infektionen sind jedoch nur einzelne Infektionsereignisse, die nicht zu weiteren Infektionsketten führen. Da viele dieser exotischen Tierspezies sich in Zoos infizierten, wo sie keine größeren, zusammenhängenden Populationen bilden, war die Gefahr, dass sich daraus ein neues, dauerhaftes Tierreservoir ausbildet, eher gering. Infektionen zurück in den Menschen wurden von den meisten dieser Infektionsereignisse nicht berichtet und wurden am Beginn der Pandemie als unwahrscheinlich angesehen.

Anders jedoch verhielt es sich, als das Virus in massiven Infektionswellen durch große Tierbestände jagte, wie zum Beispiel durch Zuchtfarmen von Nerzen in den Niederlanden und in Dänemark. Hier traf das Virus auf eine riesige Wirtspopulation, die nicht nur vollkommen immun-naiv war – die Tiere waren zuvor noch nicht mit dem Virus in Kontakt gekommen –, sondern die auch hochempfänglich für das Virus sind und auf sehr engem Raum zusammenleben. Mit Tausenden von Tieren in kleinen Käfigen, dicht beieinander und den Ausscheidungen der Nachbarkäfige ausgesetzt, findet ein Virus perfekte Bedingungen für einen wahren Infektionssturm vor. Und dabei hat es auch den ersten Schritt getan, um sich noch ein bisschen besser an genau diesen Wirt anzupassen. Denn auch wenn ein menschliches Virus in die Nerzpopulation hineinging, so hat sich in den vielen Infektionsketten eine Viruslinie durchgesetzt, die typische Mutationen hervorgebracht hat.

Zum damaligen Zeitpunkt, das war 2020, hat dies viele Alarmglocken schrillen lassen, und die Angst vor einer veränderten Variante durch eine solche zeitweise Tier-Zirkulation war groß. Die Variante der Nerzfarmen breitete sich jedoch nicht weiter aus, auch wenn Infektionen von den Nerzen auf Farmarbeiter zurück dokumentiert wurden. Drastische Maßnahmen zur Eindämmung wurden ergriffen, und 2020 wurden allein in Dänemark und den Niederlanden über 18 Millionen Tiere gekeult. Diesen Ausbruch hat man detektiert, und man konnte Maßnahmen ergreifen – andere hat man übersehen. Solche Tierhaltungen bleiben deshalb ein unkontrollierbares Risiko, wie auch bei einem anderen Virus gerade wieder erneut gezeigt wurde.

Im Herbst 2022 wurden auf einer spanischen Farm mit der Vogelgrippe-H5N1 infizierte Nerze nachgewiesen. Mit einer ganz besonders beunruhigenden Beobachtung: Anscheinend hatten sich nicht nur Nerze an infizierten Vögeln angesteckt, sondern das Virus wurde auch von Nerz zu Nerz weitergegeben, es kam also zu Übertragungsketten zwischen den Säugetieren, wie die Analysen der einzelnen Virusgenome vermuten lassen. Nachdem das Virus dort gefunden wurde, erfolgte die sofortige Keulung des gesamten Bestands. Würde es jedoch zu einem größeren Infektionsgeschehen kommen, könnte sich das Vogelgrippe-Virus bei dieser Gelegenheit besser an Säugetiere adaptieren – Ground Zero für die nächste Pandemie? Zwar kann das Virus bereits jetzt in Einzelfällen Säugetiere infizieren – bisher bricht die Infektionskette dort aber immer zuverlässig ab.

Auch Menschen können sich infizieren und erkranken an der Vogelgrippe sehr schwer, häufig mit tödlichem Ausgang, aber die humanen Infektionen resultieren bisher ausschließlich von infizierten Vögeln. Denn das Virus ist bisher nicht von Mensch zu Mensch übertragbar, da es eben nicht an Säugetiere angepasst ist – im Menschen findet es seine passenden Rezeptoren nur tief in der Lunge, und da kommt es nur schwer hin. Es braucht also sehr engen Kontakt mit erkrankten Tieren, die Viren in hoher Konzentration ausscheiden, oder anstrengende körperliche Arbeiten in einer Umgebung mit aufgewirbeltem Staub und Ausscheidungen kranker Tiere, wie zum Beispiel bei der Arbeit auf einer befallenen Farm. In einer solchen Situation kann infektiöses Material bis in die tiefen Abschnitte der Lunge gelangen und eine Infektion auslösen. Die große Furcht vieler Virolog*innen: Bekommt das Virus die Gelegenheit, sich durch viele Infektionsketten in individuenreichen, hochempfänglichen Säugetieren besser auf die oberen Atemwege anzupassen, könnte das Virus den Sprung in den Menschen schaffen. Leichter übertragbar, aber mit weiterhin hoher Krankheitslast – und hier sprechen wir von einer Fallsterblichkeit von etwa 50 Prozent – wäre das eine sehr ernst zu nehmende Gefahr für eine weitere Pandemie.

Vereinfacht werden Zoonosen oft als ein Zufallsereignis dargestellt, das nur in eine Richtung verläuft. Die genannten Beispiele zeigen allerdings, dass sie in Wirklichkeit vielmehr ein konstantes Pingpongspiel zwischen vielen verschiedenen Arten sind, im Falle der Influenza sogar über die Säugetiere hinaus (siehe Abb. 6). Dass der Mensch nicht immer am Ende steht und selbst nur eine Zwischenstation auf dem Weg in eine andere Art darstellen kann, hat sich bei SARS-CoV-2 am Beispiel von Hirschen in den USA und Kanada gezeigt. Früh in der Pandemie stellte man fest, dass der menschliche SARS-CoV-2-Rezeptor ACE-2 und das ACE-2 amerikanischer Weißwedelhirsche eine erstaunliche Ähnlichkeit aufweisen. Und tatsächlich, bereits bei einer ersten Untersuchung Anfang 2021 hatten fast die Hälfte wild lebender Hirsche dieser Art bereits Antikörper gegen SARS-CoV-2. Ein überraschendes Ergebnis, da Paarhufer, zu denen neben den Hirschen auch Kühe, Schafe und Ziegen gehören, keine besonders hohe Empfänglichkeit für SARS-CoV-2 gezeigt hatten. Die Virusvarianten, die man in den Hirschen gefunden hatte, entsprachen denen, die zur gleichen Zeit im Menschen gerade zirkulierten, also beispielsweise die Alpha-, Delta- und Omikron-Variante. Jedoch zeigten die Sequenzanalysen auch, dass die Viren in den Hirschen bereits ihre eigene Evolution durchlaufen und anfangen, sich von den menschlichen Sequenzen zu unterscheiden – ein Hinweis darauf, dass das Virus in den Hirschen eine neue, permanente Wirtspopulation aufgebaut hat. Eine Eintragung durch den Menschen ist nicht mehr nötig, das Virus zirkuliert losgelöst in der Hirschpopulation – und bis heute findet man dort frühere Varianten wie Alpha und Delta, die aus der menschlichen Population inzwischen komplett wieder verschwunden sind. Den Übersprung dieser Viren in die Hirsche hat in diesem Fall der Zwischenwirt Mensch ermöglicht.

Für die meisten Leser und Leserinnen dieses Buches wird die erste Begegnung mit dem Thema Zoonosen wohl im Rahmen der Covid-19-Pandemie stattgefunden haben, immer dann, wenn es um den Ursprung des SARS-Corona-Virus 2, der Auslöser von Covid-19, ging.

Bis heute ist nicht klar, wie das Virus seinen Weg in den Menschen gefunden hat. Die immer noch relativ dünne Datenlage deutet aktuell am ehesten auf einen zoonotischen Übergang hin, möglicherweise aus einem lebenden Wildtier auf dem *Huanan Seafood Wholesale*-Markt. In Hinblick auf die bereits verstrichene Zeit seit diesem Übersprung erscheint es aber fraglich, ob die genauen Ereignisse und Tierarten, die zum Übersprung dieses Virus geführt haben, überhaupt noch rekonstruiert werden können. Und das ist eigentlich nicht mal ungewöhnlich in der Welt der Zoonosen: Für eine ganze Reihe schon sehr viel länger bekannter Zoonosen blieb der Ursprung für viele Jahre, ja sogar Jahrzehnte unbekannt oder ist es sogar noch bis heute, trotz intensiver Suche.

Beispielsweise ist bis heute nicht klar, wo in der Natur sich das Ebola-Virus versteckt, das erstmals 1976 bei einem Ausbruch im damaligen Zaire beschrieben wurde. Verschiedene Fledermausarten sind zwar wahrscheinliche Kandidaten, aber ein vollständiges Genom eines humanpathogenen Ebola-Virus wurde bis heute noch nicht in einem Fledertier nachgewiesen. Das HI-Virus, welches unbehandelt das Krankheitsbild AIDS auslöst, wurde erstmals in den 1980er-Jahren in den USA beschrieben – erst viele Jahrzehnte später fand man heraus, dass der zoonotische Übergang und die frühe Phase der Ausbreitung wahrscheinlich bereits um 1920 herum in Zentralafrika, in der Region um Kinshasa erfolgte. Auch wenn man verschiedene Affenarten – darunter auch Menschenaffen – als Reservoir vermutet, so identifizierte man erst 1999 in Schimpansen jenes Virus, das am Ursprung der menschlichen Viruslinie HIV-1 steht, also dem Virus, welches für die weltweite HIV-Pandemie verantwortlich ist. Und solche Beispiele ließen sich noch weiter ausführen. Auch für viele heute endemische Viren, bei denen man einen zoonotischen Ursprung vermutet, kennt man das ursprüngliche Reservoir nicht und auch nicht die Wege, wie es das Virus in den Menschen geschafft hat, um dort zu bleiben.

Nicht nur bei der Frage nach dem Ursprung gibt es viele Parallelen von SARS-CoV-2 zu anderen Zoonosen. Auch wenn SARS-CoV-2 wie kein anderes Virus zuvor unsere Welt durcheinandergewirbelt hat, so gab es auch schon vorher viele bemerkenswerte Übergänge vom Tier zum Menschen, und auch schon vor SARS-CoV-2 ein beachtliches Wissen über virale Zoonosen.

Und das ist auch einer der Gründe, warum ich mich entschlossen habe, dieses Buch zu schreiben: SARS-CoV-2 ist nicht die erste Zoonose, die uns trifft, und wird ganz sicher auch nicht die letzte sein. Das Virus hat die Welt überrascht, und gleichzeitig gab es doch schon lange vorher Warnungen, Szenarien, Vorboten, Parallelen, vor deren Hintergrund diese Pandemie gar nicht mehr so überraschend ist. Viele Hypothesen zur nächsten Pandemie und Warnungen davor sind aber innerhalb der Wissenschaft geblieben und haben nicht den Weg in die Öffentlichkeit gefunden. Corona-Viren, insbesondere die SARS-verwandten Viren, standen bereits auf einigen Listen von Erregern mit epidemischem oder gar pandemischem Potenzial. Listen, die genau solche Viren aufführen, von denen Experten glauben, dass wir sie im Auge behalten sollten. Und damit ist nicht nur gemeint, dass wir auf globaler Ebene ihr Vorkommen überwachen, sondern dass wir fundamentale Wissenslücken zu diesen Viren schließen müssen: dass wir verstehen lernen, wann und wo und aus welchem Reservoir sie übertragen werden, welches Potenzial sie haben, sich zu verändern und anzupassen, mit welchen Tricks sie sich vor einem Angriff durch das Immunsystem tarnen, welche diagnostischen Tests es im Ausbruchsfall bräuchte, welche Medikamente helfen könnten, und welche Impfstoffe man entwickeln müsste, um Infektionen zu verhindern oder wenigstens deren schwere Krankheitsfolgen. Neben den Corona-Viren stand zum Beispiel auch das Affenpocken-Virus auf solchen Listen, und dennoch wurden wir noch mitten in einer anhaltenden Covid-19-Pandemie 2022 von einem weiteren unerwarteten Ereignis überrascht. Ein Blick zurück in Ausbrüche der vergangenen Jahrzehnte oder sogar in die noch fernere Vergangenheit, als heutige Menschenviren gerade den Übergang geprobt hatten, ist deshalb wichtiger denn je.

Exkurs: Neue und verstärkt wiederauftauchende Viren

Das Forschungsfeld der neuartigen Viren wird im Englischen auch mit *emerging and re-emerging viruses* bezeichnet – also neu auftretende, aber auch verstärkt wiederauftauchende Viren. Damit sind Viren gemeint, die man zuvor nicht kannte und die ganz neu in einer Population auftauchen, oder solche, die zwar schon bekannt sind, nun aber entweder in ihrer Häufigkeit zunehmen oder ihr Verbreitungsgebiet ausdehnen. Dabei muss es sich nicht unbedingt um zoonotische Viren handeln, diese Definition beinhaltet auch Arbo-Viren, die durch Moskitos, Zecken und andere Insekten übertragen werden, sowie nicht-virale Erreger.

Es gab eine ganze Reihe an Ereignissen mit *emerging and re-emerging viruses* in den vergangenen Jahrzehnten, die, wie es scheint, in ihrer Häufigkeit zunehmen (Abb. 3) – und besonders oft ist ihr Ursprung auf Fledertiere zurückzuführen (einige davon haben weit über die Virologie hinaus Aufmerksamkeit erlangt, andere sind der Öffentlichkeit kaum bekannt, oder bereits wieder vergessen – für das Verständnis von Zoonosen sind sie deshalb aber nicht weniger wichtig oder aufschlussreich). Die drei großen Virusfamilien, die immer wieder im Zusammenhang mit Fledertieren auftauchen, sind die Filo-Viren, zu denen das Marburg- und Ebola-Virus gehört, die Paramyxo-Viren mit den beiden hochpathogenen Viren Hendra und Nipah, auch als Gattung der Henipa-Viren zusammengefasst, und die Corona-Viren mit gleich drei neuen, ebenfalls hochpathogenen Mitgliedern in den letzten beiden Jahrzehnten – das SARS-Corona-Virus 1, das MERS-Corona-Virus und das SARS-Corona-Virus 2.

Da Viren aus allen drei Virusfamilien und die Ausbrüche, die sie verursacht haben und noch verursachen, im Folgenden noch eine wichtige Rolle spielen, möchte ich sie hier kurz beschreiben.

1967 – Marburg-Virus

Bereits in den 1960er- und 70er-Jahren wurden die sogenannten Filo-Viren entdeckt – Viren, die sich im Elektronenmikroskop wie Fäden (lat. *filum*, der Faden) darstellen, und zu denen das Marburg-Virus und das Ebola-Virus gehören. Sie sind Inbegriff einer gefährlichen, todbringenden Viruserkrankung und werden in der Öffentlichkeit oft als hoch ansteckend eingeschätzt, obwohl sie auf der Skala der Ansteckungsfähigkeit eher im Mittelfeld rangieren.

Das Marburg-Virus, Auslöser der Krankheit Marburg-Fieber, wurde bei einem Ausbruch 1967 in der gleichnamigen Stadt in Hessen erstmals identifiziert. Dort kam es zu einem tragischen Ausbruch unter Labormitarbeitern eines pharmazeutischen Unternehmens. Die Mitarbeiter erkrankten an einer sehr schwer, teils tödlich verlaufenden Infektion, die die gesamte Stadt in einen Ausnahmezustand versetzte, zeitgleich erkrankten Mitarbeiter in zwei weiteren Laboren in Frankfurt und Belgrad. Dieses Virus war durch infizierte Affen nach Europa gelangt – Versuchstiere aus Uganda, an deren Blut oder Organproben sich die Mitarbeiter der betroffenen Labore infizierten. Diese Affen waren aber nur ein Zwischenwirt, und nicht das natürliche Reservoir. Dies wurde erst vier Jahrzehnte später, im Jahr 2007, identifiziert: Nilflughunde, die das Virus in sich tragen, ohne selbst zu erkranken.

Ausbrüche mit dem Marburg-Virus werden häufig beschrieben, nachdem Menschen auf der Suche nach Gold und anderen Bodenschätzen in Höhlen und Minen eindringen, in denen Nilflughunde in riesigen Kolonien ihre Tagesruhe verbringen. Auch bei Touristinnen, die eine solche Höhle besuchten, kam es zur Infektion. Wie genau die Übertragung in diesen Höhlen stattfindet – über die Atemluft, über den direkten Kontakt mit Ausscheidungen, möglicherweise auch durch kleine Hautverletzungen, ist bis heute nicht verstanden.

Seit seiner Entdeckung bis Ende 2022 sind etwa 600 Krankheitsfälle mit Marburg-Fieber berichtet, die meisten Ausbrüche wurden bis heute aus Uganda, der Demokratischen Republik Kongo und aus Angola berichtet. In Angola fand im Jahr 2004 der bislang größte Ausbruch mit über 250 Krankheitsfällen statt. 90 Prozent der Erkrankten verstarben damals.

Seit einigen Jahren scheint die Häufigkeit der Marburg-Ausbrüche zuzunehmen, und ein weiteres Rätsel stellt sich Forschenden seitdem: Obwohl die Nilflughunde in ganz Afrika verbreitet sind, waren Ausbrüche mit dem Marburg-Virus bis vor Kurzem auf Zentralafrika beschränkt. Seit 2021 jedoch werden auch plötzlich Fälle aus West- und Ost-Afrika berichtet. Warum sich das Verbreitungsgebiet vergrößert und die Ausbrüche häufiger auftreten, weiß man nicht – etwas scheint sich zu verändern: das menschliche Verhalten in der Region oder das Verhalten der Nilflughunde, was zu einer höheren Kontaktfrequenz führt. Oder ist es ein Aspekt, den die Forschung bislang überhaupt noch nicht auf dem Schirm hat?

1976 – Ebola-Virus

Das Ebola-Virus wurde 1976 erstmals bei zwei fast zeitgleich auftretenden Ausbrüchen in Zentralafrika identifiziert und nach einem Fluss namens Ebola benannt, der sich in der Nähe des Dorfs im damaligen Zaire befand, in dem der erste Ausbruch stattfand. Zahlreiche weitere Ausbrüche folgten, die fast alle in Zentral- oder Westafrika auftraten, der größte und längste im Jahr 2014/2015 in Guinea, Liberia und Sierra Leone mit gut 28 000 Fällen und über 11 000 Toten und einem lang anhaltenden Schock für die gesamte Region. Die Sterblichkeit bei Erkrankung an Ebola-Fieber schwankt zwischen 25 und 90 Prozent. Als ein Virus, das über Blut und andere Körperflüssigkeiten verbreitet wird, birgt es ein besonders hohes Ansteckungsrisiko bei einem engen Zusammenleben innerhalb der Familie und durch bestimmte kulturelle Aspekte, zum Beispiel Beerdigungsriten, die viele Menschen in engen Kontakt mit einem Verstorbenen bringen. Auch für die Mitarbeitenden im Gesundheitswesen ist das Virus eine Gefahr – vor allem dort, wo das Gesundheitssystem unterentwickelt ist. Eine verspätete Identifizierung des Virus sowie eine hohe Mobilität und Vernetzung der Menschen in der Region hat 2014/15 wohl zum Desaster geführt. Doch gab es einen Hoffnungsschimmer: Dort kam erstmals erfolgreich ein neuartiger Impfstoff gegen den damals zirkulierenden Ebola-Stamm mit Namen Zaire zum Einsatz. Dennoch kommt es immer wieder zu neuen Ausbrüchen, auch mit solchen Stämmen, gegen die es noch keinen erprobten Impfstoff gibt.

Als Reservoir des menschlichen Ebola-Virus vermutet man Flughunde und Fledermäuse, auch wenn die bisherige Datenlage viele Fragen offenlässt: 2005 konnten Forschende einige kurze RNA-Fragmente des Ebola-Virus in Organen von drei Flughundarten finden, die eine hohe Ähnlichkeit mit dem Virus aus den menschlichen Erkrankungen aufwiesen. Eine vollständige Virussequenz oder gar ein vermehrungsfähiges Ebola-Virus aus Flughunden oder Fledermäusen wurde jedoch bis heute nicht gefunden. Auch, wie das Ebola-Virus von Flughunden oder Fledermäusen auf den Menschen übertragen wird, ist nicht klar – Buschfleisch von Flughunden oder Fledermäusen, möglicherweise auch von weiteren Tierarten, die als Zwischenwirt dienen, könnte eine Möglichkeit sein, denn das Virus wurde auch in waldbewohnenden Antilopen sowie in Menschenaffen gefunden. Bei dem großen westafrikanischen Ausbruch von 2014/ 2015 jedoch wurde ein weiteres unerwartetes Phänomen beobachtet: Das Virus kann nach der Genesung im Menschen verbleiben und seine Ansteckungsfähigkeit über lange Zeit erhalten: Bei Männern, die die Infektion überlebt hatten, konnte man das Virus im Sperma nachweisen. Man hat auch Infektionen durch sexuelle Übertragung beobachtet, lange nachdem ein Ausbruch abgeklungen war. Vielleicht »überdauert« das Virus auch in der Natur in seinem Reservoir durch einen solch unerwarteten Mechanismus – was ein Grund dafür sein könnte, warum die Funde in Wildtieren so spärlich sind. In den vergangenen Jahren identifizierte man noch einige weitere Mitglieder von Filo-Viren in Fledermäusen, die zwar bislang glücklicherweise nicht im Menschen gefunden wurden, die aber durchaus auf eine Rolle der Fledertiere als Reservoir hinweist – viele Fragen sind aber noch offen.

1994 – Hendra-Virus

An der australischen Ostküste, in einem Vorort von Brisbane namens Hendra kam es zu einem Ausbruch einer zuvor unbekannten Krankheit bei Rennpferden. Die Tiere entwickelten Zeichen einer Atemwegserkrankung und neurologische Symptome, und die meisten verstarben. Zur gleichen Zeit erkrankten auch ein Pferdetrainer und ein Stallbesitzer, im Fall des Trainers war die Infektion tödlich. Immer wieder entdeckte man in den Folgejahren Ausbrüche bei Pferden, und bis heute steckten sich insgesamt sieben Menschen mit dem Virus an, alle, nachdem sie mit erkrankten Pferden in Kontakt gekommen waren – vier der infizierten Personen verstarben. Damit ist Hendra zwar eine gefürchtete, aber zum Glück auch eine der seltensten viralen Zoonosen beim Menschen. Als Auslöser identifizierte man ein zuvor unbekanntes Virus aus der großen Familie der Paramyxo-Viren und konnte kurz darauf australische Flughunde als das natürliche Reservoir identifizieren. Die Flughunde tragen das Virus in sich, ohne zu erkranken, und sie scheiden das Virus aus. Wahrscheinlich kommt es auf diesem Weg zu der Infektion der Pferde: Befinden sich auf der Wiese große Bäume, in denen die Flughunde tagsüber ruhen oder nachts an deren Blüten fressen, kontaminieren sie mit ihren Ausscheidungen das Trinkwasser und das Futter der Pferde.

Es gibt in Australien eine hohe Aufmerksamkeit gegenüber diesem Virus und eine sofortige Untersuchung von Verdachtsfällen bei Pferden: Kann das Virus bei einem Tier nachgewiesen werden, wird es in der Regel eingeschläfert und das Gelände unter Quarantäne gestellt. Auch ein wirksamer Impfstoff für Pferde ist verfügbar, der sie vor einer Infektion schützt. Nicht alle Pferde sind jedoch geimpft, und es kommt immer wieder zu Ausbrüchen mit dem Hendra-Virus, die einem saisonalen Muster folgen. Menschliche Infektionen wurden bislang nur nach Kontakt mit kranken Pferden, aber nicht durch Flughunde direkt beobachtet, selbst bei Menschen, die engen Kontakt zu Flughunden haben (wie beispielsweise in speziellen Auffangstationen, die sich um verwaiste oder kranke Flughunde kümmern). In den vergangenen Jahren hat man einen Anstieg an Hendra-Infektionen bei Pferden im Nordosten des Landes verzeichnet, dessen Ursache man in einem veränderten Verhalten der Flughunde fand.

1998 – Nipah-Virus

Zwischen 1998 und 1999 kam es in Malaysia zu einem Ausbruch einer bislang unbekannten Krankheit auf Schweinefarmen, bei dem die Tiere in sehr großer Zahl plötzlich an einer Erkrankung der Atemwege und neurologischen Symptomen verstarben. Doch nicht nur Schweine, auch Farmarbeiter und Schlachter erkrankten und verstarben in vielen Fällen an einer schweren Entzündung des Gehirns. Zunächst vermutete man das Japanische-Enzephalitis-Virus als Ursache, ein endemisches Virus der Region, das durch Moskitos übertragen wird. Man versuchte deshalb, den Ausbruch durch die gezielte Bekämpfung von Moskitos zu kontrollieren. Doch die Infektionen breiteten sich immer weiter aus, und durch den Verkauf erkrankter Schweine wurde das Virus in bislang nicht betroffene Regionen eingeschleppt, wo es auf immer mehr Menschen traf. Mit Hochdruck suchte man nach dem Auslöser dieser neuen Erkrankung und fand ein neues Paramyxo-Virus, welches Ähnlichkeit mit dem vier Jahre zuvor neu entdeckten Hendra-Virus aus Australien zeigte. Das neue Virus aus Malaysia wurde nach dem Fluss Nipah benannt, der in der Nähe des Ortes verläuft, in dem der erste Patient lebte. Im Verlauf der Epidemie wurden über 250 menschliche Infektionen verzeichnet, von denen fast die Hälfte der Betroffenen verstarb. Über eine Million Schweine mussten gekeult werden, bis der Ausbruch zum Erliegen kam.

Aufgrund des Wissens über das Hendra-Virus standen die Flughunde sofort als Reservoir unter Verdacht. Und so war es tatsächlich: Auch hier trugen sie das Virus in sich und schieden es aus, ohne selbst zu erkranken. Begünstigt wurde dieser erste Ausbruch wahrscheinlich durch die zunehmend intensive Schweinehaltung in Malaysia. Als ein weiterer Faktor wurde die gezielte Anlage von Obstplantagen neben den Schweinefarmen diskutiert, deren reife Früchte die Flughunde in die Nähe der Schweine lockten. Die Schweine infizierten sich wahrscheinlich über die Ausscheidungen der Flughunde sowie über das Futter. Denn man fand das Virus auch im Speichel der Flughunde: Durch Flughunde angebissene Früchte, die später an Schweine verfüttert wurden, könnten so den Virusübergang ermöglicht haben. Dieses Szenario sowie der Nipah-Ausbruch selbst dienten als Vorlage für den Film *Contagion* aus dem Jahr 2011, der den Beginn und Verlauf einer neuen Pandemie mit einem Flughund-Virus aus Asien zeigt und einer der gelungeneren Filme ist, die sich mit dem Thema Pandemie auseinandersetzen.

2001 – Nipah-Virus

Nur wenige Jahre nach der Entdeckung des Nipah-Virus in Malaysia beobachtete man in Bangladesch Ausbrüche von Gehirnentzündungen unbekannter Ursache. Charakteristisch war ein neurologisches Krankheitsbild, das an das der malaysischen Schweinefarmer erinnerte. Eine Häufung von Patienten mit dem neuen Krankheitsbild und eine Reihe von Todesfällen trat in einem Dorf im Südwesten Bangladeschs auf – und als man testete, wurde auch hier das Nipah-Virus als Auslöser gefunden. Schweine spielten hier jedoch keine Rolle, denn die gab es dort kaum, Flughunde aber schon. Bei den Ausbrüchen in Bangladesch und sporadisch auftretenden Fällen im angrenzenden Indien wird das Virus direkt von den Flughunden übertragen. Als Kontaktzone spielten Dattelpalmplantagen eine große Rolle: In den betroffenen Regionen wird aus dem Stamm von Dattelpalmen ein süßer und nahrhafter Saft gewonnen, indem man den Stamm anzapft und den austretenden Saft in ein Gefäß tropfen lässt, das am Stamm befestigt ist. Über die Zeit sammelt sich der Palmensaft in Tonkrügen, und das so gewonnene Lebensmittel wird entweder roh konsumiert oder weiterverarbeitet. Allerdings ist dieser zuckerhaltige Saft nicht nur bei den Menschen begehrt: Mit Infrarot-Kameras konnten Forschende beobachten, dass auch Flughunde diese wohlschmeckende und leicht zugängliche Nahrung entdeckt hatten. Bei Nacht flogen sie gezielt die angezapften Palmen an und leckten den Saft, der aus dem Zapfhahn tropfte, oberhalb der Tonkrüge auf. Dabei gelangte ihr Speichel und auch ihr Urin in den heruntertropfenden Saft, beides kontaminiert mit dem Nipah-Virus – und dieser Saft wurde am Folgetag von den Dorfbewohnern konsumiert. Trotz intensiver Aufklärungskampagnen und einer innovativen Methode, die Anzapfstelle mit einer Art Dach flughundsicher abzudecken, kommt es aber immer wieder zu Ausbrüchen. Durch engen Kontakt mit Erkrankten kann das Virus auch von Mensch zu Mensch übertragen werden, auch wenn es nicht besonders erfolgreich darin ist. Mit einer Sterblichkeit von bis zu 70 Prozent und fast jährlichen Ausbrüchen in dicht bevölkerten Ländern wie Bangladesch und Indien gehört das Nipah-Virus in jedem Fall zu jenen Viren, die besondere Beachtung verdienen.

2002/2003 – SARS-Corona-Virus-1

Im Jahr 2002 kam es zu einer Häufung schwerer Atemwegserkrankungen in der Region Guangdong in China. Dieses Krankheitsgeschehen entwickelte sich zu Beginn des Jahres 2003 durch Reisende zu einem globalen Ereignis; man taufte die neue Krankheit auf den Namen *Severe Acute Respiratory Syndrome*, kurz SARS. Wenige Wochen später wurde ein Corona-Virus als Auslöser identifiziert, welches man SARS-Corona-Virus, SARS-CoV, nannte (auch wenn der offizielle Name weiterhin so lautet, werde ich zur besseren Abgrenzung im Folgenden die Bezeichnung SARS-CoV-1 verwenden). Doch auch nachdem man das Virus erkannt und diagnostische Nachweisverfahren zur Hand hatte, hielt das Virus die Welt noch viele Monate lang in Atem. Erst Mitte 2004 konnte der Ausbruch als besiegt erklärt werden – nach großen Anstrengungen rund um den Globus und einigem Glück, da das Virus Eigenschaften besaß, die eine Eindämmung durch Isolation und Quarantäne ermöglichten. Dank einer konsequenten Umsetzung von Maßnahmen der öffentlichen Gesundheit hatte es die Welt geschafft, eine Pandemie zu verhindern: Das Virus war erfolgreich aus der Menschheit verdrängt.

Man vermutete einen zoonotischen Ursprung und fand das Virus in einer Schleichkatzen-Art und weiteren Säugetieren, die auf Wildtiermärkten verkauft wurden und das Virus näher an den Menschen brachten. Diese Tiere schienen aber nicht das natürliche Reservoir zu sein. 2005 fand man verwandte Viren des epidemischen SARS-CoV-1 in Fledermäusen. Auf bis heute unbekannten Wegen war das Virus wahrscheinlich im Umfeld von Wildtiermärkten oder Wildtierfarmen auf die anderen Tierarten übergesprungen, die als Zwischenwirt dann die Menschen infizierten.

Im Nachgang wurde eine immense Vielfalt nicht nur an SARS-Verwandten, sondern auch anderen Corona-Viren in Fledermäusen gefunden. Heute stellt sich mit Blick auf die Ereignisse der SARS-Epidemie die Frage, ob man ein Ereignis wie die Covid-19-Pandemie zumindest in Ansätzen hätte voraussehen können, und ob man alle Lehren, die möglich gewesen wären, auch gezogen hat.

2012 – MERS-Corona-Virus

Zehn Jahre nach dem SARS-Ausbruch wurde in Saudi-Arabien ein unbekanntes Corona-Virus bei einem Patienten mit einer Lungenentzündung isoliert – man taufte es auf den Namen *Middle East Respiratory Syndrome Corona-Virus* (MERS-CoV). Die Krankheit im Menschen, die das Virus auslöst, bezeichnet man als MERS. Und kaum hatte man eine diagnostische Nachweismethode per PCR entwickelt, wurden weitere Ausbruchsgeschehen mit diesem Virus registriert: rückblickend ein Ausbruch einige Monate zuvor in Jordanien und bald schon weitere Fälle auf der Arabischen Halbinsel.

Bei der Suche nach dem Tierreservoir wurden sehr schnell Dromedare als Reservoir identifiziert, die ihr Virus immer wieder erneut auf Menschen übertrugen. Die Dromedare waren über weite geografische Räume auf der Arabischen Halbinsel und in Afrika infiziert, und dies mindestens seit einigen Jahrzehnten. In den Dromedaren löst das Virus eine Art Schnupfen aus, und praktisch alle erwachsenen Dromedare haben Antikörper gegen das Virus. Verwandte des MERS-Corona-Virus fand man unter anderem in afrikanischen Fledermäusen – möglicherweise wurde das Virus vor langer Zeit auf dem afrikanischen Kontinent von den Fledermäusen auf Dromedare übertragen. Wahrscheinlich sind Verwandte des MERS-Virus aber weiter verbreitet, als man zunächst vermutete, und es gibt noch einiges zu entdecken: Kurioserweise entdeckte man ein relativ nah verwandtes Virus in Deutschland im einheimischen europäischen Igel sowie kürzlich ein weiteres verwandtes Virus in asiatischen Schuppentieren.

2019 – SARS-Corona-Virus-2

Das dritte hochpathogene Corona-Virus, das *Severe Acute Respiratory Syndrome Corona-Virus 2 (SARS-CoV-2)* und Auslöser der Krankheit *Corona-Virus Diseases-19*, kurz COVID-19, sprang wahrscheinlich Mitte/Ende 2019 in den Menschen über. In der Folge blieb kein menschliches Wesen rund um den Globus von den Folgen dieses Übersprungs verschont. Bereits als man die erste Virussequenz des damals noch als *novel Corona-Virus* (nCoV) bezeichneten Virus ausgelesen hatte, war schon klar, dass dieses Virus aus der Gruppe der bekannten *SARS-like,* also SARS-ähnlichen Viren entstammt. Die nächsten Verwandten von SARS-CoV-2 finden sich in Fledermäusen aus der Gattung der Hufeisennasen, wie es auch bei SARS-CoV-1 der Fall war bzw. ist. Fledermäuse, die diese nah verwandten Viren beherbergen, wurden in China und Laos gefangen. Deren Corona-Viren sind aber nicht die direkten Vorfahren des SARS-CoV-2-Virus. Denn trotz einer Ähnlichkeit von etwa 97 Prozent zwischen den beiden Virusgenomen aus den Fledermäusen und den ersten Fällen im Menschen bedeuten die verbleibenden 3 Prozent, dass das Erbgut an etwa 1000 Stellen unterschiedlich ist – die Viren sind also evolutionär zu weit entfernt, um direkt voneinander abzustammen. Man vermutet, dass es noch näher verwandte Viren in Fledermäusen geben muss –

den unmittelbaren Vorläufer des pandemischen Virus –, die aber bislang noch nicht gefunden wurden. Erstaunlich ist das nicht, denn die Hufeisennasen sind über weite geografische Räume verbreitet, und selbst umfangreiche Forschungsprojekte können immer nur einen ganz kleinen Ausschnitt der gesamten Virusdiversität wiedergeben.

Auch in Schuppentieren, den weltweit am häufigsten geschmuggelten Wildtieren (siehe Abb. 13), fand man Corona-Viren, die in Teilbereichen dem Erbgut des menschlichen Virus sehr ähnlich sind. Aber auch diese Viren sind nicht der direkte Vorläufer, und es gibt aktuell keine Hinweise, dass die Schuppentiere der mögliche Zwischenwirt sein könnten. Als Zwischenwirt diskutiert wurden Marderhunde, und tatsächlich fand man Marderhund-DNA von Verkaufsständen des *Huanan Seafood*-Markts, wo wohl auch lebende Wildtiere verkauft wurden. Ein Beweis für Marderhunde als Zwischenwirte ist dies jedoch nicht. Es ist hingegen sicher, dass das Virus der Covid-19-Pandemie seinen Ursprung in Fledermäusen hatte.

Das Zeitalter der Epidemien

Eine plötzliche Häufung von Patienten mit atypischer Lungenentzündung in China löst Aufmerksamkeit aus: Ist hier ein bislang unbekannter Erreger im Spiel? Gerüchte über eine »tödliche Grippe« verbreiten sich. Panik in der Bevölkerung. Die Behörden vor Ort hüllen sich zunächst in Schweigen. Beschwichtigen später – der Ausbruch sei unter Kontrolle. Kein Grund also zur Panik! Auf einmal werden auch Fälle im Ausland bekannt. Reisende aus China tragen das Virus in eine Vielzahl von Ländern: Ansteckung im Flugzeug, im Taxi, im Hotel. Ausbrüche in Krankenhäusern. Bilder zeigen Gesundheitspersonal in weißer Schutzmontur, vermummt mit Masken. Und: leere Straßen, Panikkäufe in Apotheken. Mangel an Schutzkleidung und Masken, deren Preise schießen in die Höhe. Reisewarnungen, Temperaturkontrollen, strenge behördliche Maßnahmen, ökonomische Verluste von unvorstellbarem Ausmaß. Und immer wieder Menschen, die sich mit Masken zu schützen versuchen. Das *Time Magazine* druckt ein Foto einer jungen Frau mit weit aufgerissenen Augen und FFP2-Maske ab: Alles, was man im Zeitalter der Epidemien wissen muss (siehe Abb. 7). Forschende konnten ein neues Virus bei den Kranken nachweisen – ein Corona-Virus. Ein Corona-Virus? Kommt jetzt eine Pandemie?

Wer nun glaubt, dies sei ein Bericht über die Zeit Anfang 2020 und den Beginn der Covid-19-Pandemie, der irrt – die beschriebenen Ereignisse fanden fast zwanzig Jahre zuvor statt. Es war der erste detektierte Ausbruch mit einem Corona-Virus beim Menschen, dem *Severe Acute Respiratory Syndrome Coronavirus,* abgekürzt als SARS-CoV (Heute wird das Virus auch als SARS-CoV-1 bezeichnet, um die Abgrenzung zu SARS-CoV-2 deutlich zu machen. Man hätte sich damals wohl nicht träumen lassen, dass man einmal eine Nummerierung benötigen wird, um das Virus von nachfolgenden SARS-Viren abzugrenzen). Der Ausbruch, der im November 2002 von Südchina aus seinen Ursprung nahm, infizierte offiziell 8098 Menschen, von denen 774 starben. Im Verlauf der SARS-Epidemie hatte sich das Virus von China aus in 29 Ländern und Territorien verbreitet. Abgesehen von der Volksrepublik China hatten vor allem Hongkong, Taiwan, Kanada und Singapur hohe Fallzahlen aufzuweisen. In Deutschland gab es insgesamt neun Fälle, die Schweiz blieb verschont – zwar gab es Verdachtsfälle, die aber nicht bestätigt wurden.

Wir haben heute keine Zirkulation von SARS-CoV-1 in der Bevölkerung – die Epidemie wurde besiegt, bevor sich das Virus dauerhaft im Menschen etablieren konnte. Es dauerte aber bis Mitte 2004, bis die letzten bekannten Übertragungsketten im Menschen offiziell von der Weltgesundheitsorganisation WHO als beendet erklärt wurden. Die SARS-Epidemie war die erste schwere und gleichzeitig leicht übertragbare Infektionskrankheit des 21. Jahrhunderts. Sie war auch ein Vorbote, indem sie zeigte, wie sich Erreger entlang der Routen des internationalen Flugverkehrs innerhalb weniger Tage bis Wochen weltweit verbreiten können. Und sie war auch ein Kristallisationspunkt für die Forschung an neuen Viren und das Bewusstsein, die Welt könnte eines Tages eine Pandemie erleben, auch wenn sie mit SARS gerade so daran vorbeigeschrappt ist.

Die Geschichte zu SARS-CoV-1 wurde in der Vergangenheit schon viele Male erzählt – zwei gelungene Beispiele sind der Zeitzeugen-Bericht in dem 2004 erschienenen Buch *Twenty-First Century Plague: The Story of SARS* von Thomas Abraham, und etwas kondensierter, aber nicht weniger spannend, in dem Buch *Spillover* des amerikanischen Autors David Quammen aus dem Jahr 2012. Dieser Ausbruch ist so ein beeindruckendes Kapitel sowohl für das menschliche Versagen als auch für die Erfolge in der Geschichte von Epidemien, dass er leicht ein eigenes Buch füllt. Ich möchte an dieser Stelle die komplette Geschichte nicht noch einmal erzählen – und dennoch erscheint vieles an diesem SARS-Ausbruch zu Beginn des Jahrtausends zu wichtig, als dass es in diesem Buch fehlen dürfte. Corona-Viren und Fledermäuse sind mit diesem Ausbruch prominent in den Fokus der Virolog*innen gerückt. Die Rückschau auf die damaligen Ereignisse erscheint nach Covid-19 noch mal in einem neuen Licht. Und viele Gegebenheiten kommen uns beim erneuten Lesen heute auf eine fast gespenstische Art und Weise bekannt vor. Aber der Reihe nach.

Im November 2002 kam es in Guangdong, einer Provinz im Süden des Festlands der Volksrepublik China, zu einer Häufung von Patienten mit untypischer Lungenentzündung. Untypisch, oder atypisch, wie man eine solche Lungenentzündung als Mediziner benennt, bedeutet zunächst, dass sich der klinische Befund nicht eindeutig einem bestimmten Auslöser zuordnen lässt. Solche Pneumonien, wie man Lungenentzündungen in der Fachsprache nennt, können z. B. durch Viren, Bakterien oder Pilze ausgelöst werden. Und so vielfältig wie ihre Auslöser ist auch ihr Erscheinungsbild: Die Lunge ist in Mitleidenschaft gezogen, aber weder in der körperlichen Untersuchung noch im Röntgenbild zeigen sich besondere Muster, wie man sie sonst bei einer typischen Lungenentzündung findet. »Untypisch« kann aber auch bedeuten, dass man den Erreger nicht kennt oder weitere Auffälligkeiten beobachtet wurden. Eine dieser Auffälligkeiten war eine hohe Zahl an Ansteckungen beim Gesundheitspersonal in genau den Krankenhäusern, in denen Patienten mit der vermuteten neuen Erkrankung behandelt wurden – das war alarmierend. Was die Krankheit auslöste und woher ihr Erreger so plötzlich kam, war nicht bekannt.

Die ersten Monate des Ausbruchs waren jedoch kaum von der Suche nach dem Ursprung geprägt, wusste man zu diesem Zeitpunkt ja nicht einmal, ob es sich um ein Bakterium oder ein Virus handelte. Vielmehr kam es zu einer Reihe von unklugen Entscheidungen und unglücklichen Verkettungen, die das spätere Ausmaß des Ausbruchs überhaupt erst ermöglicht haben. Die offizielle Kommunikation über die Häufung einer unklaren neuen Krankheit in der Region Guangdong von Ende 2002 bis ins Frühjahr 2003 hinein war mehr als unzureichend. Es zeigte sich im Nachhinein, dass Presseberichte über den Ausbruch unterdrückt wurden und auch eine Weiterleitung von Informationen über den Ausbruch an die WHO lange hinausgezögert wurde – selbst als Erkrankte mit der mysteriösen Lungenkrankheit bereits in einer Reihe an Ländern außerhalb Chinas beobachtet wurden. Soziale Medien spielten damals noch kaum eine Rolle bei den Gerüchten über die neue Krankheit, die Vermutungen und Annahmen wurden damals noch per SMS übermittelt. Das Fehlen offizieller Informationen einerseits und zunehmende Gerüchte über mysteriöse Krankenhaus-Ausbrüche andererseits führten in der Bevölkerung in manchen Regionen zu Panikkäufen von Antibiotika sowie zur vermehrten Nachfrage nach angeblich wirksamen alternativen Heilmitteln. So war damals in Südchina Essig so stark nachgefragt, dass er vielerorts ausverkauft war. Gerüchte, dass Essigdämpfe die neue Krankheit abwehren könnten, führen zu Panikkäufen, explodierenden Preisen und dem Versuch, noch irgendwie an Essig zu kommen, und sei es über Verwandte aus anderen Provinzen. SMS zu vermeintlichen Behandlungserfolgen sowie eine Vielzahl weiterer Gerüchte verbreiteten sich wie ein Lauffeuer, parallel zu den steigenden Fallzahlen.

Letztlich war es ein Gerücht über einen angeblich mutierten Grippe-Erreger, das die Aufmerksamkeit des Netzwerks der globalen Influenza-Überwachung der Weltgesundheitsorganisation WHO auf sich zog. Wenn auch nur sehr zögerlich, so kam erst dadurch der Stein ins Rollen, der eine internationale Antwort auf den Ausbruch auslöste.

Und es dauerte noch Monate, bis im Frühjahr 2003 das Bild etwas klarer wurde: Man hatte es hier mit einer anscheinend hoch ansteckenden Infektionskrankheit zu tun, die mit hohem Fieber, Schüttelfrost, Muskelschmerzen und trockenem Husten einherging. Der Krankheitsverlauf war in allen Ländern gleich, was als starker Hinweis auf eine Verbindung zwischen den Fällen in China und denen im Ausland gesehen wurde. Auch die häufige Ansteckung innerhalb eines Krankenhauses – von Patienten auf Ärzte, Pflegepersonal und Mit-Patienten – wurde aus den meisten Ländern berichtet. Der größere Teil der Patienten erholte sich nach etwa einer Woche von der Infektion, aber in etwa 10 bis 20 Prozent verschlechterte sich die Situation der Patienten in der zweiten Woche so sehr, dass sie beatmet werden mussten. Bei der Hälfte der Schwerkranken wurde der Zustand immer kritischer, und sie verstarben schließlich an der Infektion. Kam es zur Besserung, dauerte es lange Zeit, bis die Patienten sich wieder erholten, und viele beschrieben anhaltende Beschwerden, auch noch lange nach der Genesung, manche erholten sich nie wieder.

Kritische Ereignisse, die zur weltweiten Ausbreitung des Erregers beigetragen haben, waren insbesondere zwei frühe »Superspreader«-Ereignisse. Als Superspreader bezeichnet man Personen, die zu überdurchschnittlich vielen neuen Ansteckungen führen – sei es durch biologische Eigenschaften des Infizierten selbst (wie zum Beispiel eine besonders hohe Viruslast) oder durch begünstigende Umstände (wie zum Beispiel besonders viele Kontakte während der Phase der höchsten Infektiosität).

Das erste, folgenreiche Superspreading-Ereignis der SARS-Epidemie fand Anfang 2003 statt, noch lange bevor die Welt von dem Ausbruch erfahren würde. Ein 46-jähriger Mann erkrankte an der neuartigen Lungenentzündung Ende Januar, und seine Krankheitsepisode führte zu einer wahren Welle an weiteren Fällen – wenig charmant wurde der Patient später als »Virus-König« bezeichnet. Eine Spur von mehr als 80 dokumentierten Neuinfektionen an den drei größten Krankenhäusern der Region Guangzhou folgte seiner Infektion. Bei dem Mann handelte es sich um einen Verkäufer auf einem großen *Seafood*-Markt, ein Ort, an dem Fisch und Meeresfrüchte verkauft wurden – also auch ein *Seafood Market* wie der in Wuhan, auf dem Ende 2019, Anfang 2020 die ersten SARS-CoV-2-Fälle auftraten.

Der behandelnde Arzt des Marktverkäufers erkrankte ebenfalls kurz darauf – am Abreisetag seiner bereits geplanten Reise nach Hongkong ging es ihm jedoch noch so gut, dass er seine Reise trotz der beginnenden Symptome antrat. Doch kaum in Hongkong angekommen, verschlechterte sich sein Zustand schnell. Noch im Hotel übergab er sich im Korridor vor seinem Zimmer mit der Nummer 911, und der neunte Stock des *Metropole Hotels* ist bis heute unter Epidemiologen der Inbegriff eines Superspreading-Ereignisses und dessen unglücklicher Verkettungen, die einem neuen Virus den Weg in die Welt ermöglichten. Denn Hotelgäste des neunten Stocks brachten das Virus nach Kanada, nach Singapur, nach Vietnam, nach Thailand, Taiwan und Beijing. Über Singapur erreichte es im März 2003 auf einem Umweg über die USA erstmals auch Deutschland. Ein junger Arzt hatte in Singapur einen Patienten mit unklarer Lungenentzündung behandelt, der gerade aus Hongkong (mit Übernachtung im *Metropole Hotel*) zurückgekommen war. Kurz danach flog er mit seiner Frau und seiner Schwiegermutter zu einem Kongress nach New York, wo er plötzlich selbst erkrankte. Die Rückreise nach Singapur endete aber abrupt in Frankfurt, wo alle drei Personen direkt in die Isolationseinheit des Uniklinikums Frankfurt verlegt wurden. Auch die beiden Frauen erkrankten im Verlauf, aber alle drei Personen überlebten ihre Infektion.

Diese Episode würde sich ohne größere Besonderheit einreihen in die Vielzahl importierter Fälle in den verschiedenen Ländern und die beherzten, international koordinierten Versuche, infizierte Personen rechtzeitig zu isolieren und eine Pandemie zu verhindern, wenn die Probe des Frankfurter Indexpatienten nicht einem jungen Virologen in die Hände gekommen wäre, der mittels Polymerase-Kettenreaktion (PCR) die ersten Fragmente eines neuen Corona-Virus in der Lungenspülflüssigkeit des Patienten entdeckte. Damit wurde der Auslöser der Krankheit identifiziert – ein bislang unbekanntes Corona-Virus.

Und nicht nur in Deutschland wurde das Virus identifiziert, weltweit suchten Forschungsteams damals fieberhaft nach dem Auslöser von SARS: Zeitgleich hatten zwei weitere Teams aus Hongkong und den USA das Virus per Zellkultur und Elektronenmikroskop als Corona-Virus identifiziert.

Die Entwicklung einer molekularbiologischen, diagnostisch nutzbaren Nachweismethode war ein wichtiger Meilenstein bei der Eindämmung der SARS-Epidemie, und ihr Entdecker Christian Drosten wurde dafür weltweit anerkannt – er hatte nicht nur das auslösende Virus gefunden, sondern er machte die notwendigen Informationen für den Test sofort weltweit verfügbar. Das war alles andere als selbstverständlich, denn in der Regel geht eine solche bahnbrechende Entdeckung mit einer hochrangigen Veröffentlichung in einer angesehenen Fachzeitschrift einher, und das Teilen von Daten vorab birgt das

Risiko, einen Teil der wissenschaftlichen Meriten einzubüßen. Doch dank Christian Drostens Arbeit konnte schnell ein diagnostischer Test bereitgestellt werden und den Laboren weltweit bei der Diagnose von Verdachtsfällen helfen. Auch das war eine wichtige Lektion aus der SARS-Pandemie: Das schnelle Teilen von Informationen ist bei einem Ausbruch wesentlich, um eine Epidemie einzugrenzen, und im Gegenzug ist das Zurückhalten von Informationen, in der Hoffnung, den Ausbruch doch noch irgendwie heimlich unter Kontrolle zu bekommen, ein sicheres Rezept für eine beschleunigte Verbreitung des Virus.

Doch weshalb zirkuliert SARS-CoV-1 heute nicht als endemisches Virus? Warum blieb es im Fall von SARS bei einer Epidemie? Warum konnte eine Pandemie verhindert werden, und warum hat die gleiche Strategie nicht ein zweites Mal bei SARS-CoV-2 verfangen?

Der SARS-Ausbruch von 2002/2003 war trotz aller unglücklicher Verkettungen auch eine unglaubliche Erfolgsgeschichte, und das soll angesichts der knapp 800 Todesfälle von damals nicht zynisch klingen. Denn auch wenn es sehr viel Anstrengung und globale Koordination erfordert hat, so wurde die Epidemie zum Erliegen gebracht – und zwar vor allem durch die bewährten *Public Health*-Strategien des 19. Jahrhunderts, wie es von der WHO in dem Buch *SARS – Wie eine globale Epidemie gestoppt wurde*, formuliert wurde. »Die Maßnahmen, die zur Bekämpfung der Krankheit erforderlich waren, waren jedoch klar. Infektionen im Krankenhaus mussten durch die Verwendung von persönlicher Schutzausrüstung verhindert werden. Die Fälle mussten so schnell wie möglich isoliert und die Kontaktpersonen ermittelt und weiterverfolgt werden.«

Und dennoch war es auch die Biologie des Virus selbst, die sich bei den angewandten Maßnahmen als günstig herausstellte. Im Gegensatz zu seinem nahen Verwandten SARS-CoV-2, ein Virus, das knapp zwei Jahrzehnte später den dauerhaften Sprung in den Menschen geschafft hat, vermehrte sich SARS-CoV-1 vornehmlich in der Lunge und nicht in den oberen Atemwegen. Virusvermehrung tief im Körper ist nicht vorteilhaft für das Virus, wenn es sich schnell verbreiten und neue Übertragungsketten initiieren will. Denn der Weg aus der

Tiefe der Lunge von einem zum nächsten Wirt und dort wieder tief in die Lunge ist weit. Auch die Dynamik der Virusausscheidung war eine andere als bei SARS-CoV-2: Während bei diesem bereits kurz vor und zum Zeitpunkt um den Symptombeginn herum das meiste infektiöse Virus ausgeschieden wird, wurde dieser Ausscheidungshöhepunkt bei SARS-CoV-1 erst etwa zehn Tage nach dem Auftreten der Symptome erreicht. Die Patienten wurden also zunächst krank, und erst im Verlauf fand die Ausscheidung von infektiösem Virus statt. Infizierte man sich mit SARS-CoV-1, zeigte sich in der Regel auch ein symptomatisches Krankheitsbild – vereinzelte Verläufe ohne Auftreten von Symptomen wurden zwar berichtet, waren aber nicht die Regel. Für die Eindämmung der Epidemie war dies ein großer Vorteil – denn Patienten mit typischen Symptomen konnten isoliert werden, bevor sie selbst zum Überträger wurden.

Im medizinischen Umfeld hatte das Ausscheidungsmuster von SARS-CoV-1 allerdings zwei Besonderheiten: Der Nachweis durch PCR war gerade am Anfang, wenn die Patienten ins Krankenhaus aufgenommen wurden, nicht zuverlässig – ein negatives Ergebnis konnte die Infektion in der frühen Krankheitsphase nicht ausschließen, denn die Virusproduktion lief noch nicht auf Hochtouren –, ganz anders als bei SARS-CoV-2, wo um den Krankheitsbeginn herum bereits der Höhepunkt der Virusvermehrung erreicht war. Für die Diagnostik sollte also bevorzugt Material aus den tieferen Abschnitten der Atemwege gewonnen werden, was schwieriger zu bewerkstelligen ist. Was also für die Eindämmung der Übertragung von Vorteil war, erschwerte die Diagnostik. Erkrankten die Patienten allerdings schwer an SARS-CoV-1 und mussten künstlich beatmet werden, wurde durch den Tubus in der Luftröhre eine offene Verbindung in die Tiefe der Lunge geschaffen – hochinfektiöses, virushaltiges Material konnte so also sehr leicht austreten und neue Infektionen auslösen. Dies erklärt, warum in der SARS-Epidemie viele Infektionen in einem medizinischen Umfeld auftraten und Ärzte und Pflegepersonal besonders häufig infiziert wurden – vor allem dann, wenn keine entsprechende Schutzausrüstung getragen wurde. Entweder weil sich das Personal, gerade am Anfang, keines Risikos bewusst war oder aber die Schutzausrüstung aufgrund von mangelndem Training nicht richtig getragen wurde oder keine Schutzausrüstung verfügbar war.

Viel grundlegendes Wissen, wie man einem Ausbruch einer schweren viralen, respiratorischen Erkrankung begegnet (oder eben nicht), wurde erstmals in der SARS-Epidemie gesammelt und sollte als Lehre für kommende Ausbrüche (oder deren Prävention) dienen. Man war sich einig, dass die schlimmen Erfahrungen, die während der SARS-Epidemie gemacht wurden, künftig nie mehr gemacht werden sollten. Welche schwierigen Entscheidungen das Ziel der konsequenten Eindämmung einerseits und der Schutz von Privatsphäre und Menschenrechten andererseits darstellen, wurde auf einmal deutlich und heiß debattiert. Und auch die ökonomischen Folgen einer internationalen Epidemie schockierten die Welt: Die Volkswirtschaft vieler Länder wurde schwer in Mitleidenschaft gezogen, der internationale Handel und der Reiseverkehr wurden lahmgelegt, und Anleger sahen sich fallenden Aktienkursen gegenüber. Fluggesellschaften mit Asienrouten vermeldeten Verluste in Höhe von etwa 10 Milliarden US-Dollar – beides, sowohl die Reisebeschränkungen als auch die Angst vor der neuen Erkrankung, ließ die Passagierzahlen massiv fallen. Die volkswirtschaftlichen Schäden der SARS-Epidemie wurden mit etwa 60 Milliarden US-Dollar beziffert.

Viele Jahre lang habe ich in meinen wissenschaftlichen Vorträgen über Viren mit pandemischem Potenzial in der Einleitung eine Folie gezeigt, die den Gesamtschaden der SARS-Epidemie mit diesem finanziellen Wert beziffert. SARS-CoV-1 hatte auch in Hinblick auf die wirtschaftlichen Folgekosten alle vorherigen Ausbrüche in den Schatten gestellt, selbst solche, die den Handel mit Nutztieren betreffen und traditionell teuer (und gefürchtet) sind, wie der BSE-Ausbruch in England in den 1990er-Jahren oder ein Ausbruch mit Maul- und Klauenseuche in Großbritannien 2001. Das Preisschild, das wir SARS-CoV-1 anheften konnten, war wirklich ein beeindruckendes Beispiel, welche Auswirkungen neben dem menschlichen Leid neuartige Viren auf unsere Welt haben können – das war die Botschaft dieser Folie. Der Schock, den diese Zahlen bei meinen Zuhörern damals auslösten, bleibt heute aus, denn die Zahl von 60 Milliarden US-Dollar wirkt lächerlich klein, verglichen mit den Kosten der SARS-CoV-2-Pandemie, die allein schon im ersten Jahr der Pandemie dies um einige Größenordnungen übertrafen, und heute eigentlich gar nicht mehr realistisch abgebildet werden können, wenn man die globalen Auswirkungen der Pandemie und ihrer Begleiteffekte betrachtet.

Eine Ahnung, dass es trotz allen Leids und aller Verluste, die mit der SARS-Epidemie von 2002/2003 einhergingen, noch schlimmer hätte kommen können, lag jedoch schon damals in der Luft: »Diesmal hatten wir Glück«, schrieb Brian Doberstyn, der damalige Direktor der Abteilung für die Bekämpfung übertragbarer Krankheiten des WHO-Regionalbüros Westpazifik, im Schlusskapitel des erwähnten Buches. »Das SARS-Virus hätte zu einer ständigen Bedrohung für die menschliche Gesundheit in der Welt, in der wir leben, werden können. Das ist nicht geschehen.« Hätte das Virus nur leicht veränderte Eigenschaften in Bezug auf seine Vermehrung und seine Krankheitssymptome gezeigt – eine etwas schnellere Vermehrung, etwas weiter oben in den Atemwegen, etwas häufiger ohne Symptome –, die angewandten Strategien hätten wohl versagt. »Wären die Fälle infektiös, bevor Symptome auftreten, oder würden asymptomatische Fälle das Virus übertragen, wäre die Bekämpfung der Krankheit sehr viel schwieriger, vielleicht sogar unmöglich.« Genau das geschah knapp zwanzig Jahre später mit SARS-CoV-2.

Umso mehr brannte Wissenschaftler*innen und auch der breiten Öffentlichkeit damals eine Frage auf den Nägeln: Woher kam dieses neue Virus SARS-CoV-1, das die Welt mit einer Beinahe-Pandemie so unerwartet in Schrecken versetzte? Denn Corona-Viren waren zwar bekannt, aber bis dato nur wenig beachtet – man hielt sie für nicht besonders relevant für den Menschen. Hatte man diese Virusfamilie falsch eingeschätzt – gab es vielleicht noch viel Unbekanntes hier zu entdecken? Schon zu Beginn gab es einige Hinweise, die einen zoonotischen Ursprung vermuten ließen: Nämlich die Berufe der Patienten, die in der Frühphase erkrankten – Köche, Restaurantmitarbeiter, Lebensmittelhändler. Auch der »Virus-König«, der erste Superspreader, war Verkäufer auf einem Lebensmittel-Markt. Zwar handelte er den Berichten nach selbst nur mit Fisch und Meeresfrüchten, die allerdings als Infektionsquelle ausschieden, denn es ist zuverlässig nachgewiesen, dass Corona-Viren diese Tierarten nicht befallen und sich auch nicht in ihnen vermehren können. Vermutlich hat ihn seine Verkaufstätigkeit aber auch auf andere Märkte geführt, darunter vielleicht auch solche, auf denen Säugetiere verkauft wurden.

Eine lange Liste von Wildtieren, darunter Säugetiere, Vögel, Reptilien und Amphibien, ist in China, und besonders in Südchina, traditionell Teil der Speisekarte. Bei diesen Tieren handelt es sich entweder um Wildfänge aus der Natur, oder sie werden auf speziellen Farmen gezüchtet. Und manchmal ist es eine Mischung aus beidem: Gefangene Wildtiere werden als Gründerpopulation für eine neue Zucht benutzt oder aber in bereits bestehende Zuchten eingebracht. Häufig werden die Tiere auf sogenannten *Wet Markets* verkauft, wobei nicht alle *Wet Markets* Wildtiermärkte sind, sondern vielerorts unseren eigenen Wochenmärkten gleichen, auf denen sich die lokale Bevölkerung mit frischen Lebensmitteln wie Obst, Gemüse und Fleisch eindeckt.

Je nach Region bietet ein Teil der *Wet Markets* jedoch durchaus nach unseren Maßstäben exotische Tiere als Nahrung an, die entweder lebendig oder erst kurz vor dem Verkauf vor Ort, also direkt auf dem Markt, geschlachtet werden. Werden sie am Markttag nicht verkauft, bleiben sie am Leben und verbringen so unter Umständen auch längere Zeit auf dem Markt. Oft herrscht Gedränge, und verschiedenste Tierarten geraten dort in engen Kontakt miteinander, häufig in Käfigen übereinandergestapelt oder sogar mehreren Arten im selben Käfig.

Wegen der signifikanten Häufung von SARS-Patienten, die wahrscheinlich mit Wildtieren für die Zubereitung exotischer Gerichte regelmäßig in Kontakt waren, suchten Wissenschaftler*innen schon früh solche Märkte auf, um nach Spuren zu suchen, die das Virus unbemerkt hinterlassen hatte. Und tatsächlich: Antikörper gegen SARS-CoV-1 wurde häufiger bei den Tierhändlern im Vergleich zu Verkäufern von Gemüse gefunden. Eine Studie mit diesem Ergebnis wurde auf Wildtiermärkten in Guangzhou gemacht, und der Verdacht lag nahe: Wer mit Wildtieren handelte, sie schlachtete und auf dem Markt verkaufte, kam wohl häufiger in Kontakt mit dem Virus. Die Frage war nur, welche der vielen Arten tatsächlich der Überträger war.

Die Antwort brachte eine Studie aus dem *Dongmen Market* in Shenzhen – bei der nur 25 Tiere von unterschiedlichen Arten auf diesem Markt getestet wurden. Trotz der enorm kleinen Anzahl an Proben wurde man fündig: In allen sechs Tieren einer bestimmten Schleichkatzen-Art sowie in Marderhunden konnte man das Virus nachweisen. In einer weiteren Art, dem Chinesischen Sonnendachs, fand man zwar kein Virus, aber doch Antikörper gegen SARS-CoV-1. Alle drei Arten sind häufig auf Wildtiermärkten in dieser Region zu finden und werden sowohl wild gefangen als auch in Farmen gehalten und gezüchtet. Die Schleichkatzen-Art, in der man das Virus am häufigsten fand, wird im Deutschen auch als Larvenroller bezeichnet. Es handelt sich dabei um ein kleines Raubtier aus der Säugetier-Ordnung der *Carnivora* (also Fleischfresser) von etwa einem halben Meter Länge. Sie werden seit den 1950er-Jahren in China gezüchtet, vor allem wegen ihres Fleisches, das als Delikatesse gilt. Die Farmen sind über ganz China hinweg verteilt, und man schätzt, dass es zu Zeiten des ersten SARS-Ausbruchs etwa knapp 700 Farmen mit wohl über 40 000 Tieren gab. In der freien Wildbahn sind die Larvenroller scheue, nachtaktive Einzelgänger, die sich hauptsächlich in den Baumkronen von Regen- und Laubwäldern aufhalten und von Früchten, Insekten und kleinen Wirbeltieren leben. Die zweite Tierart, in der man das Virus fand, die Marderhunde, sind ebenfalls kleine Raubtiere und mit dem Fuchs verwandt. Sie werden in China bis heute in großem Maßstab wegen ihres Fells gezüchtet. Auch wenn sie mehr wegen des Fells als wegen des Fleischs begehrt sind, so findet man auch sie auf *Wet Markets*. Wie die Larvenroller sind auch die Marderhunde in der Natur scheu, nachtaktiv, leben als monogames Paar und ernähren sich von allem, was es in der jeweiligen Jahreszeit gerade gibt: Nager, Frösche, Insekten, kleine Vögel und deren Eier, aber auch Früchte und Beeren. Die Tiere in Gefangenschaft können von solch einem idyllischen Leben nur träumen: Sie verbringen ihr kurzes Leben in der Regel mit vielen anderen Artgenossen eng zusammengepfercht in Drahtkäfigen – bis sie schließlich entweder direkt auf der Farm getötet oder lebend auf einen Markt transportiert werden, um dort verkauft und kurz vor der Zubereitung geschlachtet zu werden – nicht, ohne vorher noch mit einer Vielzahl anderer Arten in Kontakt zu kommen, die das gleiche Schicksal teilen. Darunter sind auch Arten, denen sie in der Natur nie begegnen würden, auch der Mensch gehört dazu.

War das natürliche Reservoir von SARS-CoV-1 nun mit den Schleichkatzen, und vielleicht auch Marderhunden, also gefunden? Die Forschenden waren sich nicht so sicher – denn im Gegensatz zu einem echten Reservoir waren die Virusnachweise in den Tieren nur lückenhaft, gerade bei den Schleichkatzen wurde das Virus zwar immer wieder in Tieren von Märkten, aber nicht in Tieren aus der freien Wildbahn gefunden. Im Tierexperiment – chinesische Forschende infizierten 10 Larvenroller mit zwei unterschiedlichen SARS-CoV-1-Stämmen – zeigten sich die Tiere jedoch als sehr passable Zwischenwirte – in allen infizierten Tieren vermehrte sich das Virus, die Tiere schieden es über zwei Wochen nach der Infektion noch aus, und infektiöses Virus konnte aus Rachen- und Anal-Abstrichen der Tiere wieder angezüchtet werden. Die Tiere wurden außerdem krank, hatten Fieber, wurden lethargisch und verloren ihre natürliche Aggressivität gegenüber dem Menschen.

Dass gerade die Larvenroller auch außerhalb des Labors eine Rolle bei der Übertragung spielten, wurde erst durch ein Ereignis *nach* der eigentlichen SARS-Epidemie richtig klar: Um den Jahreswechsel 2003/2004 herum wurden erneut vier Fälle von SARS in Guangzhou identifiziert. Dabei handelte es sich um einen Fernsehproduzenten, eine Kellnerin, einen Geschäftsmann und einen Klinikdirektor – alle vier erkrankten jedoch nur mild, und keiner verstarb an seiner Infektion. Dennoch gaben die vier Fälle den Behörden Rätsel auf, gab es doch keine offensichtliche epidemiologische Verbindung zwischen den Erkrankten. Für drei der vier war der Schlüssel das *Tong De Li*-Restaurant in Guangzhou, wo Larvenroller nicht nur auf der Speisekarte standen, sondern auch im Restaurant lebend in einem Käfig gehalten wurden. Die Kellnerin hielt sich oft neben den Käfigen auf und ging viele Male während ihrer Arbeit an den Tieren vorbei. Die zweite Person aß als Gast in diesem Restaurant, und die dritte Person aß im Nachbarrestaurant, das sich die Küche mit dem *Tong De Li*-Restaurant teilte. Nur bei einem Infizierten blieb die Infektion unerklärlich, denn er berichtete weder von einem Restaurantbesuch noch von einem sonstigen Kontakt mit Larvenrollern oder den anderen drei Personen. Die genetische Analyse der SARS-Viren aus Larvenrollern des Restaurants und von einem Markt, auf dem sie verkauft wurden, sowie von den infizierten Menschen war fast identisch – die Infektionen im Menschen hatten von den Larvenrollern des Restaurants ihren Ausgang genommen. Besonders auffällig war, dass die Viren aus diesem letzten Übersprung nicht die gleichen waren, die die vorhergehende Epidemie 2002/2003 ausgelöst hatten – es hatte also erneut einen Übersprung von einem leicht unterschiedlichen Virus von den Larvenrollern zu den Menschen gegeben. Man könnte auch sagen: Das Virus hatte mit den Larvenrollern die perfekte Brücke zu den Menschen gefunden, die gleich mehrfach, in voneinander unabhängigen Wirts-Übergängen funktioniert hat.

Diese letzte Episode, die nicht nur China, sondern auch die Welt erneut in Alarmbereitschaft versetzte, führte unmittelbar dazu, dass die Behörden der Guangdong-Provinz massiv gegen Handel, Zucht und Haltung von Larvenrollern vorging. Sofort wurden alle in menschlicher Obhut gehaltenen Tiere der Provinz gekeult, und strenge Regelungen wurden erlassen. Danach versiegte die Viruszirkulation in der Bevölkerung endgültig. Ob nur die *Wet Markets* und Restaurants für die SARS-Epidemie verantwortlich waren oder ob es noch weitere Verbindungen in die Wildtier-Welt in der freien Wildbahn oder in Gefangenschaft gibt, ist bis heute, auch zwanzig Jahre nach dem Ausbruch, nicht endgültig geklärt. Die hohe Empfänglichkeit von Säugetieren aus der Ordnung der *Carnivora* ist auffällig und bemerkenswert – allein acht Arten von *Carnivora* konnten mit SARS-CoV-1 infiziert werden, wie man entweder durch direkten Virusnachweis in infiziert gefundenen Tieren oder durch Infektionsexperimente an Tieren im Labor herausfand. Abgesehen von den Larvenrollern haben viele dieser Arten jedoch sehr viel weniger Aufmerksamkeit bekommen – allen voran die Marderhunde, die in China als Pelzlieferanten für den Weltmarkt bis heute millionenfach gezüchtet werden und auch bei SARS-CoV-2 wieder als ein möglicher Zwischenwirt auftauchen.

Das Jahr 2005 war das erste seit Beginn des Ausbruchs, in dem es keine neuen Fälle mehr gab und man die Welt zuversichtlich als dauerhaft SARS-frei bezeichnen konnte – zumindest was den Menschen betraf. Das Virus war erfolgreich aus der menschlichen Population ausgerottet. Dennoch, die inkonsistenten Funde des Virus auf Märkten (auf manchen fand man das Virus in allen untersuchten Tieren, auf anderen gar nicht) und die noch rätselhafteren Funde auf den Wildtier-Farmen – denn auch hier suchte man das Virus oft vergeblich – ließen Zweifel über die Larvenroller als Reservoir für das Virus aufkommen. Die genetische Information der Viren, die man in den Larvenrollern fand, war zudem recht ähnlich zwischen allen Tieren – auch ein Hinweis darauf, dass das Virus sich in den Tieren noch nicht lange weiterentwickelt hatte, sondern wahrscheinlich erst vor Kurzem auf diese Tierart übergegangen war. Ohne Kenntnis über den tatsächlichen Ursprung jedoch war es durchaus möglich, dass das Virus erneut in den Menschen überspringt – vielleicht nicht mehr von einem Larvenroller, die ja gründlich dezimiert waren, aber möglicherweise durch andere Tierarten, die eventuell ebenfalls das Virus in sich trugen.

Während sich die Welt von der Bedrohung durch SARS-CoV-1 erholte, nahm die Jagd nach dem Virusreservoir so richtig Fahrt auf. Dass Wildtiere der Ursprung neuer Zoonosen sein könnten und Fledermäuse dabei eine bislang unerkannte Rolle spielen könnten, lag bereits in der Luft – immerhin wusste man schon lange von Tollwut und hatte bei Ausbrüchen in den 1990er-Jahren Fledertiere als Ursprung der beiden neuen Paramyxo-Viren Hendra und Nipah identifiziert.

Nicht den Vorläufer von SARS, aber dennoch das erste Corona-Virus aus Fledermäusen wurde im Rahmen einer solchen »Virusjagd«

2005 von dem Virologen der *Hong Kong University* Leo Poon gefunden. Von über 300 Individuen aus 44 Tierarten wies er per PCR kleine Virusfragmente aus dem Kot von drei Fledermausarten aus der Gattung der Langflügelfledermäuse nach. Welche Pionierarbeit zu diesem Zeitpunkt geleistet wurde, wird an der Namensgebung dieses ersten Virus deutlich – die Autoren nannten es schlicht und einfach »Bat-CoV«, abgekürzt für »Fledermaus-Corona-Virus«. Es mutet im Rückblick fast naiv an und verdeutlicht gleichzeitig, wie das Wissen um Corona-Viren in Fledermäusen in weniger als zwanzig Jahren geradezu explodiert ist. In dieser Zeit haben Forschende rund um den Globus Fledermäuse auf Corona- und andere Viren untersucht, und heute kennt man fast 5000 Corona-Virus-Sequenzen aus fast allen Fledermausfamilien – es braucht inzwischen also etwas mehr Details bei der Namensgebung von Fledermaus-Corona-Viren. Die Bezeichnung »Corona-Virus aus der Fledermaus« reicht heute schon lange nicht mehr aus!

Nun war zwar ein Corona-Virus in Fledermäusen gefunden – aber trotzdem nicht der Vorläufer oder Ursprung von SARS-CoV-1. Im gleichen Jahr aber wurden tatsächlich nahe Verwandte des SARS-Corona-Virus im Menschen und im Wildtier auf den Märkten von gleich zwei Forschungsgruppen gefunden: eine um den Virologen Wendong Li, die andere um die Virologin Susanna Lau. Die Gruppe um Li publizierte ihren Fund mit dem prägnanten Titel »Fledermäuse sind natürliche Reservoirs für SARS-ähnliche Corona-Viren« in der höchst renommierten Fachzeitschrift *Science,* die Gruppe um Lau in der Zeitschrift *Proceedings of the National Academy of Sciences.*

Mit diesen beiden Studien wurde letztlich ein neues Feld in der Virologie geboren – die Virusjagd in Fledermäusen und die Suche nach den direkten und entfernteren Verwandten menschlicher Viren in Wildtieren. Die Forschungsgruppen, die in den Provinzen Hubei, Guangdong, Guangxi, Tianjing und in Hongkong nach dem Ursprung von SARS fahndeten, wurden beide in Fledermäusen der gleichen Gattung fündig: in denen der Hufeisennasen. Diese Fledermausgattung, die über 100 Arten umfasst, ist in weiten Teilen Europas und Asien verbreitet. Sie haben ihren Namen von einer bizarr aussehenden Hautstruktur auf ihrer Nase, die mit etwas Fantasie an ein Hufeisen erinnert, außerdem haben sie große spitze Ohren und winzige Knopfaugen, die den Tieren ein seltsames Aussehen verleihen (siehe Abb. 9). Schlafen sie, umhüllen sie ihren Körper mit ihren Flügeln wie mit einem riesigen Mantel. Die Hufeisennasen bewohnen eine ganze Reihe von Lebensräumen, darunter auch solche, die dem Menschen nahe sind: Susanna Lau wurde in den Abwasserkanälen von Hongkong fündig, wo eine Ansammlung der Hufeisennasen von der Decke baumelte.

Die Viren, die beide Gruppen gefunden hatten und die sie »SARS-like«, also *SARS-ähnliche,* sowie »*Bat-SARS-CoV*«, also »Fledermaus-SARS-CoV« genannt haben, zeigten eine größere genetische Vielfalt als die in den Wildtieren der Märkte, und auch Antikörper gegen das Virus konnten in Tieren aus verschiedenen geografischen Regionen nachgewiesen werden. Die Kriterien für ein natürliches, dauerhaftes Reservoir waren damit viel besser erfüllt als bei den Larvenrollern, und die Wildtiere auf den Märkten haben wohl nur als Zwischenwirt fungiert: Eine Spezies, die empfänglich ist, in der das Virus sich leicht vermehren kann und die durch engen Kontakt mit dem Menschen dem Virus den Übersprung erleichtert, aber in der Regel noch nicht lange Virusträger ist. Der direkte Vorläufer des menschlichen Virus war das Virus in den Fledermäusen jedoch nicht, und die Unterschiede in der genetischen Sequenz ließen eine direkte Infektion von diesem Virus der Fledermaus auf die Larvenroller bzw. den Menschen unwahrscheinlich erscheinen. Auch aus diesem Grund schließen die Autoren die Beschreibung ihrer bahnbrechenden Ergebnisse zur Herkunft von SARS-CoV-1 mit den folgenden Worten: »... es (ist) von entscheidender Bedeutung, dass wir unsere Kenntnisse und unser Verständnis für die Verteilung der Reservoir-Wirte, die Interaktion zwischen Tier und Mensch (insbesondere im Rahmen des *Wet Market*-Systems) und die genetische Vielfalt der von Fledermäusen übertragenen Viren verbessern, um zukünftige Ausbrüche zu verhindern.«

Wie genau es die SARS-Verwandten aus den Fledermäusen in die Markttiere geschafft haben, weiß man nicht. Es scheint eine Vielzahl an Gelegenheiten zu geben: Das Fleisch von Fledermäusen gilt in einigen Regionen als Delikatesse sowie als Grundlage für traditionelle Medizin, und es erscheint nicht unwahrscheinlich, dass Fledermäuse, noch lebend oder bereits tot, mit Larvenrollern, Marderhunden oder anderen kleinen Fleischfressern auf einem der Märkte in engen Kontakt gekommen sind. Auch ein Sprung über mehrere Tierarten auf den Märkten ist denkbar, vor allem, da Larvenroller und Marderhunde sehr ähnliche Virussequenzen aufzeigten, sodass sowohl eine aufeinanderfolgende Ansteckung als auch eine gemeinsame Infektionsquelle bei beiden (wie z. B. eine Fledermaus) infrage kommt. Es wäre auch denkbar, dass Larvenroller oder Marderhunde – als kleine Fleischfresser – infizierte Fledermäuse gefressen haben, entweder auf einer Farm oder auf einem der Märkte.

Nach dem Bann der Larvenroller und zunächst radikalen Maßnahmen gegen Wildtierhandel wurde es aber schon bald ruhiger um das Thema. Auch der politische Wille zur Kontrolle sowie die strenge Regulierung von Larvenrollern und anderen Wildtieren verwässerte schon bald nach dem Abklingen der SARS-Epidemie, und als die Erinnerungen an SARS verblassten, erreichte die Wildtierproduktion nicht nur ihr altes Niveau, sondern überstieg es sogar bald – Wildtiere sind eben nicht nur ein Zoonose-Risiko, sondern auch ein nachgefragtes und deshalb lukratives Wirtschaftsgut, für einige ländliche Regionen in China aber auch eine Strategie gegen die Bekämpfung von Armut. Die Wildtierfarmen und die Märkte mit ihrer Enge, den qualvollen Bedingungen für die Tiere, ihrem Artenmix und den unhygienischen Bedingungen kamen nicht nur schnell zurück – sie sind bis heute die perfekte Umgebung für einen weiteren Übersprung eines neuen Virus.

Ich selbst habe den SARS-Ausbruch damals nur am Rande wahrgenommen, da ich zu dieser Zeit mit Hochdruck für das Physikum, die erste große Prüfung im Medizinstudium, gelernt habe. Der Durchbruch, erstmals eine diagnostische PCR während einer neu aufgetretenen Epidemie zur Verfügung zu haben, der Name Christian Drosten, auch die Frankfurter SARS-Patienten und die Fledermäuse gingen damals weitgehend an mir vorbei. Ich selbst hatte mir damals im Traum nicht vorstellen können, Virologin zu werden. Doch zehn Jahre später saß ich im Sicherheitslabor der Stufe 3 in Bonn, im Institut von Christian Drosten, und infizierte Gewebezellen mit einem Virusstamm namens »Frankfurt-1« – das Virus, das man damals aus dem Atemwegssekret des singapurischen Arztes an der Frankfurter Uniklinik angezüchtet hatte.

Weitere acht Jahre später holte ich wiederum das alte SARS-Virus aus Frankfurt hervor: Im Januar 2020, als unser Zentrum am Unispital Genf als erstes Labor der Schweiz die Diagnostik für das gerade in China neu aufgetauchte neue Corona-Virus aufbaute. Als nationales Referenzlabor ist es unsere Aufgabe, sofort geeignete Nachweismethoden für neuartige Viruserkrankungen bereitzustellen, und als ich am Silvesterabend 2019 die ersten Gerüchte über ein neues Corona-Virus las, war mir klar, an wen ich mich wenden muss. Denn wie schon beim ersten SARS-Ausbruch hatte das Team um Christian Drosten sofort alle Informationen zu einem neuen Test geteilt. Dadurch konnten wir schon sehr früh in der Schweiz diese Diagnostik anbieten, und testeten bereits über Wochen, bevor wir den ersten Fall in der Schweiz diagnostizierten.

In den ersten Wochen des Jahres 2020, als wir den Test bei uns aufbauten, war aber das Virus noch nicht weit in der Welt verbreitet, und biologisches Material von Patienten oder gar ein Virusisolat als Positivkontrolle zu bekommen, war unmöglich. Hier kam uns zugute, dass die beiden Viren SARS-CoV-1 und -2 recht nah miteinander verwandt sind: Beide Viren sind sich in manchen Bereichen ihres Genoms so ähnlich, dass wir für eine erste Etablierung das alte SARS-Virus von 2002/2003 als Positivkontrolle verwenden konnten. Im Gegensatz zu vielen anderen Ländern hatten wir durch den schnellen Aufbau der Diagnostik schon über Wochen die Möglichkeit gehabt, auf das Virus zu testen, bevor wir den ersten Fall der Schweiz an unserem Zentrum für Neuartige Viruserkrankungen in Genf Ende Februar diagnostizierten.

Ganz anders als bei dem SARS-Ausbruch 2002/2003 hatte man aber bereits kurz nach der Identifizierung des Virus die komplette Virusgenomsequenz zur Verfügung. Damit konnte man eine PCR entwickeln, die das Virus zuverlässig auffindet und damit zur Grundlage der Teststrategie wurde. Die Kenntnis um SARS-CoV-1 sowie die SARS-verwandten Viren aus Fledermäusen war hierbei ein durch und durch praktischer Vorteil. Denn eine unerlässliche Voraussetzung für den Erfolg eines solchen Tests ist es, dass er zuverlässig ist und wirklich jeden Infizierten entdeckt, aber gleichzeitig nicht mit anderen Viren kreuzreagiert. Gerade bei den RNA-Viren ist dies aufgrund der Mutationsrate aber nicht immer einfach, so einen sensitiven und gleichzeitig spezifischen Test zu entwickeln. Und verändert sich die Region, in der der Test das Virus erkennen soll, kann es zu falsch-negativen Ergebnissen kommen, und man würde Infizierte verpassen.

Man muss also einen Test entwickeln, der einerseits eine hohe Sensitivität hat (das bedeutet, der Test erkennt optimalerweise alle Infizierten und verpasst niemanden) bei gleichzeitig hoher Spezifität (das bedeutet, der Test fällt bei nicht Infizierten möglichst immer negativ aus und produziert keine falsch-positiven Befunde, wenn das Virus gar nicht in der Probe vorhanden ist). Dazu suchte man eine Genomregion des Virus für den Test aus, die einerseits nur wenig Variation innerhalb des gesuchten Virus aufweist und sich dennoch ausreichend von dem Genom verwandter Viren unterscheidet, die man nicht nachweisen möchte (z. B. die Erkältungs-Corona-Viren). Und ja – das klingt nicht nur kompliziert, sondern ist es auch: Die schnelle Entwicklung einer zuverlässigen Nachweismethode für ein neues Virus ist eine Kunst für sich! Dank der Kenntnisse über die SARS-verwandten Viren in Fledermäusen konnte man also die am besten geeignete Stelle für einen Test finden. Auch zukünftige Mutationen, die sehr wahrscheinlich außerhalb dieser sogenannten konservierten Region liegen, sollten die Zuverlässigkeit des Tests nicht beeinflussen. Und so war es auch: Einige der damals ausgewählten Regionen sind bis heute für die Diagnostik geeignet, obwohl das Virus so stark mutierte.

Einen solchen Test gab es für SARS-CoV-2 schon sehr früh, Mitte Januar 2020. Aber trotz der zunächst überraschenden Ähnlichkeit der beiden Viren stellte sich SARS-CoV-2 als ein Virus heraus, das ein ganz anderes Ausscheidungs-Muster aufwies: Nicht die tiefen Abschnitte der Lunge sind der bevorzugte Ort zur Vermehrung, sondern die oberen Atemwege, wo es bereits eine große Menge an Nachkommen produziert, bevor erste Krankheitssymptome auftreten. Damit ließ es sich zwar zu Krankheitsbeginn zuverlässiger nachweisen, als dies bei SARS-CoV-1 der Fall war – es bedeutete gleichzeitig aber auch, dass es zu diesem Zeitpunkt vielleicht schon längst den Sprung zum nächsten Menschen genommen hat.

Der Kampf gegen eine erneute Ausrottung im Menschen war damit schon von Anfang an verloren – wie es fast zwanzig Jahre vorher von Brian Doberstyn für einen Erreger mit solchen Eigenschaften prophezeit worden war.

Bis zum Auftreten von SARS haben Corona-Viren eher ein Schattendasein in der Virologie gespielt, auch wenn Corona-Viren im Menschen schon in den 1960er-Jahren von der schottischen Virologin June Almeida im Elektronenmikroskop dargestellt wurden. Als sie ihren spektakulären Befund erstmals bei einer Zeitschrift einreichen wollte, wurde die Veröffentlichung zunächst mit dem Argument abgelehnt, dass ihre Bilder wahrscheinlich nur »schlechte Aufnahmen von Influenza-Viruspartikeln« seien. Sie blieb jedoch hartnäckig, und im Jahr 1968 veröffentlichte sie ihre Entdeckung zusammen mit einer Gruppe von sieben anderen Virolog*innen in einem kurzen Brief an die hoch angesehene Wissenschaftszeitschrift *Nature*. »Wie der leuchtende Hof um die Sonne herum«, beschreiben sie das Aussehen dieser neuen Gruppe an Viren, und die Virolog*innen schließen ihren kurzen Artikel mit der Aussage: »Nach Meinung der acht Virologen sind diese Viren Mitglieder einer bisher unbekannten Gruppe, von der sie vorschlagen, sie Corona-Viren zu nennen, aufgrund der charakteristischen Erscheinungsweise im Elektronenmikroskop.«

Heute weiß man, dass es sich bei den beschriebenen Strukturen auf den grau gekörnten Bildern des Elektronenmikroskops um die Stachelproteine handelt, die wie Zacken einer Krone (lat. *corona*) aus dem Viruspartikel herausragen. Niemand hätte damals wohl vermutet, welchen Ärger uns die Corona-Viren in der Zukunft noch bescheren werden, und dass eines Tages die Corona-Viren nicht nur die am meisten sequenzierten Viren aller Zeiten sein werden, sondern auch die Anzahl an wissenschaftlichen Studien zu Corona-Viren die aller anderen medizinischen Themen in den Schatten stellen wird.

Vor der SARS-Epidemie 2002/2003 kannte man 19 Corona-Viren, davon aber nur zwei im Menschen. Diese beiden hatte man bereits in den 1960er-Jahren entdeckt, noch lange bevor man Viren molekularbiologisch charakterisieren konnte. Die ersten humanen Corona-Viren wurden in England und den USA beschrieben, indem man Proben von erkälteten Freiwilligen auf verschiedene Gewebekulturen gab. Das erste humane Corona-Virus, das isoliert wurde, war ein Stamm namens B814, aus der Probe eines erkälteten Jungen in einem britischen Internat. Heute aus ethischer Sicht unvorstellbar, hat man unterschiedliche Virusproben direkt wieder gesunden Freiwilligen in die Nase geträufelt, um zu sehen, ob diese Viren wiederum eine Infektion auslösen können. Wahrscheinlich war es B814, das als erstes humanes Corona-Virus im Elektronenmikroskop von Almeida abgebildet wurde. Durchsucht man heute die Literatur, um herauszufinden, um welches Virus es sich nach unserer heutigen Klassifikation bei dem damals bezeichneten Stamm B814 gehandelt hat, wird man nicht fündig. In den frühen Studien blieb es unklassifiziert, und später wird beschrieben, dass das Virusisolat nicht mehr auffindbar war.

Zwei andere Isolate – diesmal besser aufbewahrt – wurden die Prototypen der damals bekannten humanen Corona-Viren: eins mit dem kryptischen Namen »229E« – nach der Nummer der Zellkultur-Schale, in der es erstmals angezüchtet wurde. Die Proben stammten von einer Gruppe von Medizinstudenten, die an einer Studie zu viralen Atemwegsinfekten teilgenommen haben, und aus der Nase von einem konnte man das Virus erstmals isolieren. Man hat sich nicht mehr die Mühe gemacht, den Namen zu ändern, sodass das Virus bis heute als »HCoV-229E« bezeichnet wird – für »Humanes Corona-Virus 229E«. Nach der heutigen Klassifikation gehört es zu den Alpha-Corona-Viren. Das zweite, als »HCoV-OC43« bezeichnet, welches aus der *organ culture* Nummer 43 gewachsen war, wurde zum Prototyp-Virus, und heute gehört es zu der Gruppe der Beta-Corona-Viren, eine große Gruppe an Viren, zu der auch SARS-CoV-1 und SARS-CoV-2 gehören.

Beide Viren, HCoV-229E und HCoV-OC43, wurden damals bei Menschen gefunden, die einen banalen Infekt der oberen Atemwege hatten. Sie gehören also zu der großen Gruppe an Viren, die uns meist im Winter belästigen, wenn wir über Halsschmerzen und eine laufende Nase klagen: ein typisches Schnupfenvirus also. Das medizinische Interesse an humanen Corona-Viren, auch wenn man sie seit den 1960er-Jahren kennt, hielt sich deshalb lange in Grenzen. Wo diese menschlichen Corona-Viren eigentlich herkommen und wie sie ihren Weg in den Menschen gefunden haben, hat man sich damals noch kaum gefragt, und für lange Zeit hat man in der Virologie einfach angenommen, dass es menschliche Viren gibt, die schon immer zu uns gehörten. Wesentlich bedeutsamer erschienen die Corona-Viren bis dahin in der Veterinärmedizin – gehören doch wichtige Erreger von Durchfall und Atemwegsinfektionen bei Schweinen und Rindern, bei Hunden, Katzen und bei Geflügel dazu, viele davon mit direkten Auswirkungen auf Tierbestände in der Milch- oder Fleischerzeugung. Eine Besonderheit wurde jedoch damals schon zwischen zwei der bekannten Corona-Viren beobachtet, und zwar zwischen dem bovinen Corona-Virus, also dem der Rinder, und dem menschlichen Erkältungsvirus OC43. Die beiden Viren schienen eng verwandt zu sein und zur gleichen serologischen Gruppe zu gehören – das bedeutet, dass Antikörper gegen das eine Virus auch das andere erkennen können, auch wenn beide in unterschiedlichen Spezies vorkommen. Es war der erste Hinweis, dass es sich bei unserem heutigen Erkältungsvirus OC43 um ein Virus mit einer zoonotischen Herkunft handelt, auch wenn diese Hypothese in den frühen Beschreibungen so noch nicht formuliert war.

Nachdem die SARS-Epidemie bewiesen hatte, dass Corona-Viren im Menschen noch mehr können, als nur Schnupfen auszulösen, war das Interesse an ihnen plötzlich enorm: Man hat sich in allen möglichen Spezies auf die Suche nach weiteren Verwandten gemacht und auch im Menschen noch einmal genau nachgeschaut. Und prompt hat man zwei weitere gefunden: Die niederländische Forscherin Lia van der Hoek identifizierte 2004 ein bislang unbekanntes Corona-Virus im Menschen. Die Forschenden hatten die Probe von einem sieben Monate alten Baby erhalten, das mit Fieber, einer Bindehautentzündung und einer Entzündung der kleinen Bronchien ins Krankenhaus gekommen war. Diese Probe träufelten sie auf Gewebezellen im Labor – in der Hoffnung, dem unbekannten Erreger damit die Möglichkeit zu geben, sich zu vermehren. Und tatsächlich: Nach ein paar Tagen veränderten sich die Zellen, anscheinend wuchs ein Virus darin und zerstörte sie, aber keines, das zu den bislang bekannten Viren gehörte. Man fand ein neues Corona-Virus, und auch hier verwendete man einfach die Nummer der Probe, zusammen mit dem Kürzel für die Niederlande als Namenspaten: NL63. Es war mit 229E verwandt und gehört heute wie dieses zur Gruppe der Alpha-Corona-Viren. Das Virus hatte jedoch nicht nur exklusiv das Baby infiziert – gleich bei einer ganzen Reihe an Patientenproben mit akutem Infekt fand man es.

Auch die Forschenden aus Hongkong hatten sich nicht nur in Fledermäusen auf die Suche nach neuen Corona-Viren gemacht, sondern auch in Menschen. Im Nachklang der SARS-Epidemie gab es natürlich weiterhin besonders große Aufmerksamkeit bei unklaren Lungenentzündungen, so auch bei einem 71-jährigen chinesischen Patienten, der im Januar 2004 gerade aus Shenzhen zurückgekommen war – eins der Gebiete, das von SARS stark betroffen war. Er hatte Fieber und Husten und wurde deshalb besonders genau untersucht. Sie fanden zwar kein SARS-CoV-1 bei ihm, aber ein viertes menschliches Corona-Virus, welches bislang unerkannt in der Bevölkerung zirkulierte – sie tauften es zur Ehre ihrer Universität, der *Hong Kong University*, HKU1.

Drohten weitere Ausbrüche mit neuen Corona-Viren, gar mit Pandemiegefahr? Keineswegs. Bei beiden, NL63 sowie HKU1, handelte es sich nicht um neue Viren im eigentlichen Sinne – sie waren nur bislang nicht entdeckt worden, obwohl sie als endemische Viren breit in der Bevölkerung zirkulierten. Vielleicht waren sie aber doch nicht ganz neu entdeckt – schließlich wissen wir bis heute nicht, worum es sich bei dem Stamm B814 gehandelt hatte! Der kleine Ausflug in die

Geschichte der humanen endemischen Corona-Viren zeigt, dass bei der Virusentdeckung oft erst ein Ereignis nötig ist, um sich gezielt auf die Suche nach neuen Viren zu machen.

Heute sind alle vier, 229E, OC43, NL63 und HKU1 als weltweit zirkulierende, saisonale und endemische Erkältungsviren beim Menschen bekannt, die insgesamt relativ harmlos sind. Schwere Infektionen lösen sie nur sehr selten aus und wenn, dann meist nur bei Patienten mit Risikofaktoren. Praktisch alle Kinder infizieren sich mit den vier endemischen Corona-Viren in ihren ersten Lebensjahren, wie wir aus Antikörper-Studien wissen, und jeder Mensch bleibt für den Rest seines Lebens regelmäßig in Kontakt mit ihnen. Zwar bildet der Körper Antikörper gegen das Virus, aber die Immunität schwindet rasch, und bereits nach einem knappen Jahr findet das Virus erneut geeignete Bedingungen vor, das gleiche Individuum wieder zu infizieren. Im Gegensatz zu manch anderen Viren, wie beispielsweise der Influenza, muss sich das Virus dazu gar nicht stark verändern, sondern allein die abnehmende Immunität scheint auszureichen, um eine erneute Infektion auszulösen. Man könnte auch sagen, wir und unser Immunsystem haben heute mehr oder weniger eine akzeptable Koexistenz mit diesen Viren gefunden, die uns kaum krank machen und dem Virus sein Überleben ermöglichen.

Vor langer Zeit haben jedoch auch diese vier Viren als Zoonose den Menschen erobert. Und sie haben ihren Ursprung da, wo auch SARS-CoV-1 und SARS-CoV-2 herkommen: aus kleinen Säugetieren wie Fledermäusen und Nagern. Denn verwandte Corona-Viren zu NL63 und 229E wurden in afrikanischen Fledermäusen gefunden, OC43 und HKU1 hingegen scheinen aus Nagetieren stammen. Von zwei dieser vier Corona-Viren wissen wir heute, dass ihr Übersprung erst durch einen Zwischenwirt möglich wurde. Bei 229E waren es Dromedare, wie auch beim MERS-Corona-Virus – bei der Identifizierung dieses historischen Zwischenwirts eines heutigen saisonalen Corona-Virus im Jahr 2016 war ich selbst mit Forschungsarbeiten beteiligt. Bei OC43 waren es wahrscheinlich Rinder, die dem ehemaligen Nager-Virus eine Brücke in den Menschen gebaut haben.

Und es ist gut möglich, dass der Ursprung dieses heutigen harmlosen Erkältungsvirus OC43 schon einmal zu einer Corona-Virus-Pandemie geführt hat – möglicherweise sogar die erste Pandemie der industriellen Ära in einer sich immer rascher vernetzenden Welt. Medizin und Wissenschaft wussten damals zwar noch nichts von Viren. Es gibt aber dennoch einiges an dokumentierten Krankheitsdaten, scharfsinnigen klinischen Beobachtungen und erste epidemiologische Aufzeichnungen, die ein Hinweis auf ein Corona-Virus als Auslöser sein könnten.

Diese Pandemie breitete sich zwischen 1889 bis 1894 in mehreren Wellen aus. Die Infektionswelle startete irgendwo in Zentralasien, setzte sich über das gesamte damalige russische Reich fort, von dort aus über Europa, die USA und den Rest der Welt. Sie brachte die Wirtschaft zum Erliegen, legte die Fabriken still und füllte die Krankenhausbetten mit Patienten mit schwerer Lungenentzündung. Besonders auffällig: Die Krankheit war hoch ansteckend und breitete sich in Windeseile vor allem in den Städten aus. Bis heute ist dieses Ereignis unter dem Namen »Russische Influenza« bekannt.

Im Licht der Covid-19-Pandemie hat man es sich aber noch mal neu angeschaut – und Zweifel an einem Influenza-Virus als Auslöser kamen auf. Das Krankheitsbild passte in einigen Aspekten nicht zu dem, was man von der Influenza kennt: Hautveränderungen wurden beschrieben – Ausschlag, Bläschen, Schwellungen –, wie sie auch bereits zu Anfang der Covid-19-Pandemie beschrieben wurden. Im Gegensatz zur Influenza waren Kinder nur wenig betroffen. Am schwersten erkrankten Patienten über 50 Jahre, Männer häufiger als Frauen, besonders solche mit Vorerkrankungen. Viele Erkrankte zeigten außerdem eine Beteiligung des Nervensystems, den Verlust von Geruchs- und Geschmackssinn sowie eine anhaltende Lethargie nach der Infektion und Komplikationen an den verschiedensten Organsystemen, darunter auch das Herz-Kreislauf-System. Viele der Genesenen erholten sich nicht mehr von ihrem geschwächten Zustand, wurden arbeitsunfähig und depressiv – auffällige Ähnlichkeiten zum heutigen Krankheitsbild Long-Covid.

Ob es sich damals tatsächlich um eine OC43-Pandemie gehandelt hat, bleibt spekulativ, und es gibt ebenso eine Reihe guter Argumente, die durchaus für eine echte Influenza-Pandemie sprechen. In jedem Fall liegt der Ausbruch aber zu weit zurück, als dass noch Proben existieren würden, in denen man ein altes Corona- oder Influenza-Virus finden könnte. Im Bereich des Möglichen läge der Übergang eines Rinder-Corona-Virus in den Menschen und eine daraus resultierende Pandemie aber durchaus, vor allem in Hinblick auf das Rind als Zwischenwirt: In den Jahren vor dem Ausbruch wurden Eisenbahnen massiv ausgebaut, und der Nutztierhandel in großem Stil, auch über weite Strecken, gewann stark an Bedeutung. Im gleichen Zeitraum beobachtete man außerdem eine ganze Reihe von unklaren Krankheitsausbrüchen bei Rindern, so massiv, dass zu deren Eindämmung die Keulung ganzer Bestände zum Einsatz kam. War das bovine Corona-Virus der Auslöser? Auffällig ist auch, dass das heutige bovine Corona-Virus immer noch ein sehr breites Wirtsspektrum hat: Man findet es bei Giraffen, Dromedaren, Antilopen, Hirschen, Büffeln und Hunden.

Berechnet man mit bio-informatischen Methoden den Zeitpunkt des letzten gemeinsamen Vorfahren beider Viren, so scheint dieser auf einen Zeitraum Ende des 19. Jahrhunderts zu fallen. Gegen 1894 lief diese Pandemie langsam aus, und falls es tatsächlich OC43 war, dann wäre das heutige Virus der Nachkomme des früheren Pandemie-Virus. Und mit etwas Glück wäre dies unsere Perspektive auf die Zukunft nach der Covid-19-Pandemie. Denn die große Hoffnung ist, dass sich auch SARS-CoV-2 eines Tages bei den saisonalen, endemischen Corona-Viren einreiht – lästig, aber nicht mehr gefährlich, und kein Virus, das noch unerwartete genetische Sprünge macht und wieder zu großen Infektionswellen führt.

Die fünf Corona-Viren, die heute dauerhaft im Menschen zirkulieren, haben alle die Hürden eines zoonotischen Übergangs erfolgreich genommen und sich dauerhaft eine neue Wirtsspezies erobert – auch wenn für vier davon längst nicht klar ist, wie denn die frühe Phase des Übersprungs in den Menschen mit diesen Viren aussah, ob dies auch Epidemien oder Pandemien waren. SARS-CoV-1 hat es nicht dauerhaft in den Menschen geschafft, auch wenn die jeweiligen Anteile, die Virusbiologie, rechtzeitige Public-Health-Maßnahmen und Glück nicht genau zu beziffern sind. Zumindest aus der menschlichen Population ist es verschwunden, und man kann spekulieren, dass die Nische, die SARS-CoV-1 hätte einnehmen können, inzwischen von SARS-CoV-2 besetzt wurde. Interessant wird es bei der Einordnung eines weiteren Corona-Virus, dem MERS-CoV: Es nimmt eine Zwischenstufe ein. Es ist bisher nicht in der Lage, dauerhaft im Menschen zu zirkulieren, springt aber immer wieder aufs Neue vom Tier auf den Menschen über. Damit ist es ganz sicher eines der Viren, die man ganz besonders im Auge behalten muss.

Warum immer wieder Fledermäuse?

Wer sich mit neuartigen Viren beschäftigt, der begegnet früher oder später in jedem Fall einer ganz bestimmten Gruppe an Säugetieren: den Fledermäusen und Flughunden. Für die meiste Zeit seit Beginn der virologischen Forschung, also so etwa bis kurz nach der Jahrtausendwende, waren diese Tiere vor allem im Zusammenhang mit dem Rabies-Virus und den Lyssa-Viren – den Erregern der Tollwut – von Interesse. Nach der SARS-CoV-1-Epidemie wurden Fledermäuse in Windeseile zu den Stars der Virusjäger. Mit großem Erfolg, und etwas später weitete sich die Suche auch noch auf andere Tiere aus – zum Beispiel Nagetiere und andere kleine Säugetiere wie Spitzmäuse und Igel (die übrigens nicht zu den Nagern gehören, sondern eine eigene, entwicklungsgeschichtlich alte und deshalb besonders interessante Säugetierordnung bilden), aber auch Fische und Wirbellose wie Insekten. Diese Art der Forschung wurde vor allem durch zwei Aspekte ermöglicht: eine deutlich gesteigerte Aufmerksamkeit für Viren in Wildtieren durch die immer häufiger auftretenden viralen Zoonosen mit epidemischem oder pandemischem Potenzial und enorme technische Fortschritte in der Molekularbiologie, die das Ablesen von Virussequenzen in der Bandbreite, die man für diese Forschung benötigt, überhaupt erst möglich (und bezahlbar) machte.

Besonderen Vorschub hat es vor allem durch eine Methode gegeben: die der sogenannten Sequenzierung der nächsten Generation (*next generation sequencing*, NGS) oder Tiefensequenzierung, die ab etwa 2008 breit verfügbar wurde. Sie erlaubt es, ungerichtet das Erbgut aller Organismen in einer Probe auszulesen – womit sich plötzlich schier unendliche Möglichkeiten zur Entdeckung neuer Viren eröffneten. Auch das Ablesen der gesamten Erbinformation, das sogenannte Vollgenom, von Viren – egal, ob neu oder schon bekannt – wurde dadurch stark vereinfacht. Zwar war die Methode zu Anfang noch sehr teuer und deshalb in ihrem Einsatz limitiert, wurde aber schnell weiterentwickelt und dadurch günstiger. Hatte die Sequenzierung des ersten humanen Genoms 2003 noch zwischen 500 Millionen und 1 Milliarde US-Dollar gekostet, so sind es heute weniger als 500 US-Dollar. Für virale Genome, die viel kürzer sind, sind die Kosten noch deutlich geringer und heute bei optimaler Auslastung der Sequenziergeräte für einige wenige Dollars möglich.

Und dies hat zu einer wahren Explosion an Virussequenzen geführt! Zum Vergleich: Um die Jahrtausendwende gab es etwa knapp 1000 komplette Virussequenzen, also komplett ausgelesene Erbgutinformationen. Und zwar alle Viren zusammengenommen! Beim SARS-Ausbruch 2002/2003 dauerte es etwa zwei Monate von der Identifizierung des Virus bis zu dem ersten kompletten Genom. Zu Beginn der SARS-CoV-2-Pandemie ging es deutlich schneller: Am 10. Januar 2020, wenige Tage nach den ersten Gerüchten um ein neues Virus, wurde das erste komplette Genom veröffentlicht. Anfang 2023 gab es allein für SARS-CoV-2 bereits über 15 Millionen Virussequenzen.

Zunehmendes Interesse an neuen Viren, vor allem aber die verbesserten technischen Möglichkeiten der Tiefensequenzierung führten in vergleichsweise kurzer Zeit zu einem komplett neuen Forschungszweig in der Virologie: die weltweite Suche nach neuen Viren in Wildtieren! Damit eröffnete sich plötzlich eine neue Welt, denn die Funde waren (und sind immer noch!) mehr als überwältigend. Auf eine gewisse Art und Weise ist der Einblick in die Virosphäre unseres Planeten, die sich hier in den letzten beiden Jahrzehnten eröffnet hat, vergleichbar mit den Funden der Forschungsreisen der Naturforscher vergangener Jahrhunderte. Nur bestehen die Entdeckungen heute nicht mehr aus Museumspräparaten und Tuschezeichnungen, sondern aus Virussequenzen, also langen Folgen von vier Buchstaben – den Nukleotiden –, und bioinformatisch berechneten Stammbäumen. Und die Äste dieser Stammbäume der Viren verdichten sich rapide um viele neue Mitglieder, kaum, dass man eine weitere Virusfamilie in Wildtieren abklopft.

Vor allem Fledermäuse finden sich immer wieder am Ursprung der großen, die Gesundheit von Menschen bedrohenden Virusfamilien. Ob die Fledermäuse tatsächlich häufiger als andere Säugetiere Reservoirwirte von Viren sind, wird allerdings in den letzten Jahren immer häufiger angezweifelt. Denn die letzten beiden Jahrzehnte waren auch von einem intensiven Blick auf sie geprägt, und je mehr man auch in anderen Kleinsäugern wie Nagern oder Insektenfressern sucht, desto mehr neue Viren findet man auch dort – auch solche, die der Ursprung heutiger Humanviren waren. In vielerlei Hinsicht stechen die Fledermäuse aber trotzdem heraus: Ob es ihre besonderen Eigenschaften sind, die es den Viren so leicht machen, kann noch nicht endgültig beantwortet werden. Was man allerdings schon sagen kann: Für fast jede große Virusfamilie in der Humanmedizin gab es in den vergangenen Jahren überraschende Entdeckungen in Fledermäusen.

Aber warum eigentlich? Was sind denn nun diese besonderen Eigenschaften der Fledermäuse, und warum haben sie solch einen hohen Stellenwert in der virologischen Forschung erlangt?

Dazu ein kleiner Exkurs: Fledermäuse sind einfach bemerkenswerte Tiere! Mit mehr als 1400 Arten handelt es sich bei der Ordnung *Chiroptera* (griech. *cheir*, »Hand«, und *pteron*, »Flügel«; also »Hand-Flügler«) um die zweitgrößte Gruppe aller Säugetiere, und sie umfassen sowohl die Fledermäuse als auch die Flughunde. Mit Mäusen und Hunden haben sie aber überhaupt nichts zu tun – die gehören zu anderen Säugetier-Ordnungen!

In der wissenschaftlichen Systematik werden die Fledertiere seit den 1980er-Jahren unterteilt in *Yinptero-* und *Yangochiroptera*: Die *Yinpterochiroptera*, das sind alle Flughunde und die Überfamilie der Hufeisennasenartigen, während die *Yangochiroptera* drei Überfamilien und 14 Familien umfassen. Dies ist insofern erstaunlich, da Flughunde ganz anders aussehen als die restlichen Tiere der Ordnung *Chiroptera*, aber dennoch eine Verwandtschaft mit den Hufeisennasen aufweisen – genau die Fledermäuse also, bei denen die Vorläufer des ersten und zweiten SARS-Corona-Virus gefunden wurden. Aufgrund ihres Aussehens würde man rein intuitiv die Hufeisennasen näher bei den *Yangochiroptera* vermuten und nicht bei den Flughunden. Durch die genetische Analyse der Arten konnten allerdings die wahren Verwandtschaftsverhältnisse identifiziert werden. Die Unterscheidung zwischen Flughund und Fledermaus gelingt ohnehin meist intuitiv, ohne sich in die für Laien verwirrenden Details der wissenschaftlichen Klassifizierung einzuarbeiten: Hat das Tier große Augen, eine eher spitze Schnauze und ein Gesicht, das an einen kleinen Hund oder Fuchs erinnert, so handelt es sich in der Regel um einen Flughund; während die kleinen Knopfaugen und ein meist etwas bizarres Aussehen in der Regel bei den Fledermäusen zu finden sind (siehe Abb. 9).

Umgangssprachlich wird der Begriff Fledermaus oft synonym für alle Mitglieder der Ordnung *Chiroptera* verwendet und schließt beides, *Yinptero-* und *Yangochiroptera*, mit ein – so verwende ich den Begriff auch hier in diesem Buch und weise im Text darauf hin, wenn es sich speziell um Flughunde handelt.

Fledermäuse sind auf allen Kontinenten zu finden außer in der Antarktis und besiedeln eine Vielzahl von Lebensräumen, von unberührten Primärwäldern und entlegenen Höhlen bis hin zu urbanen Räumen. In den gemäßigten Regionen verbringen sie den Winter in einer Art Ruhestarre, den man als Torpor bezeichnet, in dieser Phase werden Stoffwechsel, Herzschlag und Atmung heruntergefahren, und die Tiere zehren von ihren Fettreserven. Während des Fluges und in wärmeren Gebieten können Fledermäuse eine Körpertemperatur von über 40 °C erreichen. Sie leben alleine oder in riesengroßen Gruppen, in Baumkronen, in natürlichen Höhlen und ausgehöhlten Baumstämmen, unter Blättern und in menschengemachten Behausungen, in alten Kirchen, Dachstühlen, unter Brücken, sogar in winzigen Ritzen in den Rollladenschächten unserer Häuser. Die höchste Vielfalt an Fledermäusen gibt es in den Tropen. In Europa kennen wir über 50 Arten Fledermäuse, davon 25 in Deutschland, 28 in Österreich und sogar 30 in der Schweiz. In Europa finden sich sowohl die *Yinptero-* als auch die *Yangochiroptera*, allerdings nur eine einzige

Flughund-Art: der Nilflughund, der in Europa nur auf Zypern zu finden ist.

So unterschiedlich wie ihre Lebenswelten sind die verschiedenen Arten auch in ihrem Verhalten, ihrem Aussehen und ihrer Lebensweise. Viele Arten fressen Insekten und haben damit großen Nutzen für die Eindämmung von Pflanzenschädlingen; in den Tropen gibt es auch vegetarische Arten – sowohl die Flughunde als auch Fledermäuse –, die sich nachts über Früchte, auch Feldfrüchte wie Mango, hermachen und die deshalb bei den Menschen durchaus nicht beliebt sind. Es gibt kleine Fledermäuse, die ähnlich wie Kolibris um Blüten schwirren und mit einer langen Zunge Nektar daraus trinken, und es gibt Fledermäuse, die wendige und geschickte Jäger sind, bei denen Mäuse, Echsen, Frösche, Fische und sogar Vögel auf dem Speiseplan stehen, und es gibt sogar Beobachtungen von Fledermäusen in Gefangenschaft, die, nun ja, … andere Fledermausarten fressen.

Die meisten Menschen finden Fledermäuse nicht nur unheimlich, sondern auch hässlich, bei einigen Arten muss man bei aller Begeisterung dem wirklich zustimmen: Ein herausragendes Beispiel ist das in Mittel- und Südamerika vorkommende Greisengesicht aus der Unterfamilie der Fruchtvampire. Das nackte, zerfurchte Gesicht ist von einer Hautfalte bedeckt, hat aber beim Fressen von matschigen, überreifen Früchten den Vorteil, dass über die tiefen Furchen der heraustropfende Fruchtsaft besser ablaufen kann. Andere Arten wiederum sehen aus wie einem Buch für Fabelwesen entsprungen. Fast alle Arten, auch die Vegetarier, haben lange spitze Zähne. Die Fähigkeit zum Echolot, also die Erfassung der Umgebung durch reflektierte Schallwellen, die alle Fledertiere außer den Flughunden beherrschen, hat bei einigen Arten zu riesigen, hautigen, innen gerieffelten Ohren geführt. Andere haben sehr kleine Ohren, dafür schreien sie umso lauter beim Jagen! Manche Fledermäuse hingegen »belauschen« ihre Beute nur, das Echolot spielt für sie beim Jagen eine untergeordnete Rolle. Sie haben ein extrem gutes Hörvermögen und sind deshalb beim Rufen und Navigieren sehr, sehr leise – man nennt sie auch *whispering bats* – flüsternde Fledermäuse. Viele Arten tragen einen bizarren Hautlappen über der Nase, das sogenannte Nasenblatt, das wahrscheinlich wie eine Satellitenschüssel bei der Echoortung hilft. Die Familie der neotropischen Blattnasen haben sogar ihren Namen davon erhalten. Manche Fledermäuse haben winzig kleine, komplett im Fell versteckte Augen. Wieder andere haben ein bulliges, runzliges Gesicht und einen langen nackten Schwanz, der aus einer Flugmembran zwischen den Hinterbeinen entspringt und ein wenig an die Darstellungen eines Teufels erinnert. Ein Vertreter dieser Familie ist die Mexikanische Bulldoggfledermaus, ein kubanisches Glückssymbol, die es im Firmenlogo von Bacardi-Rum zu einer weltweiten Bekanntheit gebracht hat. Die Flughunde, im Englischen auch als *flying fox*, fliegender Fuchs, bezeichnet, erinnern mit den riesigen hervorstehenden Kulleraugen, den meist spitzen Ohren, der geschwungenen, glänzenden schwarzen Nase und dem flauschigen Fell fast einem Plüschtier. Flughunde gibt es nur in der Alten Welt, während in der Neuen Welt Vertreter der *Yangochiroptera* eine vergleichbare ökologische Nische einnehmen. Einige Vertreter der Flughunde erreichen mit über 1,5 m Flügelspannweite eine beachtliche Größe, wie zum Beispiel der Kalong-Flughund, der Goldkronen-Flughund oder der Indische Riesenflughund. Am anderen Ende des Spektrums findet sich die Hummelfledermaus in Thailand und Myanmar, eine winzige, vom Aussterben bedrohte Art, die mit der Größe eines Daumennagels und einem Gewicht von nur zwei Gramm tatsächlich einer Hummel gleicht. Sie gehört zu den kleinsten Säugetieren der Welt und ist der einzige Vertreter ihrer Familie. Die kommerzielle Nutzung der Höhlen, in denen diese Art lebt, die Rodung der umliegenden Waldgebiete, Tourismus und Sammler auf der Jagd nach einem Exemplar haben dieses faszinierende Säugetier auf eine sehr kleine Population von wenigen Tausend Exemplaren zurückgedrängt.

Bemerkenswert schöne Fledermaus-Arten sind die schneeweiße Honduras-Zwergfledermaus, die Schwarzweiße Schmetterlingsfledermaus oder die rot-schwarz gemusterten Tiere aus der Gattung der Wollfledermäuse. Warum die letzten beiden genannten Arten, die ja nur in der Nacht unterwegs sind, solche exquisiten Fellfärbungen aufweisen, weiß man übrigens nicht. Bei der Honduras-Zwergfledermaus ist der Vorteil des weißen Fells einleuchtend, wenn man die

Lebensumstände dieser Tiere kennt: Sie knabbern nämlich die Seitenadern großer Blätter entlang der Mittelrippe durch, und hängen dann wie unter einem schlampig zusammengebauten, etwas faltigen Zelt unter den herunterhängenden Seitenteilen des Blattes. Wenn am Tag die Sonne von oben durch das Blätterdach fällt, dann färbt das durchdringende Licht das Fell der Fledermäuse ebenfalls grün. Selbst beim Blick von unten in ihr Versteck verschmelzen die Fledermäuse mit ihrer Umgebung – eine perfekte Tarnung.

Wer sich mit Fledertieren näher beschäftigt, der kann eigentlich nicht anders, als von dieser unglaublich artenreichen Gruppe von Säugetieren nachhaltig fasziniert zu sein – ganz ohne sich mit den Viren zu beschäftigen, die diese Tiere in sich tragen können. Und auch wenn ich später noch im Detail darauf eingehen werde, so möchte ich hier schon eine Lanze für diese großartigen Tiere brechen: Nicht die Fledermäuse sind die Gefahr – sondern die Art und Weise, wie wir Wildtieren ihre Lebensgrundlage entziehen und sie mit anderen Arten auf eine unnatürliche Weise in Kontakt bringen. Die Fledermausbiologie, noch viel mehr aber die Begleitumstände, die neuartige Viren zum Überspringen bringen, machen die Forschung in diesem Feld komplex und herausfordernd. Aber auch losgelöst von diesen Fragestellungen ist die Beschäftigung mit Fledermäusen ein weites und spannendes Feld!

Meine erste eigene wissenschaftliche Begegnung mit Fledermäusen hatte ich zu einer Zeit, wo ich mich noch nicht mit Viren beschäftigte. Ich war damals junge Assistenzärztin in der Inneren Medizin an der Uniklinik Heidelberg. Schon damals wusste ich aber, dass ich im Bereich neuartiger Infektionskrankheiten arbeiten und forschen möchte, nachdem ich bereits für einige Zeit in der Tropenmedizin gearbeitet hatte. Einen eigenen Facharzt in diesem Bereich gibt es aber in Deutschland nicht, sodass ich nicht in der Tropenmedizin bleiben konnte und deshalb zur Inneren Medizin wechselte. Frustriert von den Arbeitsbedingungen in der Klinik und darüber, dass ich keinen Plan hatte, wie ich meinem eigentlichen Ziel näher kommen könnte, kam es mir gerade recht, als mir meine Freundin Veronika Cottontail anbot, sie in Panama zu besuchen. Sie würde für die nächsten eineinhalb Jahre dort leben und die Feldarbeit für ihre Doktorarbeit durchführen: Fledermäusen Blut abnehmen, um darin nach Trypanosomen zu suchen, einer Gruppe von Parasiten, zu denen auch der Erreger der Schlafkrankheit gehört, und: nach Viren! Ich könne sie ja besuchen, um mal wenigstens für ein paar Wochen den Kopf frei zu bekommen. Ich nahm mir Urlaub, buchte einen Flug und tauschte den weißen Kittel im herbstlichen Heidelberg gegen Stirnlampe und bissfeste Handschuhe im feuchtwarmen Panama, genauer: auf Barro Colorado, einer Insel mitten im Panamakanal. Wo er sich heute durch die Landschaft zieht, befand sich bis 1914 ein großes, hügeliges Regenwaldgebiet. Mit der Aufstauung des Panamakanals wurde ein großer Teil davon geflutet, sodass aus einem einzigen, zusammenhängenden Waldgebiet mehrere große an den Rändern des Kanals und viele kleine Inseln mitten im Kanal übrig geblieben sind – immer dort, wo sich zuvor ein Hügel oder ein kleiner Berg erhoben hatte. Manche dieser Inseln sind mehrere Quadratkilometer groß, andere sind winzig klein und bestehen nur aus ein paar Palmen auf einem Stückchen Waldboden, umgeben von Wasser. Das macht die Region zu einem einzigartigen Ort für ökologische Studien, denn man kann hier untersuchen, wie sich die Zerteilung von zuvor zusammenhängenden Lebensräumen auf das ökologische Gleichgewicht und auch auf einzelne Arten mit ihren Krankheitserregern auswirkt. Und genau das spielt eine Rolle, wenn wir der Frage nachgehen, wie sich Infektionswahrscheinlichkeiten verändern. Aber darauf komme ich an anderer Stelle zurück.

Auf der etwa 15 Quadratkilometer großen Insel Barro Colorado Island, die vollständig von tropischem Regenwald bedeckt ist, liegt die Forschungsstation des *Smithsonian Tropical Research Institute* (STRI), wo wir wohnten und die Labore nutzten. Dank des STRI ist diese Insel wohl das besterforschte tropische Ökosystem weltweit – man merkt das vor allem daran, dass man bei genauerem Hinsehen überall auf der Insel markierte Plätze und Pflanzen findet, verschiedenste Versuchsaufbauten im Unterholz, Beobachtungstürme und viele Tiere, die mit einem kleinen Ring, mit etwas Farbe oder einem Halsbandsender markiert sind. Und ist man dort, wird schnell klar, was ein Biodiversitäts-Hotspot ist: Es wimmelt nur so von den unterschiedlichsten Lebewesen. In den ersten Tagen habe ich für den kurzen Weg von unserem Zimmer bis zur Forschungsstation im Hauptgebäude oft eine Ewigkeit gebraucht, obwohl die Strecke locker in zwei Fußminuten zu bewältigen gewesen wäre: Es gab bunte Kolibris in allen Farben und Größen an Blüten zu entdecken, handtellergroße, hellblau schillernde Morpho-Schmetterlinge, Blattschneider-Ameisen, gigantische Termitenhügel, kleine bunte Frösche, Vogelspinnen, Brüllaffen, Gürteltiere, Faultiere, Agutis, Leguane und vieles andere mehr! Ich fühlte mich auf der Insel wie in einem Zoo, nur dass es keine Zäune gab und nur sehr wenige Menschen – nur die Mitarbeitenden und Forschenden des STRI, denn für die Öffentlichkeit ist die Insel weitgehend nicht zugänglich. Kurzum: Der Besuch dieser Insel übertraf bei Weitem meine kühnsten Kindheitsträume von einer Tätigkeit als Naturforscherin in den Tropen. Am aufregendsten war aber die Arbeit mit den Fledermäusen: Am späten Nachmittag wanderten wir entweder zu Fuß durch den Regenwald, mit schweren Rucksäcken und unserer ganz speziellen Campingausrüstung bepackt, oder wir fuhren mit dem Motorboot über den Panamakanal auf eine der umliegenden Inseln. Dort bauten wir dann unseren Arbeitsplatz auf, spannten die Netze auf und warteten auf den Einbruch der Dunkelheit. Kaum war es Nacht, flogen auch schon die ersten Fledermäuse in die Netze, die wir vorsichtig, um sie nicht zu verletzen, aus den feinen Maschen befreiten. Anschließend wurden sie in ein kleines Stoffsäckchen bugsiert, in dem sie dann an einer Art Wäscheleine aufgereiht wurden, um auf die Beprobung zu warten. Die Handhabung der Tiere erfordert sehr viel Training und großes Geschick, denn auf keinen Fall darf man das Tier verletzen, aber genauso wenig möchte man es unbeprobt direkt wieder davonfliegen lassen. Nach dem Vermessen und Wiegen, der Artbestimmung und der Entnahme eines winzigen Blutstropfens durften die Tiere aber schnell wieder in die Freiheit zurück. Zusätzlich haben die meisten noch ganz besonders begehrtes Material hinterlassen: etwas Kot im Stoffsäckchen. Aus Sicht von Virolog*innen ist frischer Fledermauskot überaus wertvoll, denn viele wichtige virologische Erkenntnisse können aus solchen Hinterlassenschaften gewonnen werden! Ich habe dort auch gelernt, wie kräftezehrend und herausfordernd die Arbeit im Regenwald bei Nacht ist und wie viel Geschick, Wissen, Planung, Anstrengung, Logistik und notwendige Infrastruktur nötig ist, um Proben von Wildtieren zu bekommen. Etwas, das man als hauptsächlich im Labor tätige Wissenschaftlerin niemals vergessen darf, wenn man mit solchen Proben arbeitet und Daten dazu veröffentlicht!

Meist sind wir erst in den frühen Morgenstunden von der Feldarbeit zurückgekehrt, jedes Mal mit einer wunderschönen Bootsfahrt über den friedlich daliegenden, silbrig schimmernden Panamakanal in den Stunden vor dem Sonnenaufgang, begleitet nur vom Zwitschern der Vögel und dem Plätschern des Wassers. Ein paar Stunden Schlaf, und dann haben wir uns auf der Terrasse des STRI wieder getroffen, um die Netze der letzten Nacht zu entwirren, zu flicken und den nächsten Fang vorzubereiten. Bis heute erinnere ich mich an den ganz typischen Fledermausgeruch, der sich in den Nylonnetzen festgesetzt hatte: Fledermäuse riechen nämlich ein bisschen modrig, nach einer Mischung aus Moschus und feuchter Erde.

Bereits nach wenigen Tagen in Panama war mir klar, dass meine Tage in der Klinik endgültig gezählt sein würden. Was als vorübergehende Ablenkung vom Klinikstress gedacht war, wurde entscheidend für meine weitere Berufslaufbahn. Es war ebenfalls Veronika, die mich auf einem Fledermaus-Kongress in Berlin dann einem großen schlaksigen, ziemlich unkonventionellen Virologen vorstellte, der trotz seines jungen Alters bereits Institutsdirektor der Virologie in Bonn war und an Corona-Viren aus Fledermäusen forschte. Ich wusste dann sehr schnell, dass ich in genau diesem Institut an genau diesen Themen arbeiten wollte, und mit etwas Hartnäckigkeit hatte ich ein halbes Jahr nach meiner Panamareise eine Stelle im Labor von Christian Drosten ergattert.

In den Jahren, die folgten, konnte ich immer wieder im Rahmen von Forschungsprojekten Feldarbeiten begleiten, bei denen Fledermäuse und Flughunde beprobt wurden, und viele Male diese verborgen lebenden Tiere, die in so unterschiedlichen Arten vorkommen, aus nächster Nähe studieren. Und immer wieder habe ich gestaunt über die ungewöhnliche Schönheit dieser Tiere, die perfekte Anpassung an ein Leben in der Nacht. Besonders fasziniert hat mich, wie sie manchmal versuchen, ihr Gegenüber durch Echolot zu erfassen, wenn man sie in der behandschuhten Hand hält, indem sie ihre riesigen Ohren wie Empfänger aufgeregt hin und her bewegen und einen dabei fast fragend anschauen, welches große unbekannte Wesen da ihren Weg gekreuzt hat.

Die große Frage in der Virologie ist aber, warum gerade Fledermäuse Träger solcher Viren sind. Und: warum Fledermäuse also genau das so gut können, was bei uns Menschen oft nicht so gut klappt, nämlich: in friedlichem Einklang mit Viren zu leben. Fledermäuse schaffen es mühelos, in einer Koexistenz mit jenen Viren zu sein, die zu den gefährlichsten Krankheitserregern im Menschen gehören, sie tragen sie in sich, geben sie weiter, aber nach allem, was man bis heute weiß, erkranken sie selbst (bis auf sehr wenige Ausnahmen) nicht daran. Es handelt sich um muntere, vollkommen gesunde Tierchen, die nachts bei ihrer Futtersuche unterwegs sind, von denen ab und zu auch eins ins Netz der Forschenden fliegt, und die nach einer kurzen Beprobung genauso munter wieder davonfliegen, ohne Anzeichen einer Erkrankung. Aber nicht nur aktive Virusinfektionen findet man in ihnen, sondern auch Antikörper, die gegen zurückliegende Virusinfektionen ausgebildet wurden – ein Zeichen, dass die Infektion überstanden wurde. Oft haben wir uns im Team deshalb folgende Fragen gestellt: Was ist eigentlich eine kranke Fledermaus? Zeigen Fledermäuse auch Symptome einer Atemwegserkrankung, wenn sie mit Corona-Viren infiziert sind – oder salopp gesagt: Bekommen Fledermäuse eigentlich Schnupfen? Findet man die Viren vor allem deshalb im Kot, weil wir dort besonders häufig danach suchen – einfach, weil dieser so leicht zu sammeln ist? Oder sind unsere »Atemwegs«-Viren bei Fledermäusen vielleicht eher Magen-Darm-Viren? Könnte eine Fledermaus überhaupt noch umherfliegen, ihre Beute per Echolot lokalisieren, wenn die Schleimhäute des Rachens angeschwollen sind? Denn der Nasenrachenraum ist ja eine wesentliche Voraussetzung, um die faszinierende Ortung und Orientierung per Schallwellen zu nutzen. Viele Fledermäuse sind auf ständige Nahrungszufuhr angewiesen, um ihre Energiebilanz ausgeglichen zu halten. Kann ein solch fragiler Organismus überhaupt einen symptomatischen viralen Infekt durchstehen? Wir können uns mit Fieber und verstopfter Nase ja ins Bett legen und im Zweifelsfall auch ein paar Tage von Keksen, Chips oder Tiefkühlpizza leben, aber was macht ein Wildtier, das nur mit hohem Energieverbrauch – mit maximaler körperlicher Höchstleistung – zu seiner Nahrung kommt? Kann eine Fledermaus auch im energiearmen Schlafzustand, den wir Torpor nennen, einen fieberhaften Infekt durchstehen?

Es sind grundlegende Fragen zur Pathophysiologie, also zum Verständnis von Krankheitsvorgängen überhaupt, die im Kontext von Infektionskrankheiten eines Wildtierwirtes plötzlich alles andere als banal erscheinen und die erneut unser menschenzentriertes Verständnis von Gesundheit und Krankheit offenlegen. Gerechterweise muss man aber auch sagen: Diese Fragen in einer Wildtierpopulation zu untersuchen, ist extrem komplex bis fast unmöglich, je nach Art und Lebensraum. Einen kleinen Aspekt dieser Fragen kann man mit laborexperimentellen Infektionen von Wildtieren beantworten – wie die Studie an den Larvenrollern zu SARS-CoV-1. Auch dies ist eine Forschungsrichtung, die zunehmend an Bedeutung gewinnt im Feld neuartiger Zoonosen, auch wenn sie hoch spezialisierte Labore und ein umfangreiches Know-how braucht und deshalb nur an einigen wenigen Laboren weltweit überhaupt möglich ist.

Ein Aspekt geht bei der aktuellen Berichterstattung über Zoonosen oft unter (ganz besonders dann, wenn sich dieser der oft unnötig plakativen Darstellung der fliegenden Virusüberträger bedient): Man hat in den vergangenen Jahren zwar eine riesengroße Anzahl an neuen Viren in Fledermäusen gefunden, davon ist aber nur ein winziger Teil in den Menschen überhaupt potenziell übertragbar oder krank machend (pathogen, wie wir Mediziner sagen). Um aber zu verstehen, woher unsere heutigen Viren kommen und wie die Evolution Viren verändert, ist die Kenntnis über all die anderen Viren unerlässlich.

Obwohl der Prozentsatz humanpathogener oder potenziell humanpathogener Virusbefunde nur sehr klein ist im Hinblick auf die gesamte Vielfalt, ist die Liste an humanpathogenen Viren, die in Fledermäusen gefunden wurden, lang und klingt Furcht einflößend – Rabies und Lyssa-Viren, Marburg-Virus, Ebola-Virus, Hendra-Virus, Nipah-Virus, allein diese sechs weisen Mortalitätsraten beim Menschen zwischen 40 und 100 Prozent auf. Die Liste an näheren Verwandten oder Vorläufern derzeitiger humanpathogener Viren, von denen die meisten nach unserem aktuellen Wissensstand heute nicht (mehr) direkt den Menschen oder Zwischenwirte infizieren, ist noch viel länger: Die Vorfahren von zahlreichen endemischen Viren im Menschen, von denen man jahrzehntelang nicht einmal ansatzweise einen zoonotischen Ursprung geahnt hat, finden sich in Fledermäusen! Noch länger wird die Liste, wenn man die veterinärmedizinisch relevanten Viren dazunimmt: Corona-Viren wie die Auslöser der Epidemischen Diarrhoe, die übertragbare Gastroenteritis und das Reproduktions- und Atemwegssyndrom der Schweine sowie die Paramyxo-Viren der Rinderpest und die Staupe, die unter anderem Hunde befällt, haben vermutlich in Fledermäusen ihren Ursprung. Und auch in der Veterinärmedizin gibt es neuartige Viren, die scheinbar aus dem Nichts auftauchen und eine Epidemie auslösen: Im Jahr 2016 brach in China eine neue Tierkrankheit aus, die auf den Namen SADS-CoV getauft wurde, was für *swine acute diarrhea syndrome*, also das akute Durchfall-Syndrom der Schweine steht, an dem Millionen von Ferkeln starben. Nicht nur der Name erinnert stark an SARS. Auslöser dieser Epidemie war ein zuvor unbekanntes Corona-Virus, das seine nächsten Verwandten in Fledermäusen der Gattung der Hufeisennasen hat – auffällige Ähnlichkeiten zu SARS-CoV-1 und SARS-CoV-2, und ein weiterer Beleg dafür, wie gut Corona-Viren darin sind, Artengrenzen zu überwinden. Auch humanpathogene Arbo-Viren, durch blutsaugende Gliederfüßler wie zum Beispiel Moskitos, Sandfliegen oder Zecken übertragen, findet man in Fledermäusen: Dengue, Chikungunya, Japanische Enzephalitis, Usutu, West-Nil und Zika wurden in Fledermäusen in einigen tropischen Ländern nachgewiesen. Bei Letzteren handelt es sich aber in der Regel nicht um Vorläuferviren oder nahe Verwandte, sondern um genau die Viren, die auch beim Menschen gefunden werden: Denn

Moskitos stechen eben nicht nur Menschen, sondern auch Fledermäuse. Welche Rolle Fledermäuse bei der Epidemiologie und Übertragung von Arbo-Viren spielen, weiß man aber nicht genau. Studien der letzten vierzig Jahre haben gezeigt, dass solche Infektionen vorkommen und man Antikörper gegen viele Arbo-Viren auch in wild lebenden Fledermäusen findet, sodass man davon ausgehen kann, dass die Tiere für eine Vielzahl an Arbo-Viren empfänglich sind. Eine relevante Rolle als Reservoir erscheint für die meisten Arbo-Viren aber eher fraglich. Immerhin einen Zusammenhang kann man aber zwischen den beiden sehen: Fledermäuse vertilgen jede Nacht große Mengen an Insekten und tragen so zur Kontrolle von Krankheiten bei, die von Gliederfüßlern übertragen werden.

Eine Online-Datenbank, die Virusnachweise in Fledermäusen aus der Literatur und aus Sequenzdatenbanken sammelt, umfasste Anfang 2023 bereits über 18 000 Einträge. Das stellt die Wissenschaft vor ein großes Dilemma: Je intensiver man nach neuen Viren sucht, desto mehr davon findet man. Dank verbesserter Sequenzierung können wir neue Virussequenzen sammeln wie Briefmarken in einem Album – aber was machen wir dann mit diesen Sequenzinformationen? Der reine Nachweis von Sequenzen ist nämlich gerade bei neu entdeckten Viren nicht ausreichend, um ihre biologischen Eigenschaften vorherzusagen, also zum Beispiel, ob diese Viren die Fähigkeit haben, menschliche Zellen zu infizieren oder die humane Immunantwort zu umgehen. Eine solche Risikobewertung braucht es jedoch, um zu wissen, welches dieser Viren man genauer beobachten muss, und welche Tierviren uns kein weiteres Kopfzerbrechen bereiten müssen. Diese Risikobewertung ist besonders dann schwierig, wenn Viren zwar Ähnlichkeit mit humanpathogenen Viren haben, zum Beispiel weil sie ein direkter Vorfahre sind oder aber beide einen gemeinsamen Vorläufer haben. Doch auch in diesem Fall stellen sie trotzdem nicht unbedingt ein zoonotisches Risiko dar! Aber auch das kann ein wichtiges Ergebnis der Zoonosenforschung sein: Wir wollen nicht immer nur vor möglichen Gefahren warnen, sondern auch dort Entwarnung geben, wo kein plausibles Risiko besteht.

Hoch dotierte Forschungsprojekte, die auf eine reine Katalogisierung der vorhandenen Virusdiversität in Wildtieren abzielten, werden von vielen Wissenschaftler*innen seit Jahren sehr kritisch bewertet. Denn Forschungsressourcen sind begrenzt, und die Virussequenzierung ist zwar günstiger geworden, aber angesichts der unglaublichen Anzahl an Tierarten und darin zu findenden Viren eben immer noch sehr teuer. Vor allem aber kann die Sammlung von gigantischen Mengen an Sequenzdaten ohne eine weitere Einordnung nicht das ambitionierte Versprechen einlösen, die nächste Pandemie vorherzusagen. Und selbst bei grenzenloser Sequenzierkapazität: Die Befunde bleiben immer nur eine Momentaufnahme im großen Meer von Raum und Zeit. Wie das Wasser eines Flusses, der an einem vorbeizieht, verändern sich auch Viruspopulationen fortlaufend – manche schneller, manche langsamer. Man wird niemals die Viren aller Tierpopulationen über weite geografische Regionen hinweg in Echtzeit sequenzieren (geschweige denn analysieren) können. Von all diesen Sequenzen braucht es vor allem eins: die Übersetzung der genetischen Daten in eine biologisch bedeutsame Charakterisierung und ein System, mit dem man eine Risikobewertung vornehmen kann. Die Bewertung solcher Viren in Hinblick auf ihre biologischen Eigenschaften nennt man auch phänotypische Charakterisierung. Dazu benötigt man die Viren als Isolate oder zumindest als Modellsysteme, mit denen man einzelne Aspekte der viralen Eigenschaften imitieren kann. Und man braucht geeignete Labormodelle wie Zellkulturen oder aussagekräftige Tiermodelle, die ein mögliches Infektions- und Weiterübertragungsrisiko für Menschen und andere Arten abschätzen können. Bei der Entdeckung neuer Viren sind genau das die großen Fragen, die die Zoonosenforschung umtreibt. Aktuell gibt es für viele neue Viren meist nur vage Antworten, verbunden mit einem hohen Grad an Unsicherheit. Dieses Dilemma und wie die Wissenschaft versucht, es zu lösen, beschreibe ich an anderer Stelle.

Das gesteigerte Interesse an der auffällig harmonischen Beziehung zwischen Viren und ihren geflügelten Wirten, den Fledermäusen, hat inzwischen zu einigen bemerkenswerten Entdeckungen geführt – darunter auch solche, die für unsere eigene Gesundheit noch wichtig werden könnten. Und dies nicht wie sonst so oft in der Virologie in einem negativen Sinne, mit Krankheit und Tod, sondern durchaus positiv.

Was aber macht diese Beziehung zwischen Fledermäusen und ihren Viren denn nun so besonders? Die Mitglieder der Ordnung *Chiroptera* hatten bereits viel Zeit, um sich mit Viren zu arrangieren. Denn Fledermäuse sind eine sehr alte Gruppe an Säugetieren – der letzte gemeinsame Vorfahre aller heutigen Fledermäuse wird auf die Zeit vor rund 64 Millionen Jahren datiert, etwa an der Grenze vom Erdmittelalter (Mesozoikum) zur Erdneuzeit (Känozoikum). In dieser Zeit kam es vermutlich durch einen Asteroideneinschlag zu starken Umweltveränderungen und zu jenem Massenaussterben, das die Ära der Dinosaurier beendete. Diesen zeitlichen Ursprung hat man durch molekulargenetische Stammbaumanalysen heutiger Fledermäuse ermittelt. Denn obwohl sie heute zu den artenreichsten Säugetieren gehören, sind Fossilienfunde von Fledermäusen mit die seltensten in der Paläontologie – man vermutet, dass die zarten Skelette sich schlechter als die anderer Tiere erhalten konnten.

Die ältesten Fledermausfossilien datieren auf etwa fünfzig Millionen Jahre zurück, in das Zeitalter des Eozän. Dieses Erdzeitalter war charakterisiert durch einen deutlichen Anstieg der Erdtemperatur, eine Zunahme der Fülle und Diversität von Pflanzen sowie eine große Insektenvielfalt. Dadurch begünstigt, kam es zu einer sprunghaften Weiterentwicklung der Säugetiere, darunter auch die der Fledermäuse. Um diesen Zeitpunkt herum haben sie sich stark diversifiziert, und daraus sind im Laufe der Zeit die vielen Familien der heutigen Fledertiere entstanden. Sehr wahrscheinlich gab es auch damals schon Viren, sodass Fledermäuse bereits eine lange Koevolution mit ihnen hinter sich haben. In jedem Fall ist diese Virus-Wirt-Koevolution aber um ein Vielfaches länger als die des modernen Menschen, dessen Anfänge nur zwei bis sechs Millionen Jahre zurückliegen. Fledertiere hatten also viele Millionen Jahre mehr Zeit, um ihr fein austariertes Immunsystem zu entwickeln, das sich besonders gut mit Viren arrangiert. Der Schlüssel dabei ist anscheinend nicht eine besonders starke Abwehr, sondern genau das Gegenteil: eine ausgeprägte Toleranz gegenüber den infizierenden Viren, was eine friedliche Koexistenz erlaubt und die Fledermäuse nach unserem heutigen Wissen gesund bleiben lässt. Was auf den ersten Blick überrascht, steht durchaus im Einklang mit den Erkenntnissen der Humanmedizin: Denn oft ist es nicht die Virusvermehrung *per se*, die eine krankhafte Veränderung hervorruft, sondern es ist erst die Reaktion des Immunsystems auf die Infektion, die zur Entzündung und nachfolgenden Schäden führt.

Bei den Fledermäusen vermutet man als einen weiteren Effekt dieser besonderen immunologischen Eigenschaften außerdem eine außergewöhnliche lange Lebensspanne bei gleichzeitig sehr geringer Anfälligkeit für Krebs. Genauer gesagt ist es eigentlich umgekehrt: Weil Fledermäuse besondere immunologische Eigenschaften entwickelt haben, können sie altersbedingte Schädigungen der Zelle, die Entstehung von Tumoren und virale Infektionen sehr effektiv kontrollieren.

Fledermäuse haben eine Lebensspanne von über zwanzig Jahren, mit einem dokumentierten Alter mancher Arten von dreißig bis vierzig Jahren. Für ein kleines Säugetier ist das eine extrem lange Zeit. Im Vergleich dazu leben andere Säuger vergleichbarer Größe wie Mäuse, Hamster oder Ratten meist weniger als fünf Jahre. Trotz ihrer langen Lebensspanne findet man bei Fledermäusen nur äußerst selten Tumore – während Nager trotz ihres kurzen Lebens hochgradig anfällig für Krebs sind. Es mag überraschen: Aber all diese Fähigkeiten hat das Immunsystem dieser Tiere wohl entwickelt aufgrund der besonderen Fähigkeit der Fledermäuse, fliegen zu können! Fledertiere sind die einzigen Säugetiere, die diese Eigenschaft besitzen. Die Flügel einer Fledermaus entsprechen unserer ausgestreckten Hand, wenn man die Finger abspreizt, mit einer elastischen Flughaut zwischen den Fingern. Trotz aller Vorteile, die diese elegante und überlegene Art der Fortbewegung mit sich bringt, stellt die Aktivität des Fliegens hohe Ansprüche an den Stoffwechsel der Fledermäuse. Denn Fliegen ist extrem anstrengend: Während dieser äußerst energieintensiven Tätigkeit kann die Herzfrequenz einer Fledermaus auf über 1000

Schläge pro Minute und die Körpertemperatur auf über 40 °C ansteigen. Die metabolische Rate, also der Energieumsatz pro Zeiteinheit, steigt im Fledermausflug bis auf das Dreifache eines nicht-fliegenden Säugetieres bei vergleichbarer Anstrengung. Für die Energieversorgung der Tiere ist das ein schmaler Grat, und viele Arten haben nur wenig Spielraum, wenn es zu einer Verzögerung bei der Nahrungszufuhr kommt. Die Ressourcen, eine ausgefallene Mahlzeit bei so einem hohen Energiebedarf zu kompensieren, sind gering. Dies ist ein wichtiger Aspekt, wenn man Fledermäuse bei Forschungsprojekten fängt und beprobt: Die Tiere dürfen nicht zu lange gefangen gehalten und von ihrer Nahrungssuche abgehalten werden, da dies sonst schnell zum Tod der Tiere führen kann. Einige Fledermausbiologen, mit denen ich zusammen im Feld gearbeitet habe, haben deshalb eine Spritzflasche mit Zuckerwasser oder sogar Bananen bereitgehalten, um die ausgefallene Nahrung während der Zeit der unfreiwilligen wissenschaftlichen Verfügbarkeit der Fledermäuse auszugleichen. Von vielen Tieren wird dieses Angebot freudig in Anspruch genommen – von manchen mit so viel Begeisterung, dass sie kaum noch Interesse daran haben, wieder in die Nacht zu verschwinden, und noch ein bisschen bei uns rumhängen. Eine besonders schöne Erinnerung habe ich an ein junges Epauletten-Flughund-Männchen bei unserem Projekt in Gabun, das mit vollen Backen eine Banane gefuttert hat, während ich es im dicken Lederhandschuh festhielt. In Panama gingen uns manchmal Blütenfledermäuse ins Netz – für sie füllten wir die Plastikkappe einer Kanüle mit Zuckerwasser und konnten durch das durchsichtige Plastik bewundern, wie das hungrige Tierchen mit seiner langen Zunge gierig das Zuckerwasser aufleckte. Schwieriger ist es allerdings bei den Insektenfressern: Die muss man zügig beproben, damit sie schnell weiterjagen können. Sie bevorzugen Nahrung, die sie entweder im Flug fangen oder von Oberflächen wie Blättern absammeln, und haben wenig Interesse an Insekten, die man ihnen anbietet.

Auf Zellebene führt diese hohe Stoffwechselbelastung noch zu anderen Effekten. Die Kraftwerke der Zellen, die Mitochondrien, produzieren bei hoher Belastung reaktive Sauerstoff-Metabolite, die die

Zelle und die DNA der Mitochondrien schädigen – besser bekannt als oxidativer Stress. Fledermäuse, so scheint es, haben jedoch die Fähigkeit erlangt, trotz ihrer hohen metabolischen Rate nur wenig dieser schädigenden Metabolite zu produzieren. Genetische Studien an Fledermäusen haben gezeigt, dass sie ganz gezielt eine evolutionäre Anpassung durchlaufen haben, um diese schädlichen Nebeneffekte des energieintensiven Flugs auszugleichen. Gleichzeitig weisen Fledermäuse positiv selektionierte Gene auf, die auf die Reparatur von DNA-Brüchen spezialisiert sind – ein Schlüssel zur Verhinderung von Krebs, bei dem beschädigte DNA ein Hauptauslöser ist, aber auch bei Alterungsprozessen. Man vermutet, dass der energieintensive Flug mit seinen schädlichen Nebenprodukten das Immunsystem aktiviert – Fledermäuse mussten also Strategien entwickeln, um eine ständige Überaktivierung des Immunsystems zu vermeiden.

Eine Hauptrolle bei der Abwehr von Viren kommt dem angeborenen Immunsystem zu – ein evolutionär sehr altes Abwehrsystem, um eindringende Krankheitserreger zu erkennen und zu bekämpfen. Wie eine Alarmanlage erkennen Sensoren in der Zelle bestimmte Muster, die typisch für beispielsweise Viren sind. Wird ein solcher Sensor durch eine Virusinfektion der Zelle aktiviert, setzt er eine ganze Kaskade an Botenstoffen frei, darunter die sogenannten Zytokine, die Entzündungsreaktionen und die Virusbekämpfung steuern. Ein Element dieser Kaskade sind die Interferone, die eine Reihe von Mechanismen aktivieren, um die Virusvermehrung zu hemmen oder den Tod der infizierten Zelle einzuleiten, zum Schutz des gesamten Organismus. Virusinfektionen sind typischerweise Auslöser einer Interferon-Antwort, diese ist die erste Abwehr gegen Viren.

Wenn Fledermäuse also besonders gut darin sind, ihr Immunsystem gegenüber Viren besonders in Schach zu halten – könnte es also sein, dass Fledermäuse diesen Teil der Immunantwort gegen Viren gar nicht nutzen? Im Gegenteil! Fledermäuse haben bereits eine hohe Grundaktivierung von Interferon, und eine Virusinfektion kann die Interferonantwort sehr wohl effektiv triggern. Die Entzündungsreaktion jedoch, die durch diese Aktivierung bei anderen Säugern ausgelöst wird, ist bei den Fledermäusen aber sehr stark unter Kontrolle.

Fledermäuse sind zum Beispiel sehr gut darin, die sogenannten Inflammasome zu kontrollieren – das sind Proteinkomplexe im Inneren der Zelle, die Entzündungsreaktionen aktivieren. Ein wichtiger Sensor, der solche Inflammasome aktiviert, ist ein Protein mit dem kryptischen Namen NLRP3. Seine Aufgabe: sowohl innerhalb der Zelle entstandene Schäden als auch Infektionen durch Viren und Bakterien zu erkennen. Die Aktivierung von NLRP3 spielt beim Menschen darüber hinaus eine wichtige Rolle bei Entzündungs- und Alterungsprozessen – in mehreren Fledermaus-Arten hingegen wurde gezeigt, dass die Aktivität von NLRP3 stark abgedämpft ist. Auch die Aktivierung des Tumor-Nekrose-Faktors Alpha (TNF-α) findet in der Fledermaus in geringerem Ausmaß statt. Dieses Zytokin, was praktisch an jedem Entzündungsprozess beteiligt ist, ist für eine Reihe von Krankheiten beim Menschen bekannt, und man hat deshalb Medikamente entwickelt, um diesen Signalstoff zu hemmen. Zahlreiche weitere Faktoren wurden außerdem beschrieben, die alle in die gleiche Richtung zu deuten scheinen: Fledermäuse reagieren zwar sehr wohl auf Viren mit einer Aktivierung des Immunsystems, aber sie vermeiden dabei die Entzündungsreaktion, die bei anderen Säugern durch diese Immunaktivierung mit einhergeht (siehe Abb. 10).

Eine andere Erklärung, die für einige Zeit für plausibel gehalten wurde, war die »Flug-als-Fieber«-Hypothese, die aber inzwischen weitestgehend wieder aufgegeben wurde. Die Hypothese besagte, dass die periodisch auftretende hohe Körpertemperatur während des Flugs wie ein regelmäßig auftauchendes Fieber wirkt, das der Virusvermehrung entgegenwirkt und zu einer schnelleren Eliminierung der Viren aus dem Organismus führt. Die Theorie hat jedoch insofern Schwachstellen, da ja in Fledermäusen durchaus aktive Virusinfektionen nachgewiesen werden. Auch würde die Theorie nicht erklären, warum Fledermäuse keine vergleichbare Resistenz gegen Krankheitserreger wie Bakterien oder Pilze aufweisen, die ja ebenso durch das Flug-Fieber kontrolliert werden müssten.

Denn obwohl sie Superkräfte gegen viele virale Erreger zu haben scheinen, sind Fledermäuse für Bakterien und Pilze durchaus empfänglich. Eine Vermutung, um diesen Unterschied zu erklären, bezieht sich auf die unterschiedlichen Orte, an denen die Infektionen stattfinden. Die Viren, die für ihre Vermehrung auf eine Zelle angewiesen sind, sind intrazelluläre Krankheitserreger, und für alles, was in der Zelle passiert – also Virusinfektionen, oxidativer Stress und DNA-Schäden –, haben Fledermäuse über viele Millionen Jahre hinweg die oben genannten Kontrollmechanismen entwickelt. Die meisten Bakterien und alle Pilze jedoch infizieren den extrazellulären Raum, also das, was zwischen den Zellen liegt, und die besonderen immunologischen Eigenschaften scheinen hier weniger wirksam zu sein. Infektionen mit ausgeprägter Pathologie durch extrazelluläre Bakterien und durch Pilze wurden in Fledermäusen bereits dokumentiert.

Besonders hervor sticht hier die bereits erwähnte Pilzerkrankung durch *Pseudogymnoascus destructans,* der das Weißnasen-Syndrom bei Fledermäusen auslöst. Erstmalig wurde dieser Erreger in den USA in der Nähe von New York im Jahr 2007 nachgewiesen: Er hat sich seitdem von Ost nach West durch die gesamten USA verbreitet und gilt als eine der schlimmsten Wildtier-Krankheiten unserer Zeit. Manche Überwinterungsquartiere von Fledermäusen wurden durch diesen Pilz komplett entvölkert, in anderen verblieben weniger als 10 Prozent der ursprünglichen Population. Dieser Pilz, der zuvor nicht bekannt war, wächst bevorzugt in kalten, dunklen und feuchten Höhlen, also genau dort, wo Fledermäuse ihre Winterruhe verbringen. In dieser Zeit befällt der Pilz die Haut der Fledermäuse und zeigt sich als weißer Pilzbewuchs auf den Flügeln, den Ohren und rund um die Schnauze, weshalb die Krankheit ihren Namen trägt. Im Laufe der Infektion befällt der Pilz immer mehr Hautstellen und führt zu einer Deregulation des Flüssigkeits- und Elektrolythaushaltes der Tiere. Vor allem aber wachen infizierte Fledermäuse viel häufiger auf als gesunde Tiere und als dies in einer normalen Winterruhe vorgesehen wäre. Denn eigentlich müssen Fledermäuse während ihres Winterschlafs ihren Stoffwechsel die allermeiste Zeit auf sehr niedrigem Niveau halten, damit die im Herbst angelegten Fettreserven bis zum Frühjahr ausreichen. Beim Weißnasen-Syndrom jedoch sind die Fledermäuse stattdessen ständig unruhig, wachen auf und fliegen sogar mitten im Winter umher. Man vermutet, dass der Hautbefall juckt und schmerzhaft ist und die Tiere deshalb erwachen. Aber jede dieser aktiven Phasen führt dazu, dass wertvolle Fettreserven aufgebraucht werden – die Tiere werden stark geschwächt. Die schwere Krankheit, die bei den Fledermäusen in den USA ausgelöst wird, scheint zudem mit einer ineffektiven und schädlichen Immunreaktion auf die Infektion zusammenzuhängen – nicht die Pilzinfektion selbst, sondern die Reaktion des Fledermaus-Immunsystems scheint bei der Weißnasenkrankheit das Problem zu sein. Fledermäuse sind also nicht immer erfolgreich darin, Infektionserreger in Schach zu halten, und sind unter Umständen genauso tödlichen Epidemien durch neue Erreger ausgeliefert wie wir.

Selbst bei den Viren gibt es einige wenige Ausnahmen im Immunschutz der Fledermäuse: Sie können in seltenen Fällen auch an Tollwut erkranken. Eine mysteriöse, tödliche Virusinfektion bei Fledermäusen wurde außerdem erstmals 2011 in Spanien beschrieben: Ein neuartiges Filo-Virus, das erste seiner Art in Europa, wurde bei einem Massensterben von Langflügelfledermäusen in einer Kalksteinhöhle nachgewiesen. Mehr als zehn Jahre später wurde das gleiche Virus in Ungarn gefunden, wieder mit einer großen Anzahl toter Langflügelfledermäuse, davon einige Tiere mit blutverklebtem Fell und Schnauze. Ein möglicher Hinweis auf einen hämorrhagischen Krankheitsverlauf, wie er auch beim Menschen mit den verwandten Filo-Viren Ebola oder Marburg vorkommt? Woher das Virus kommt und warum ausgerechnet Langflügelfledermäuse daran sterben, ist bis heute unbekannt. Viele Fragen bleiben bei diesem höchst ungewöhnlichen Fall noch offen.

Aber die besondere immunologische Grundausstattung ist nicht der einzige Grund, warum Fledermäuse mit vielen Viren vergesellschaftet sind, sondern auch ihre Lebensweise spielt dabei eine große Rolle. Denn sie bietet außergewöhnlich viele Gelegenheiten, Viren aufzusammeln und auszutauschen. Unter den Säugetieren sind Fledermäuse die Gruppe mit einem der größten Verbreitungsgebiete weltweit. Da ihre Flugfähigkeit eine hohe Mobilität erlaubt, können sie weite Strecken zurücklegen. Und viele Arten sind sehr sozial – sie verbringen einen großen Teil ihrer Zeit mit vielen Artgenossen auf engem Raum. Die größte Population von Fledermäusen weltweit findet sich in den USA in Texas in der Bracken Cave: Etwa zwanzig Millionen Individuen der Mexikanischen Bulldoggfledermaus (die Art, die auch auf dem Bacardi-Logo zu finden ist) treffen sich dort zwischen März und Oktober. Der Grund für das Zusammenkommen: Die weiblichen Fledermäuse dieser Art, die vom etwa 1600 km entfernten Mexiko zu dieser Höhle kommen, gebären dort alle zur gleichen Zeit ihre Jungen. Am Abend, wenn sie ausschwärmen, um ein paar Tonnen Insekten (pro Nacht!) zu fressen, erhebt sich ein dunkler »Turm« aus Fledermäusen aus dem Höhleneingang, und es kann mehrere Stunden dauern, bis alle Fledermäuse die Höhle verlassen haben. Viele andere Arten, vor allem die Flughunde, bilden ebenfalls einige große Populationen, die bis in die Millionen gehen können, beispielsweise der Palmenflughund in Sambia. Selbst kleinere Kolonien, wie man sie in fast ganz Afrika findet, können mehrere Zehn- bis Hunderttausend Individuen umfassen. Und auch von manchen einheimischen Fledermausbeständen sind Ansammlungen von immerhin über 100 Tieren bekannt. Von allen Säugetieren erreichen sie die größte Dichte an Individuen an einem Ort – mit Ausnahme vielleicht von jenen Menschen, die in Megastädten leben.

Man mag an dieser Stelle mit den Fledermäusen sympathisieren, denn auch die meisten Menschen mögen die häufige Interaktion mit ihren Artgenossen, gern auch in großen Ansammlungen, auch wir Menschen bereisen gern weite geografische Regionen und mögen es, uns fliegend fortzubewegen. Spätestens seit der Covid-19-Pandemie hat sich gezeigt, wie effektiv all diese Vorlieben sind, um Viren weiterzuverbreiten, und wie sehr es uns gegen unsere soziale Natur geht, all dies nicht zu tun. Aus der Perspektive eines Virus ist ein Säugetier, das gern unterwegs ist und häufig Mitglieder der gleichen Spezies trifft, ein exzellenter Wirt, der durch viele Übertragungsgelegenheiten die Existenz der nächsten Virusgeneration sicherstellt.

Ein britisch-singapurisches Forschungsteam hat sogar die faszinierende These aufgestellt, dass der moderne Mensch in weniger als 100

Jahren einen vergleichbaren Lebensstil wie die Fledermäuse entwickelt hat – hoch mobil per Flug und extrem vernetzt mit vielen Artgenossen in großen Populationen, während wir die paar Millionen Jahre unseres Daseins davor in recht festen und kleinen Gemeinschaften mit einem geografisch sehr begrenzten Radius verbracht haben. Für eine Reihe von RNA-Viren, die auf ständige Weiterübertragung auf neue empfängliche Wirte angewiesen sind, war der Mensch die längste Zeit seines Daseins ein durchaus ungeeignetes Reservoir. Durch schnellen Fortschritt in sehr kurzer Zeit hat sich unsere Exposition gegenüber Viren dann jedoch innerhalb von Jahrzehnten auf ein Level begeben, das wohl der Virusexposition von Fledermäusen entspricht. Nur dass deren Immunsystem sich in über fünfzig Millionen Jahren Evolution an ihre Lebensweise und an die Fortbewegung durch den Flug (aus eigener Kraft!) angepasst hat, das menschliche Immunsystem jedoch evolutionär nicht mit unserem raschen Lebenswandel mithalten kann.

Immunologisch sind wir im Vergleich zu den Fledermäusen nicht gut gerüstet gegen eine solche massive Exposition vieler unterschiedlicher Viren, was sich möglicherweise auch in einem Anstieg an entzündlichen Erkrankungen widerspiegelt. Und tatsächlich sind überschießende Entzündungsreaktionen in der Humanmedizin als wichtige Treiber von einigen der größten Volkskrankheiten erkannt, die außerdem in ihrer Inzidenz stetig zunehmen, darunter Krebs, Alzheimer, Diabetes und Herz-Kreislauf-Erkrankungen. Das Wissen um regulatorische Prozesse jedoch, die es den Fledermäusen ermöglichen, sehr alt zu werden, ohne gleichzeitig an den Folgen von Alterung, Infektionen oder Krebs zu leiden, könnte für die Entwicklung von pharmakologischen Angriffspunkten im Menschen genutzt werden. Die Autoren schlussfolgern: »Indem wir verrückte (im englischen Originalzitat steht hier *batty*, für: verrückt, plemplem, bekloppt) Strategien zur Bewältigung der Herausforderungen unseres neuen Lebensstils entwickeln, können wir vielleicht die beiden größten medizinischen Herausforderungen des 21. Jahrhunderts bewältigen: das Aufkommen viraler Pandemien und die ständig zunehmende Prävalenz chronischer Krankheiten, deren größter Risikofaktor das Altern ist.« (Eine kleine Anekdote zu dieser Arbeit findet sich übrigens ganz am Ende: Die Autoren hatten die Übersichtsarbeit mit diesen Theorien geschrieben, als sie gemeinsam nach einer SARS-CoV-2-Exposition in Quarantäne waren ...)

Spätestens jetzt ist klar, dass Fledermäuse mehr als eine fliegende und mühsam zu erreichende Quelle für virologische Forschungen sind. Meine persönliche Begeisterung für die Tiere, über mein eigentliches Forschungsthema an neuen Viren hinaus, verdanke ich einigen passionierten Fledermausbiolog*innen, die ich im Rahmen von gemeinsamen Forschungsprojekten kennengelernt habe und bei Feldarbeiten begleiten durfte. Ich habe dabei nicht nur viel über diese Tiere und über die Ökologie der Tropen gelernt, sondern trotz aller Strapazen der nächtlichen Feldarbeit viele magische Momente erlebt: im nächtlichen Regenwald unterwegs zu sein, umgeben vom Gezirpe der Zikaden und Grillen, von blau und gelb leuchtenden Glühwürmchen, Tiere zu beobachten und im Namen der Wissenschaft einige davon fangen zu dürfen und mit ein paar geräuschlosen Flügelschlägen wieder in die schwarze Nacht zu entlassen.

Die interdisziplinäre Zusammenarbeit schärft dabei auch immer wieder den Blick für das große Ganze, der in den sich immer weiter spezialisierenden Lebenswissenschaften manchmal verloren geht. Denn wer Fledermäuse nur mit dem Blick auf ein Virusreservoir sieht, der wird gerade dem interdisziplinären Ansatz, dem *One Health*-Konzept, nicht gerecht und erst recht nicht den größeren Zusammenhängen zwischen der Erreger-Wirts-Interaktion und den Grundprinzipien von Gesundheit und Krankheit, die wir mit unseren Mit-Lebewesen teilen. In der Vergangenheit hat die Forschung an Fledermaus-Viren und insbesondere das öffentliche Interesse daran häufig zu einer eindimensionalen, ja sensationalistischen Darstellung geführt. Der Nachweis von nahen Verwandten von SARS-CoV-2 in Fledermäusen hat dies noch weiter verstärkt und zu noch mehr Abneigung gegenüber diesen faszinierenden Tieren geführt. Und Medienberichte über neue Virusnachweise mit potenziell bedrohlichen Prognosen für den Menschen haben in der Vergangenheit mehr als nur ein Mal zu Zerwürfnissen zwischen Virolog*innen einerseits und

Ökolog*innen, Fledermausbiolog*innen und Naturschützer*innen andererseits geführt.

Auch dieses Buch steht mit seinem Titel möglicherweise unter Verdacht, Fledermäuse auf ihre Rolle als unsympathische und gefährliche Virusträger zu reduzieren – ich hoffe, dass nun nach der Lektüre dieses Kapitels jeglicher Vorwurf in diese Richtung in sich zusammenfällt. Die Kausalitäten nachzuzeichnen, warum Viren von Fledermäusen auf andere Arten übergehen, wie viel menschengemachte Veränderungen und Eingriffe und eben nicht die Fledermaus daran Anteil haben, wie man durch Schutz, aber nicht durch Ausrottung von Fledermäusen neue Epidemien im Menschen verhindern kann, aber auch, was man von diesen hochkomplexen Säugern lernen kann, ist mir ein Anliegen. Versteht man die Virusökologie von Fledermäusen, so kann man auch Schutzstrategien entwickeln, die die Risiken von Virusübergängen auf den Menschen reduzieren. Ein sehr geschätzter Kollege, der australische Virologe Edward Holmes, hat dies im Gespräch mit mir wunderbar einfach auf den Punkt gebracht: »Wir müssen wirklich gute Lebensräume für Fledermäuse abseits der Städte schaffen. Sie kommen zu uns, weil ihre Lebensräume zerstört werden. Wir müssen die Ökologie wiederherstellen, damit sie leben können und wir an unseren Orten leben können.«

Exkurs: Warum die Ausrottung von Fledermäusen keine Lösung ist

Immer wieder stehen Fledermäuse am Ursprung neuer, oft schwerwiegender Viruserkrankungen, die Menschen und Tiere geißeln. Und immer wieder taucht die Frage auf, warum Fledermauspopulationen nicht dezimiert oder manche Arten in bestimmten Gebieten komplett eliminiert werden, um das Risiko von Virusübergängen zu senken.

Der Gedanke, auch wenn er den komplexen Zusammenhängen nicht gerecht wird, klingt nachvollziehbar angesichts des Leids, das virale Zoonosen verursachen. Nach meiner Kenntnis der Dinge ist diese Idee grundfalsch. Selbst wenn man die unersetzlichen Aufgaben, die jede einzelne Tierart in ihrem Ökosystem wahrnimmt, ausblendet, so macht ein solches Vorgehen auch aus virologischer Sicht keinen Sinn. Es gibt bereits eine ganze Reihe von Beispielen dafür, dass dabei exakt der gegenteilige Effekt eintritt: Studien haben gezeigt, dass das Risiko eines Virusübergangs zunimmt, sobald man damit beginnt, Fledermäuse zu dezimieren, zu keulen oder aus ihren Habitaten zu vertreiben.

Von 2007 bis 2008 wurden mehrere Fälle von Marburg-Virus in Uganda ermittelt, darunter zwei Fälle bei Touristinnen, von denen eine verstarb. Beide Frauen hatten das Innere der sogenannten *Python-Cave* besucht, eine Höhle im Maramagambo-Wald, die bis zu diesem Zeitpunkt eine Touristenattraktion darstellte: Sie ist nicht nur der Lebensraum einer gigantischen Kolonie von Nilflughunden, sondern auch der einiger riesiger Pythons, die sich ab und an einen Flughund von der Decke schnappen und der Höhle ihren Namen gaben (siehe Abb. 11). Auf einer Uganda-Reise war ich vor einigen Jahren selbst im Maramagambo-Wald, und selbstverständlich habe ich die Höhle nicht betreten! Auf großen Holzschildern wird bereits auf dem

Weg zu der Höhle vor dem Betreten gewarnt. Man kann allerdings aus der Ferne den Eingang von einem hölzernen Observatorium aus betrachten, welches extra dafür gebaut wurde. Dies war letztendlich der Kompromiss für besuchende Touristen, nachdem die Höhle im Jahr 2008 endgültig geschlossen wurde. Einmal dort angekommen, erstreckt sich der längliche Ausgang gut sichtbar in einem etwas tiefer gelegenen Gelände – bei der Höhle handelt es sich um einen teilweise kollabierten Lava-Tunnel –, und man hat einen guten Blick in den Höhleneingang. Selbst tagsüber, bei strahlendem Sonnenschein, kann man durch das Fernglas das Ausmaß der darin lebenden Flughundkolonie erahnen, die sich bis an den Ausgang der Höhle ausdehnt. Dort kann man auch die für Flughunde oft typische, ständige Unruhe beobachten, wo zwischen einigen dösenden Artgenossen permanent geschnattert, sich geputzt, gebissen, gestritten, weggeflattert und woanders nach einem besseren Platz gesucht wird. Kaum ist ein neuer Platz ergattert, geht das Ganze bei einem benachbart hängenden Tier wieder von vorne los. Und obwohl man ein deutliches Stück von der Höhle entfernt ist, erahnt man das Ausmaß an Guano, der schon im Höhleneingang dem Boden bedeckt. Obwohl ich wirklich eine immense Begeisterung für Fledermäuse und Flughunde habe, war es mir bei diesem Anblick schwer vorstellbar, dass es tatsächlich jemanden in eine solche Höhle hineinlocken könnte. (Seit das Innere der Höhle nicht mehr besichtigt werden kann und die tödlichen Marburg-Fälle ab nun untrennbar mit der Geschichte der Höhle verknüpft sind, sind die Besucherzahlen in diesem Teil des Queen-Elizabeth-Nationalparks nach Parkangaben deutlich zurückgegangen. Auch wir waren damals komplett alleine mit einem Parkwächter unterwegs und haben keine weiteren Tourist*innen angetroffen. Dafür umso mehr Wildtiere, darunter sogar Menschenaffen, die nun davon profitierten, dass sie nur noch selten gestört werden.)

Neben den beiden Infektionen aus ebendieser Höhle gab es aber auch vier Fälle bei Minen-Arbeitern der *Kitaka*-Mine, etwa 50 Kilometer von der Python-Cave entfernt. In jeder der beiden Höhlen befanden sich zwischen 40 000 und 100 000 Nilflughunde – während jedoch die Python-Cave nach dem Vorfall mit den beiden Infektionen für Besucher geschlossen wurde, entschieden sich die Bergleute der *Kitaka*-Mine, die dort ansässige Flughundkolonie auszurotten. Dazu spannten sie Fischernetze über die Ausgänge der Höhle, in denen sich die Flughunde beim Ausfliegen verfingen. Die Fallen blieben über Wochen aufgespannt, und später wurden die Eingänge mit Stöcken und Plastikplanen abgedichtet. Am Ende dieser Aktion, im August 2008, wurde als Resultat der verschlossenen Höhle von Tausenden toten Flughunden auf dem Waldboden berichtet. Wiederum ein paar Monate später fand sich kein Hinweis mehr darauf, dass in der Mine noch Flughunde lebten. Für einige Jahre schien die Strategie aufgegangen zu sein, und es trat kein neuer Fall an Marburg-Fieber mehr auf. Im Jahr 2012 kam es jedoch plötzlich zu einem erneuten Ausbruch mit Marburg-Fieber, zwanzig Kilometer entfernt von der *Kitaka*-Mine. Mit fünfzehn bestätigten Fällen handelte es sich um den größten jemals beobachteten Ausbruch in Uganda. Als man nach einem möglichen Reservoir suchte, stellte man fest, dass die einzige Infektionsquelle im Umkreis eine erneute Kolonie von Nilflughunden in der *Kitaka*-Mine sein musste. Man musste tatsächlich feststellen, dass trotz aller Bemühungen, die Höhleneingänge zu verschließen, die *Kitaka*-Mine inzwischen erneut von Nilflughunden bevölkert worden war – wenn auch nur mit einem Bruchteil der früheren Kolonie, geschätzt waren es nur 1 bis 5 Prozent der früheren Population. Ein amerikanisch-ugandisches Forschungsteam, das bereits Jahre zuvor das Marburg-Virus bei den Flughunden in der Mine untersucht hatte, sah sich daraufhin die Infektionsrate in der neuen Kolonie genauer an: Sie war mit 13 Prozent aktiv infizierter Tiere mehr als doppelt so hoch wie vor dem Ausrottungsversuch, als nur 5 Prozent der Tiere das Virus trugen, und auch deutlich höher als die Infektionsrate von 2,5 Prozent in der Python-Cave, wo niemals Tiere gekeult wurden.

Aber nicht nur die Rate an infizierten Tieren war höher, auch die Diversität der Viren nach der erneuten Besiedlung der Höhle war bemerkenswert hoch – es fand sich eine ganze Bandbreite an Unterlinien des Marburg-Virus. Die Virussequenzen aus den menschlichen

Infektionen des Ausbruchs von 2012 waren im Übrigen fast identisch mit einer der Linien, die in der neuen Kolonie gefunden wurde, was als sehr starker Hinweis zu verstehen ist, dass der Ausbruch von dort seinen Verlauf genommen hat.

Auch auf einem anderen Kontinent, bei einer anderen Art und einem anderen Virus konnte man ein ähnliches Muster beobachten. In Lateinamerika leben die Vampirfledermäuse, die sich ausschließlich vom Blut von Säugetieren ernähren – und dabei das Rabies-Virus übertragen können, das vor allem Rinder befällt und in selteneren Fällen auch Menschen infizieren kann. Zwar ist auch bei diesem Virus die Tollwut-Impfung wirksam, und auch Nutztiere können geimpft werden, dies ist aber mit Kosten und einigem logistischen Aufwand verbunden, weshalb diese Art der Risikoabwehr nur selten zum Einsatz kommt. Und wie in vielen Regionen der Welt ist auch im Verbreitungsgebiet der Vampirfledermäuse der Zugang zu Tollwut-Impfstoff oft gerade in den am stärksten betroffenen Gebieten am schwierigsten zu gewährleisten. Das ist auch der Grund, warum immer noch Menschen an der Tollwut versterben: Sie sind weder geimpft, noch können sie eine Post-Expositionsprophylaxe in Anspruch nehmen.

Bereits in den 1970er-Jahren hat man deshalb begonnen, Vampirfledermäuse in großem Maßstab zu töten. Dazu verwendet man *Vampiricide,* eine Paste, die mit dem Blutverdünner Warfarin versetzt ist und die man eingefangenen Tieren ins Fell reibt. Lässt man die Tiere danach frei, kehren sie zu ihrer Kolonie zurück und verteilen die Paste während der gegenseitigen Fellpflege auf ihre Artgenossen, was zum Tod der Tiere führt. Auch in die offenen Wunden von Rindern kann man diese Paste einreiben, sodass zurückkehrende Fledermäuse es mit der Blutmahlzeit aufnehmen und daran versterben. Die Hoffnung, die in dieser Maßnahme zum Ausdruck kommt, gründet auf der Annahme, dass eine Reduktion der Vampirfledermaus-Population auch zu einem Rückgang der Tollwut-Übertragung führt. Ein Forschungsteam um den Krankheits-Ökologen Prof. Daniel Streicker hat diesen Zusammenhang über mehrere Jahre in Peru nachzuweisen versucht, indem sie Fledermauskolonien verschiedener Größen, mit und ohne Keulung von Tieren untersucht haben. Die Ergebnisse ihrer Forschung zeigten indes, ganz ähnlich wie die Studie in Uganda, dass die Dezimierung des Reservoirs zu einem Anstieg der Infektionsraten in den Tieren führte. Warum? Die Vergiftung durch Warfarin bei der nächtlichen Futtersuche betrifft vor allem erwachsene Tiere, die das Gift wiederum an andere erwachsene Tiere in ihrer Kolonie weitergeben. Weniger an der Fellpflege beteiligt sind aber die Jungtiere oder halbwüchsige Fledermäuse. Gerade die jungen Altersgruppen sind jedoch besonders häufig mit Tollwut infiziert.

Bei beiden Erregern, dem Marburg-Virus und dem Rabies-Virus der Vampirfledermäuse, führte die Keulung vor allem zu einer Reduktion der erwachsenen Tiere und zu einer prozentualen Zunahme von jüngeren Tieren, denn durch frei werdende Ressourcen entsteht Platz für mehr Nachkommen, die wiederum häufiger infiziert sind. Mehr aktiv infizierte Tiere in einer Kolonie erhöhen jedoch auch das Risiko für einen Virusübergang auf den Menschen. Bei den Flughunden kommt noch ein weiterer Effekt hinzu: Frei werdende Höhlen werden von Tieren aus anderen, entfernter liegenden Kolonien besiedelt, die darüber hinaus ihre eigene Virusdiversität mitbringen. Und nicht nur die veränderte Zusammensetzung der Kolonie führt zu mehr Infektionen, auch jede Form von Stress, wie die massive Störung in ihrem angestammten Habitat durch menschliche Eindringlinge, führt zu einer erhöhten Infektionsanfälligkeit und wahrscheinlich auch zur vermehrten Ausscheidung von Virus.

Besonders am Beispiel der Vampirfledermäuse in Lateinamerika kann man diesen gegenteiligen Effekt der Dezimierungsversuche in großer Bandbreite beobachten. Denn trotz aller Versuche über die vergangenen Jahrzehnte hinweg konnte man die Tollwut in den betroffenen Regionen nicht ausrotten, stattdessen sind die Tollwutraten in den Fledermäusen noch weiter angestiegen.

Und es scheint, dass kein Ende in Sicht ist und noch mehr menschengemachte Veränderungen das Problem künftig weiter verstärken. Denn wie alle Fledertiere werden auch Vampirfledermäuse nur ab bestimmten Temperaturen aktiv. Selbst in den Tropen kann man dies beobachten: In kühleren oder verregneten Nächten sind weniger

Fledermäuse unterwegs. Auch hier können die Tiere in einer solchen Situation in den energiesparenden Torpor verfallen. Die Klimakrise und der damit einhergehende Anstieg der Durchschnittstemperaturen haben bereits jetzt schon zu mehr warmen Nächten geführt und zu Temperaturen, die Fledermäusen auch eine Aktivität in Höhenlagen ermöglichen, in denen dies vorher nicht der Fall war. Tollwut wurde inzwischen auch bei Rindern in hohen Lagen in Mexiko beobachtet. Wärmere Durchschnittstemperaturen könnten auch dazu führen, dass sich die Verbreitungsgebiete der Vampirfledermäuse ausweiten und es in bisher nicht betroffenen Regionen zu Tollwutfällen bei Rindern und Menschen kommt. Tatsächlich wurde über die vergangenen zwanzig Jahre eine Expansion der Vampirfledermäuse am nördlichen Rand ihres Verbreitungsgebiets in Mexiko beobachtet. Da es sich bei den Vampirfledermäusen um eine Art handelt, die normalerweise keine weiten Strecken zurücklegt, scheint es sich hier um eine echte Expansion zu handeln und nicht nur um einen Zufallsbefund. Bislang sind Vampirfledermäuse in Mexiko, aber nicht in den USA verbreitet. Gerade für Texas, der Staat mit den meisten Rindern in den USA, wäre eine Zuwanderung von Vampirfledermäusen ein Problem, denn die großen Rinderherden würden eine gute Nahrungsquelle für die Vampirfledermäuse darstellen und damit möglicherweise zu einem schnellen Anwachsen der Population führen.

Vielleicht könnte ein neuer, sehr innovativer Ansatz in Zukunft die Situation verbessern: Dabei versucht man, sich ein eigenes Herpesvirus der Fledermäuse zunutze zu machen und einen Impfstoff gegen die Tollwut zu entwickeln, der auf diesem Virus basiert. Wie ein trojanisches Pferd würde man hier ein Stück des Tollwutvirus in das Fledermaus-Herpesvirus einbauen. Das kleine Bruchstück des Virus könnte die Tollwut nicht mehr übertragen, aber die Fledermäuse würden sich durch das Herpesvirus, das sich von Tier zu Tier überträgt, sozusagen selbst impfen. Noch gibt es diesen Impfstoff nicht, und noch steckt die Forschung an Impfstoffen für Wildtiere in den Kinderschuhen – es könnte aber ein Ansatz sein, um die zunehmenden Infektionsrisiken zu reduzieren.

Das Muster, wonach die Keulung und Dezimierung eines Tierreservoirs zu einem Anstieg an Infektionen führen, ist bemerkenswerterweise nicht nur auf Fledermäuse und nicht einmal nur auf Viren beschränkt, sondern kann in ganz ähnlicher Weise immer wieder in unterschiedlichen Kontexten beobachtet werden. Bei der Rindertuberkulose, einer bakteriellen und veterinärmedizinisch gefürchteten Infektion von Nutztieren, spielen einheimische Dachse als Träger der Bakterien eine Rolle. Gerade in Großbritannien wurde deshalb über Jahre hinweg die Keulung von Dachsen verfügt und höchst kontrovers diskutiert. Allerdings hat die Keulung nicht wie erhofft zu einem Rückgang der Infektionen geführt, sondern zu einer weiteren Zunahme. Bei der terrestrischen Tollwut, die fast ausschließlich durch Straßenhunde übertragen wird, zeigt sich erneut das gleiche Muster: Die Keulung von Hunden in Tollwutgebieten führt nach einem kurzen Absinken in der Summe zu mehr neuen Tollwutfällen. Denn nach der Dezimierung kommt es auch hier wieder zu einem schnellen Anstieg der Hundepopulation durch mehr Jungtiere, die anfälliger für eine Infektion sind. Die Keulung selbst kostet Geld und erfordert personelle Ressourcen, die man viel nutzbringender in eine Impfkampagne für Hunde investieren könnte. Keulungen hingegen sind grausam, mit viel Leid für die Tiere verbunden und werfen ethische Fragen auf. Auch wurde berichtet, dass manche Hundebesitzer ihre Tiere aus Angst vor einer Keulung in eine andere Region bringen, wodurch die Ausbreitung der Tollwut weiter vorangetrieben wird.

Auch wenn in der Veterinärmedizin die Keulung von Nutztieren eine häufig angewandte Strategie zur Eindämmung von Krankheitserregern ist –handelt es sich bei Nutztieren ja um abgegrenzte, komplett kontrollierbare Tierpopulationen, so sind die unerwünschten Effekte bei frei lebenden Tieren und Wildtieren wie Fledermäusen enorm. Die Vertreibung aus angestammten Habitaten kann in der Konsequenz zur Besiedelung neuer Gebiete und zu einer Expansion des Verbreitungsgebiets führen und somit die betroffenen Regionen vergrößern statt verkleinern. Die damit verbundene Migration der Tiere führt zum Eintrag neuer Viruslinien und zur weiteren Durchmischung. Auch durch die Kadaver der gekeulten Tiere kann es zu einer weiteren Ausbreitung von Krankheiten kommen, vor allem, wenn diese Abfälle von anderen Arten gefressen werden. Und auch Menschen, die an Keulungen beteiligt sind, setzen sich einem hohen Infektionsrisiko aus, da sie in engen Kontakt mit den Tieren kommen und eventuell sogar blutende, verletzte und beißende Tiere dabei anfassen, oder sogar in Höhlen eintreten und dabei kontaminierten Staub und Exkremente aufwirbeln und einatmen.

Die Beispiele zeigen, dass ein »noch mehr« an menschengemachten Eingriffen in ein Ökosystem nicht wie erhofft zu einer Reduktion des Infektionsrisikos führt, sondern zur Vergrößerung des Infektionsrisikos.

Ein weiterer Aspekt kommt im Zusammenhang mit der Keulung von Fledermäusen zum Tragen: So divers wie die Tierarten selbst sind auch die Aufgaben, die sie in ihren jeweiligen Ökosystemen erfüllen, und von denen direkt oder indirekt andere Lebewesen profitieren, inklusive des Menschen. Man nennt dies auch Ökosystem-Dienstleistungen, womit man all jene Vorteile bezeichnet, die Menschen von Ökosystemen beziehen. Diese Dienste, deren Nutzen uns oft nicht direkt bewusst ist, sind enorm und sichern in vielerlei Hinsicht nicht weniger als unser Leben. Ein beredtes Beispiel für Ökosystem-Dienstleistungen ist die Bestäubung von Obstblüten durch Bienen, ohne die es keine Früchte gäbe. Viele andere Beispiele von Ökosystem-Dienstleistungen sind weniger konkret, und der Nutzen für unser eigenes Leben steht erst am Ende einer Reihe von Verknüpfungen und ist nicht unbedingt direkt erkennbar. Auch Fledermäuse tragen zu wichtigen Ökosystem-Dienstleistungen bei. Eine amerikanische Studie, die in der renommierten Fachzeitschrift *Science* erschienen ist, hat den ökonomischen Wert von insektenfressenden Fledermäusen in den USA auf 3,7 Milliarden US-Dollar pro Jahr beziffert – indem sie jede Nacht riesige Mengen an Pflanzenschädlingen vertilgen. Fledermäuse sind noch fleißigere Insektenvertilger als Vögel: Eine Studie in Panama hat untersucht, welche Folgen es hat, wenn Pflanzen abwechselnd bei Tag und bei Nacht abgedeckt werden. Waren nur die Vögel tätig, da die Pflanze nachts abgedeckt war, fanden sich deutlich mehr Fraßschäden durch Insekten an den Blättern als umgekehrt, wenn die Fledermäuse in der Nacht die Insekten fraßen.

Fledermäuse leisten also einen enormen Beitrag zur Bekämpfung von Insektenplagen! Ihre Dezimierung durch den Menschen – sei es durch direkte Tötung, durch Krankheiten wie das Weißnasen-Syndrom oder durch den Verlust ihrer Lebensräume haben unmittelbare ökonomische Folgen, da es ohne die Dienste der Fledermäuse zu geringeren Ernten kommt oder es einen verstärkten Einsatz von Pestiziden braucht.

Auch die fruchtfressenden Fledermäuse und Flughunde, die man vor allem in den Tropen findet, spielen eine wichtige Rolle für die Pflanzenwelt. Bei ihren nächtlichen Flügen verteilen sie die Samen ihrer Nahrung über weite Strecken und helfen damit, die Wälder zu erhalten. Fledertiere sind darüber hinaus auch an der Bestäubung von Pflanzen und Bäumen beteiligt: Mehr als 500 Pflanzenarten, darunter Avocados, Bananen, Datteln, Mangos und Bananen können von Fledertieren bestäubt werden. Eine davon ist die Kleine Mexikanische Blütenfledermaus, eine migrierende Fledermaus, die wie ein Zugvogel jedes Jahr eine etwa 2000 Kilometer lange Reise zurücklegt. Eine Station auf dieser Reise ist Mexiko, wo sie die Blauen Agaven bestäubt, aus denen Tequila gewonnen wird! Es wurde beobachtet, dass Agavenkulturen ohne Bestäubung ihre genetische Vielfalt verlieren und anfälliger für Krankheiten werden. Umgekehrt wurde ein Rückgang der Kleinen Mexikanischen Blütenfledermäuse festgestellt, wenn die Agaven vor der Blüte geerntet wurden und die Tiere damit ihre Nahrungsquelle verlieren. Heute gibt es ein Programm, mit dem Destillerien ausgezeichnet werden, die einen Teil der Agaven bis zur Ausbildung der Blüte stehen lassen – sie dürfen das Label »Fledermaus-freundlicher Tequila« tragen. Dieses Beispiel zeigt, wie eng Menschen und Tier in solchen Ökosystem-Dienstleistungen miteinander verwoben sind und dass selbst einzelne Arten einen Einfluss auf größere nachgeordnete Systeme haben können, die am Ende auch den Menschen betreffen.

Der Ursprung endemischer humaner Viren

Es ist ein kalter Samstagmorgen im Winter 2015, und ich sitze in meinem Arztzimmer am Institut für Virologie in Bonn. Draußen fallen die ersten Schneeflocken und bedecken die kahlen Bäume des Venusbergs, wo sich die Uniklinik und das Institut befinden. Ich habe mich gerade mit kalten Fingern auf dem Fahrrad den Berg hochgequält, und als ich die Treppen in den ersten Stock hochgehe, weiß ich bereits, dass dies ein langer Tag wird, denn: Winterzeit ist Virenzeit. Die medizinisch-technischen Assistentinnen und Assistenten (MTA) wuseln schon seit früher Stunde im Erdgeschoss unserer Diagnostik umher, sortieren Blutproben und Abstrich-Röhrchen, stellen sicher, dass die dringenden Proben sofort bearbeitet werden, und bestücken die PCR-Geräte mit den bereits fertig pipettierten Platten. Als diensthabende Fachärztin kann ich ein wenig später kommen, denn die Befunde sind ja erst ein paar Stunden nach Erhalt der Probe fertig – dafür bleibe ich länger, bis weit in den Nachmittag, um die Befunde zu kontrollieren, die Ergebnisse zu interpretieren und schließlich die ausgedruckten Befunde zu unterschreiben und an die jeweiligen Stationen zu faxen, meldepflichtige Erreger ans Gesundheitsamt zu melden und die besonders wichtigen Befunde direkt an die diensthabenden Ärzte und Ärztinnen auf den Stationen durchzugeben und mit den Kolleg*innen zu besprechen.

Zuerst aber einmal sichte ich die Proben, die wir erhalten haben, und bespreche mit der diensthabenden MTA die besonders dringlichen Anfragen. Es geht um einen Verdacht auf einen Ausbruch von Masern an einer Kita, wir haben gestern Abend noch die Abstriche der Kinder bekommen. Seit Jahrzehnten gibt es eine sehr effektive Impfung gegen Masern, die gegen die akute Infektion und damit auch gegen die gefürchteten Komplikationen schützt, die mit dieser Krankheit einhergehen können. Diese Impfung ist Teil des Routine-Impfplans, sodass es eigentlich längst keine Fälle mehr in Europa geben sollte, mehr noch, die Masern sind sogar für die Ausrottung vorgesehen. Zunehmende Impfskepsis und eine verblassende Erinnerung an die beachtliche Krankheitsschwere der Masern machen es dem Virus aber gerade wieder leicht, und seit einigen Jahren sehen wir regelmäßig Ausbrüche. Die PCR läuft noch, mit Ungeduld erwarten wir das Ergebnis.

Die Ergebnisse des respiratorischen Panels, also die Untersuchung auf die vierzehn häufigsten Atemwegsviren, liegen schon vor. Von der Kinder-Intensivstation haben wir einen Abstrich von einem frühgeborenen Baby mit Bronchiolitis, einer Entzündung der kleinen Atemwege, erhalten. Die PCR zeigt, dass in der Probe das Respiratorische Synzytial-Virus, auch RSV abgekürzt, nachgewiesen wurde. Ein paar weitere Proben aus der Kinder-Notambulanz sind positiv für die Parainfluenza-Viren 1 und 3 – häufige Auslöser eines Krankheitsbildes namens Pseudokrupp, welches in der Winterzeit bei Kleinkindern den typischen Krupphusten hervorruft: ein anfallsartiger Husten, der bis zur Atemnot führen kann. Das Krankheitsbild verschreckt die meisten Eltern und tritt besonders häufig nach einem Infekt mit diesen Viren auf. Mit symptomatischer Behandlung wie Inhalieren lässt es sich aber gut in den Griff bekommen. Noch ein paar weitere respiratorische Panels aus der gleichen Ambulanz zeigen positive Befunde für die beiden saisonalen humanen Corona-Viren 229E und HKU1 – häufige und keineswegs ungewöhnliche Befunde zu dieser Jahreszeit aus Abstrichen von Kindern und Erwachsenen mit Atemwegsinfekten.

Auch aus der Leberambulanz und der Transplantationsambulanz haben wir am Tag zuvor jede Menge Blutproben bekommen, viele davon Routine-Kontrollen von bereits bekannten chronischen Infektionen. In dem Stapel für die Leberambulanz finden sich vor allem die Ergebnisse der PCRs auf Hepatitis C und B. Aus der Transplantationsambulanz ein neuer Patient: ein 60-jähriger Mann mit einer Nierentransplantation, bei dem plötzlich erhöhte Leberwerte gefunden wurden – und ich weiß dank des Befunds, der vor mir liegt, nun auch, warum. In seiner Blutprobe konnten wir das Hepatitis-E-Virus nachweisen. Auslandsreisen hat er seit einigen Jahren nicht mehr unternommen, seine Infektion muss also in Deutschland erworben sein. Außerdem habe ich noch die Blutprobe einer jungen Frau auf dem Tisch, die seit ihrer Marokko-Reise sehr abgeschlagen ist und mit Gelbsucht auf die Station der Inneren Medizin aufgenommen wurde. Auch ihre Leber zeigt auffällige Werte, und der Verdacht auf dem Einsendeschein bestätigt sich: Sie hat sich wohl auf ihrer Reise mit dem Hepatitis-A-Virus infiziert. Auf Rückfrage beim Stationsarzt erfahre ich, dass sie nicht gegen Hepatitis A geimpft war – an eine reisemedizinische Beratung vor der Abreise hatte sie nicht gedacht und wusste deshalb wohl nicht, dass es eine Impfung gegen die Hepatitis A gibt, die sie vor der Infektion geschützt hätte.

Am Nachmittag – ich bin schon fast fertig und freue mich auf den Feierabend – klingelt dann noch mal mein Diensthandy, und ein ärztlicher Kollege von der Intensivstation meldet sich. Akutes Leberversagen bei einem mittelalten Mann, wir brauchen dringend die komplette Abklärung der Hepatitis-Viren. Ich werde also ein paar Stunden länger am Institut verbringen, aber dafür haben wir schon bald ein eindeutiges Ergebnis: Es handelt sich um eine akute Hepatitis-B-Infektion, die die Leber des Patienten innerhalb von wenigen Tagen sehr stark geschädigt hat. Auch wenn mein Dienst mit dieser schlechten Nachricht für die Ärzte und Ärztinnen auf der Intensivstation endet, so wissen sie nun wenigstens, womit sie es zu tun haben. Am späten Nachmittag, als es längst dunkel ist, radle ich den Venusberg bei eisigem Wind wieder hinunter – eigentlich wollte ich an diesem Tag noch an meiner Habilitation zu tropischen zoonotischen Viren schreiben – aber heute haben mich die einheimischen Viren ausreichend auf Trab gehalten.

So oder so ähnlich sieht ein normaler Tag in der Diagnostik an einem virologischen Institut einer Uniklinik aus. Ich selbst habe vor und ebenso neben meiner Forschungstätigkeit an zoonotischen Viren viele Jahre als klinische Virologin in der Diagnostik gearbeitet und mich zu dieser Zeit hauptsächlich mit den Viren der *einen* Spezies –

des Menschen – beschäftigt. Und auf den ersten Blick mag das so gar nichts mit Zoonosen oder gar mit Fledermäusen zu tun haben.

Die meisten Menschen – darunter selbst Kolleg*innen aus der Medizin – wird das überraschen, aber alle eben genannten Viren in den kleinen Patientengeschichten haben eine zoonotische Vorgeschichte. Nicht nur exotische Viren aus entlegenen Regionen der Welt oder seltene Krankheitsfälle von Reisenden, von denen die meisten Menschen noch nie gehört haben – nein, die Vorfahren unserer heutigen Masern-, Mumps und Röteln-Viren, einige Auslöser viraler Hepatitis sowie Viren häufiger Erkältungskrankheiten waren nach allem, was wir heute wissen, vor langer Zeit zoonotische Viren, die aus Fledermäusen und Nagern den Sprung in den Menschen oder in die Vorfahren der Menschen geschafft haben.

Bisher sind etwa 270 Virusarten beschrieben, die den Menschen infizieren können. Darunter finden sich einerseits unspektakuläre, wenn auch nervige Zeitgenossen wie die Schnupfen-Viren. Es finden sich latent in uns schlummernde Viren wie die Herpes-Viren, die aber unter besonderen Bedingungen schon Ärger machen können. Es gibt chronisch infizierende Viren wie Hepatitis B und C oder HIV, von denen man jahrzehntelang nichts merkt, die über den Lauf der Jahre aber zu schweren Komplikationen führen können. Und es gibt die gefürchteten, hochpathogenen Viren wie Ebola oder Vogelgrippe, die mit einer hohen Sterblichkeit bei einer Infektion einhergehen. Manche Viren haben auch ein bemerkenswert wandelbares Gesicht und finden sich an beiden Enden des Spektrums gleichzeitig, ganz besonders ist das bei SARS-CoV-2 der Fall: Während es sich bei manchen Menschen vollkommen symptomlos vermehrt, führt es bei anderen zu einem heftigen fieberhaften Infekt, der den Patienten mindestens für ein paar Tage ins Bett zwingt, und bei wieder anderen breitet es sich im Körper aus, führt zu einem *Schweren Akuten Respiratorischen Syndrom* bis hin zum Tod.

Viele dieser knapp 300 Viren zirkulieren kontinuierlich im Menschen, sie werden also in der Regel nur oder hauptsächlich innerhalb unserer Spezies übertragen. Sie waren entweder schon im Menschen, als dieser selbst sich aus seinen Vorläufern entwickelt hat, oder sprangen in der Vergangenheit von einem oder gleich mehreren anderen Wirten in den Menschen über. Manche können zwar den Menschen infizieren und krank machen, zirkulieren aber nicht dauerhaft im Menschen – entweder werden sie von einem Tierwirt auf den Menschen übertragen und lösen einzelne Krankheitsfälle (z. B. Tollwut) aus, oder sie werden übertragen und schaffen immerhin begrenzte Mensch-zu-Mensch-Übertragung und führen zu kleineren, manchmal auch größeren Ausbrüchen (z. B. das MERS-Corona-Virus), aber ihr Reservoir bleibt ein Tier.

Die Grenzen zwischen neuen und alten Viren, zwischen neuem Wirt und etabliertem Reservoir verschwimmen hier, und manchmal ist es kompliziert: Manche Viruslinien sterben wieder aus oder werden durch eine erfolgreichere Linie einfach ersetzt. Letzteres ist gerade für die Influenza, also die saisonal zirkulierende Grippe, sehr gut belegt und häufig beobachtet, aber auch bei SARS-CoV-2 haben wir es gesehen: Das damalige Virus aus Wuhan zirkuliert heute nicht mehr, und alle anderen Varianten, die danach kamen, wurden von Omikron verdrängt. Manche der heutigen Viren stellen nur noch einen Teil der Vielfalt dar, die ursprünglich einmal in der Vergangenheit ihren Weg in den Menschen gefunden hat. Man kann davon ausgehen, dass es auch hier die besonders erfolgreichen waren, die sich durchgesetzt haben.

Für eine lange Zeit wurden in der Virologie, sowohl in der Humanmedizin als auch in der Tiermedizin, die gefundenen Viren und deren Krankheiten als etwas angesehen, was einfach da ist und wohl schon immer da war, ohne die Herkunft zu hinterfragen. Einzelne Nachweise näher oder weiter verwandter Viren in Tieren – wie die starke Ähnlichkeit zwischen dem Corona-Virus OC43 und dem Rinder-Corona-Virus – waren kuriose Einzelbefunde, ohne dass man diese Befunde zu einem größeren Bild oder gar einer Rekonstruktion von Übertragungsereignissen zusammensetzen konnte. Und technische Möglichkeiten der Sequenzierung, um die Geschichten der Viren aus ihrem Erbgut in ausreichender Auflösung lesen zu können, waren noch nicht verfügbar.

Nur für sehr wenige Viren war der eindeutige Zusammenhang

zwischen Tieren und menschlichen Infektionen schon bekannt – allen voran die Tollwut, die von allen Zoonosen die archetypischste darstellt und um die sich wohl wie kaum eine andere Krankheit Geschichten und Mythen ranken. Leider gehört die Erkrankung trotz eines wirksamen Impfstoffes keineswegs der Vergangenheit an, und auch heute ist sie in vielen Teilen der Welt ein großes, grausames Problem – nicht durch die Übertragung von Fledermäusen, sondern es sind Hunde, die für über 99 Prozent aller Tollwutinfektionen verantwortlich sind: Vor allem in Afrika, und die Opfer sind meist Kinder.

Aber erst die Ausbrüche von neuen Viren wie Ebola-Virus, HIV, Nipah-Virus, Hendra-Virus oder SARS-CoV-1 Ende des letzten, Anfang dieses Jahrtausends führten im Laufe der Zeit dazu, dass man sich auch für den Ursprung der altbekannten Viren interessierte. Wenn die neuen Viren solch einen ungewöhnlichen Ursprung haben, wo kommen dann eigentlich unsere altbekannten Viren her? Und waren sie auch einmal »neu«? Sind unsere heutigen, tagtäglichen Begleiter vielleicht sogar das, was von früheren Pandemien übrig geblieben ist, wie im Fall des Corona-Virus OC43 vermutet?

Bei der Suche nach neuen Viren hat man tatsächlich überraschenderweise nicht nur viel Neues entdeckt, sondern auch eine unerwartete Verwandtschaft mit alten Bekannten. Zum Verständnis ist wichtig: Die im Folgenden beschriebenen Viren aus Fledermäusen sind in der Regel solche, die auf einen gemeinsamen Vorfahren unserer heutigen Viren zurückgehen, oder es sind Verwandte eines solchen Vorläufers, aber sie sind nicht (mehr) die Quelle der heutigen Infektionen, die wir beim Menschen mit diesen Viren beobachten. Der Übergang des gemeinsamen Vorfahren war zwar einmal zoonotisch, aber sie haben es bereits vor langer Zeit geschafft, sich dauerhaft in einer neuen Wirtsspezies – dem Menschen – zu etablieren. Ihre viralen Nachkommen in der Fledermaus und im Menschen sind seitdem unterschiedliche Wege gegangen und haben in ihrer Wirtsart jeweils ihre eigene Evolution durchlaufen. Damit unterscheiden sie sich von den Viren, die auch heute noch zoonotisch sind, die also immer wieder erneut von einem Tier in den Menschen übertragen werden, aber sich nicht im Menschen etablieren, wie beispielsweise das Ebola- oder das Marburg-Virus oder das MERS-Corona-Virus. Vergleicht man die Virussequenzen von menschlichen MERS-Patienten mit denen von erkrankten – also verschnupften – Dromedaren, so findet man praktisch die gleichen Sequenzen in beiden Arten – das Virus der Dromedare springt immer wieder aufs Neue in den Menschen über, durchläuft aber aufgrund der kurzen Infektionsketten im Menschen bislang keine nennenswerte Evolution.

Die dauerhafte Etablierung von einer ausgewanderten Viruslinie in einem anderen Wirt inklusive der Anpassung an die neue Umgebung ist aber oft auch eine Einbahnstraße für das Virus. Denn die neue Viruslinie springt in der Regel nicht mehr zurück ins alte Reservoir, und durch Anpassung an einen neuen Wirt verliert sie unter Umständen ihre Fitness im alten Wirt.

Eine Beobachtung bei SARS-CoV-2 geht in eine ähnliche Richtung: Die Virusvariante Omikron, die sich Ende 2021, Anfang 2022 ausbreitete, ist sehr ansteckend und sehr erfolgreich darin, die bestehende Immunantwort im Menschen zu umgehen. Und sie kann sich sehr gut in den oberen Atemwegen des Menschen vermehren. Man kann also sagen: Das Virus hat sich noch besser an den Menschen angepasst. Damit einher geht aber noch eine zweite Beobachtung: Während die Virusvarianten der Jahre 2020 und 2021, also das erste Virus aus Wuhan und die Varianten Alpha und Delta, über den Menschen in eine ganze Reihe an Tierarten übergesprungen sind, wurden solche Befunde seit dem Auftreten der Omikron-Variante seltener berichtet. Besonders aufschlussreich waren hier Studien bei Haustieren: Hunde und Katzen steckten sich 2021 viel häufiger bei ihren Besitzer*innen an als in späteren Perioden im Frühjahr 2022, als nur noch die Omikron-Variante zirkulierte und kaum mehr Infektionen bei den Tieren beobachtet wurden. Auch Frettchen, die eine wichtige Rolle bei der Erforschung von SARS-CoV-2 spielen, sind nicht mehr mit der Omikron-Variante infizierbar. Das Virus, das also immer besser darin wurde, den Menschen zu infizieren und dessen inzwischen bestehende Immunantwort zu umgehen, hat dabei einen Teil seiner Fähigkeit eingebüßt, andere Tierarten zu infizieren. Auf dem Weg von der Pandemie in die Endemie wird also die Anpassung an den Menschen besser, und die Breite an anderen Wirten scheint abzunehmen. Ein besonders anschauliches Beispiel für dieses Phänomen ist das Variola-Virus, der Erreger der echten Pocken. Der Vorläufer des Variola-Virus ist ebenfalls aus einem Tierreservoir – man vermutet Nager – vor Tausenden von Jahren in den Menschen übergesprungen. Im Laufe seiner Evolution im Menschen hat das Virus aber die Fähigkeit verloren, andere Arten zu infizieren, und die echten Pocken kamen nur beim Menschen vor. Diese Abwesenheit eines Tierreservoirs war es auch, die es ermöglichte, das Virus durch die Impfung auszurotten. Wäre Variola auch gleichzeitig noch in Tieren zirkuliert, wäre dies wohl nicht gelungen.

Man mag sich fragen, warum es denn von so großem Interesse ist, welche Vorfahren oder Verwandten eines endemischen menschlichen Virus man denn nun in welcher Fledermaus irgendwo auf der Welt findet und warum man diese Art der Forschung unbedingt benötigt – außer, dass es manchen Virolog*innen eben Freude macht, die Pipetten im Labor auch mal gegen Gummistiefel zu tauschen. Die Antwort darauf fällt mir leicht: Denn die Suche nach der Vergangenheit von endemischen Viren ist weit mehr als nur ein akademisches Unterfangen, um die Geschichtsbücher zur Virologie zu füllen. Ein Beispiel: Wie viele Male wurde während der Covid-19-Pandemie die Frage gestellt, was aus diesem Virus einmal wird? Ob es einmal ein harmloses Erkältungsvirus wird, und wenn ja, wie lange es bis dahin noch dauert? Und woran wir eigentlich erkennen, ab wann ein pandemischer Erreger seinen endemischen Zustand erreicht hat und wir vielleicht unseren Frieden damit machen können? Wegen solcher Fragen haben die vier endemischen Corona-Viren gerade in der Covid-19-Pandemie auf einmal große Aufmerksamkeit bekommen.

Die Antwort auf die eingangs gestellte Frage lautet also: Forschung zum Ursprung endemischer Viren kann einen enorm wichtigen Beitrag für das bessere Verständnis von Virusevolutionen leisten und entscheidend zum Verständnis von Epidemien oder Pandemien beitragen. Und solche Forschung kann auch dabei helfen, uns besser auf zukünftige Erreger vorzubereiten. Es ist eine naheliegende Annahme, dass Viren, die es schon einmal (oder schon sieben Mal, wie die Corona-Viren) in den Menschen geschafft haben, es vielleicht auch ein weiteres Mal schaffen. Und das Wissen um Tierreservoire kann dabei helfen, bessere experimentelle Modelle für ein funktionelles Verständnis des Erregers sowie für das Design breit wirksamer Medikamente und Impfstoffe zu entwickeln.

Könnte unter bestimmten Umständen eben doch ein Virus, das eng mit den heutigen menschlichen Viren verwandt ist, nochmals in den Menschen überspringen? Diese Fragen werden relevant, wenn man an die Auslöschung von Viruskrankheiten durch Impfprogramme denkt. Würde man ein menschliches Virus erfolgreich eliminieren und in den Jahren nach dem endgültigen Verschwinden irgendwann die Impfung einstellen, würde möglicherweise über die kommenden Jahrzehnte langsam, aber sicher wieder eine ökologische und immunologische Nische im Menschen frei. Zumindest bei einer Gruppe von Viren – den Pocken-Viren – haben wir Hinweise, dass dies nicht nur graue Theorie, sondern sogar eine nicht zu vernachlässigende Möglichkeit ist.

Schaut man sich an, was aus den »ehemaligen« Tierviren wurde und welche Relevanz sie für die Zukunft haben, so scheint dieses Forschungsfeld für eine Ärztin auf einmal gar nicht mehr so abwegig – ganz entgegen der Auffassung, die ich mir zu Anfang meiner Forschungslaufbahn anhören musste, nämlich, dass diese Viren für die Humanmedizin bedeutungslos sind!

Für eine ganze Reihe von Viren, wie beispielsweise die menschlichen Hepatitis-Viren, hätte man sich vor wenigen Jahren nicht mal träumen lassen, wie viele Verbindungen sie in die Tierwelt haben. Zwar gab es vereinzelt Nachweise von verwandten Hepatitis-Viren in Tieren, die aber kaum mehr als eine Randnotiz waren, außerdem eine, die man nur wenig interpretieren konnte. Jedoch etwa ab der Jahrtausendwende wurde das Bild diverser, und eine ganze Reihe an Tierarten trat plötzlich in Erscheinung. Wie bei so vielen anderen Viren auch explodierte hier das Wissen förmlich: einerseits durch die verbesserten technischen Möglichkeiten der Sequenzierung, aber auch durch das neu aufgekommene Interesse an Wildtieren.

Heute wird gerade bei menschlichen Hepatitis-Viren die ganze

Bandbreite an Möglichkeiten, die zoonotische Übergänge umfassen können, sichtbar: Sehr alte Viren, die es sogar schon vor der Entstehung der Säugetiere gab; Viren, die erst durch größere Ansammlungen und zunehmende Mobilität den Menschen als brauchbaren Wirt erobern konnten, aber auch Viren, die erst durch das Zusammenrücken verschiedener Tierarten um den Menschen herum neue Wirte erobern konnten. Außerdem Viren, die auch heute noch zoonotisch übertragen werden – und solche, die vielleicht das Potenzial haben, einmal eine zoonotische Infektion auszulösen, wenn man ihnen die Gelegenheit dazu gibt.

Die entwicklungsgeschichtlich ältesten Viren aus dieser Nennung ist die Familie der Hepadna-Viren, zu der das menschliche Hepatitis-B-Virus gehört. Man weiß dies, da man für Hepadna-Viren »virale Fossilien« gefunden hat – denn sie können in Bruchstücken ins Erbgut ihres Wirts integrieren und dort verbleiben. Solche Bruchstücke von alten Hepadna-Viren hat man im Erbgut von Vögeln und Reptilien gefunden – man vermutet deshalb, dass diese Viren bereits vor über 200 Millionen Jahren Wirbeltiere infizierten. Wann und wie die Vorläufer der heutigen Hepatitis-B-Viren genau in den Menschen oder bereits in die menschlichen Vorfahren gekommen sind, bleibt bis heute eine ungeklärte Frage der Forschung. Zwar hat man verwandte Viren zu unserem menschlichen Hepatitis-B-Virus auch bei Primaten wie Schimpansen, Gorillas, Gibbons und Orang-Utans und sogar bei Primaten in der Neuen Welt gefunden, aber keine dieser Viruslinien stellt vermutlich den direkten Vorläufer des menschlichen Virus dar.

Durch die Suche verwandter Viren in einer Vielzahl an Tierarten ergab sich ein interessantes Bild: Fledermäuse beheimaten, nach heutigem Stand, mit Abstand die größte Vielfalt an Hepadna-Viren im Vergleich zu allen anderen Säugetiergruppen, Primaten eingeschlossen. Dies ist ein Hinweis darauf, dass Fledermäuse schon sehr lange Hepadna-Viren tragen und möglicherweise der Ursprung aller Säugetier-Hepadna-Viren in Fledermäusen zu finden ist. Und anders, als dies gerade für DNA-Viren oft postuliert wird, scheinen auch diese Viren ganz gut darin zu sein, Artengrenzen zu überspringen.

Zu den zoonotischen Viren, die wahrscheinlich erst durch größere Ansammlungen von Menschen geeignete Bedingungen für eine dauerhafte Zirkulation gefunden haben, gehört das Hepatitis-A-Virus. Denn gerade beim Hepatitis-A-Virus fragte man sich, wie lange es dieses Virus im Menschen wohl schon gibt. Bemerkenswert ist, dass alle heute zirkulierenden Hepatitis-A-Viren im Menschen sich weltweit genetisch ziemlich ähnlich sind und es über lange Zeit die einzige bekannte Art in seiner Gattung Hepato-Virus war. Man fragte sich auch, wann das Virus überhaupt die geeigneten Bedingungen vorgefunden hat, dauerhaft im Menschen zu zirkulieren – denn es ist ein Virus, was keine chronische Infektion auslösen kann, immer wieder neue Wirte infizieren muss und nach der Infektion auch noch eine lebenslange Immunität hinterlässt. Das sind nämlich keine guten Voraussetzungen für ein Virus, denn jedes Individuum einer Gruppe steht damit nur genau einmal, für den begrenzten Zeitraum der akuten Infektion zur Verfügung, danach nie mehr – in kleinen oder separiert voneinander lebenden Wirtspopulationen – wie sie der Mensch über die längste Zeit seines Daseins war – wird es für das Virus so sehr schnell schwierig zu überleben. Denn ist eine Infektionswelle einmal über eine kleinere Gruppe hinweggefegt, gehen dem Virus die neuen Wirte aus. Viren mit einer solchen Infektionsbiologie sind für ihre weitere Existenz ständig auf die Anwesenheit neuer empfänglicher Individuen angewiesen. Im Fall von Hepatitis A erscheint eine lange Strecke einer gemeinsamen Evolution mit dem Menschen unwahrscheinlich, zumindest über Zeiträume, die bis in die früheren Jäger-Sammler-Gemeinschaften zurückreichen.

Woher aber kommt dieses Virus? Im Jahr 2015 wurden meine ehemaligen Kollegen in Bonn in der Gruppe um Prof. Jan Felix Drexler fündig: Sie untersuchten eine große Sammlung von fast 16 000 Kleinsäugern und fanden dort gleich 13 neue Verwandte des menschlichen Hepatitis-A-Virus. 28 Säugetierarten auf fünf Kontinenten waren mit Verwandten des menschlichen Hepatitis A infiziert, darunter Fledermäuse, Nagetiere, Spitzmäuse und Igel. Und es waren bei Weitem nicht nur exotische Arten – nein, auch in Europa heimische Wühlmaus-Arten und sogar unser einheimischer Igel waren darunter. Und wie so oft, wenn man plötzlich in Wildtieren nach menschlichen Virusverwandten suchte, schrumpfte auch der bisher gültige Stammbaum der bekannten Viren auf ein mickriges Seitenästchen an einem viel, viel größeren Baum zusammen. Der Ursprung der gesamten Virusgattung liegt wohl bei den Fledermäusen oder den Spitzmäusen, sie weisen die höchste Vielfalt auf, während die Viren der Primaten, inklusive die des Menschen, näher mit den Viren der Nagetiere verwandt sind. Ein interessanter Befund, der wieder einmal unter anderem den Fledermäusen als entwicklungsgeschichtlich alte Säugetiergruppe die Rolle des Ursprungs eines humanpathogenen Virus zuweist. Es scheint, dass diese Gruppe von Viren wohl immer wieder die Speziesgrenzen zwischen Kleinsäugern übersprungen hat – und eine davon hat vor langer Zeit zur Viruslinie des heutigen menschlichen Hepatitis-A-Virus geführt.

Eine Gruppe von Viren, die wahrscheinlich vom Zusammenrücken mehrerer Säugetierarten durch den Menschen profitierten, ist die Virusgattung der Hepaci-Viren, zu denen das menschliche Hepatitis-C-Virus gehört. Auch bei dieser Virusgattung finden sich Vertreter in Primaten, aber nach dem heutigen Stand der Wissenschaft sind sie nicht die Vorfahren des menschlichen Virus. In den vergangenen Jahren fand man dann weitere verwandte Viren in vielen domestizierten Tieren wie Kühen und Pferden, aber auch in Fledermäusen und Nagern. Auch wenn es naheliegt, hier ebenfalls einen Übersprung in den Menschen durch domestizierte Tierarten zu vermuten, so verhält es sich beim Hepatitis-C-Virus doch etwas anders als gedacht: Die Viren sind genetisch zu weit voneinander entfernt und können keine direkten Vorfahren des menschlichen Virus sein. Besondere Komplexität bringt hier aber der Übertragungsweg mit: Denn das menschliche Hepatitis-C-Virus wird am ehesten über Blutkontakt übertragen. Das spielte früher, bevor man rigoros auf das Virus testen konnte, im medizinischen Umfeld eine Rolle, und heute auch noch beim intravenösen Drogenkonsum. Für einen leichten Sprung zwischen verschiedenen Arten ist es aber kein besonders geeigneter Übertragungsweg, schon gar nicht in lange zurückliegenden Zeiten.

Als Ursprung des Hepatitis-C-Virus sind auch hier wieder Fledermäuse und Nagetiere heiße Kandidaten. Man weiß, dass die Entstehung von Landwirtschaft und Tierhaltung für viele Nager und Fledermäuse neue ökologische Nischen eröffnet hat und manche Arten gezielt die Nähe des Menschen suchen. Gerade in Ställen und einfachen Behausungen könnte es zu engem Kontakt von Kleinsäugern zu Nutztieren und Menschen gekommen sein. Wie genau es in so einem Umfeld zur Übertragung kommen konnte, bleibt unklar. Möglicherweise hat eine besondere Gruppe an blutsaugenden Insekten eine Rolle gespielt: denn im Umfeld von Nutztieren findet man oft Bremsen, die an einer Vielzahl von Tieren und auch beim Menschen Blut saugen. Sie haben kräftige, grobe Mundwerkzeuge und reißen damit eine kleine Wunde in die Haut (was auch der Grund ist, warum der Kontakt mit ihnen so schmerzhaft ist). Aus dem austretenden Blut, das wie eine kleine Pfütze in der Wunde steht, ernähren sie sich – es ist also denkbar, dass Blut, das an der Bremse klebt, von einer Art zur nächsten getragen wurde. Ob das menschliche Hepatitis-C-Virus oder die Hepatitis-C-ähnlichen Viren in Tieren tatsächlich so zwischen Reservoir und neuen Wirten übertragen werden können, wissen wir nicht. Trotzdem spekuliert man, dass der Übersprung aus einem Reservoir in den Menschen sogar nicht nur einmal, sondern gleich mehrfach erfolgt ist – es würde erklären, warum die genetische Vielfalt der Hepatitis-C-Viren enorm ist und es so verschiedenartige Genotypen gibt.

Trotz aller Hypothesen muss man hier auch anmerken, dass beim Ursprung und der Herkunft der menschlichen Hepatitis-Viren B und C noch viele Fragen offen sind, und über welche Übertragungsmuster die Viren tatsächlich ihren Weg in den Menschen gefunden haben, bleibt letztendlich ungeklärt. Vielleicht bringt die Paläo-Virologie hier eines Tages noch ein paar überraschende Befunde für zwei wichtige Virusfamilien des Menschen.

Aber gibt es unter den vielen neu entdeckten Verwandten der menschlichen Hepatitis-Viren vielleicht doch auch Mitglieder, die eben nicht nur die Vergangenheit nachzeichnen, sondern auch heute noch ein zoonotisches Risiko darstellen könnten? Ein erwähnenswertes Beispiel dafür ist ein Hepadna-Virus aus der Fledermaus, das ebenfalls meine ehemaligen Kolleg*innen 2013 entdeckt haben. In Laborexperimenten konnte gezeigt werden, dass dieses neu entdeckte Fledermaus-Hepadna-Virus in der Lage sein könnte, auch menschliche Leberzellen zu infizieren.

Dieses Virus fand sich in einer Fledermaus-Art aus der Region um den Panamakanal – der *Uroderma bilobatum* oder Gelbohr-Fledermaus. Im Englischen wird sie auch als *Peter's tent-making bat* bezeichnet: Wie die bereits erwähnte Honduras-Zwergfledermaus beißt auch diese Art die Blattadern großer Blätter durch und baut sich damit ein »Zelt«, in dem sie sich meist mit einem kleinen Grüppchen versteckt. Sie lebt vor allem in Flachland-Regenwäldern und kommt sogar in Menschennähe vor. Eine Kolonie von Gelbohr-Fledermäusen, die mit diesem besonderen Hepadna-Virus infiziert sind, wurde z. B. in der Region um den Panamakanal unter einem Hausdach in Gamboa gefunden – das ist genau der Ort am Rande des Panamakanals, an dem man das Wassertaxi besteigen muss, wenn man zur Barro Colorado Island fahren will.

Welches Risiko ein solches Virus tatsächlich für den Menschen darstellt und ob die Infektion im Menschen auch tatsächlich so möglich wäre wie im Zellkulturmodell, kann allein mit Laborexperimenten nicht in letzter Konsequenz bewiesen werden. Da sich Hepadna-Viren nur über Blut oder sehr engen Kontakt mit Körperflüssigkeiten übertragen, erscheint das Risiko für den Menschen sehr gering – selbst beim Leben unter dem gleichen Dach. Als menschliche Nahrung spielen Fledermäuse in Mittel- und Südamerika, wo diese Art vorkommt, keine relevante Rolle. Gegessen werden sie aber trotzdem: Für die dort lebenden Affenarten können Fledermäuse durchaus eine willkommene Mahlzeit darstellen. So beobachtete man, dass Totenkopfäffchen bei ihrem Streifzug durch den Wald ganz gezielt Ausschau nach auffällig zusammengeklappten Blättern halten. Sie haben gelernt, dass sie darunter mit ein bisschen Glück einen Snack finden könnten: Gelbohr-Fledermäuse. Entdecken die Affen ein solches Zelt, nutzen sie das Überraschungsmoment, schnappen sich welche von den Fledermäusen und fressen sie. Dabei könnte es durchaus auch zu kleinen Verletzungen durch die feinen Fledermaus-Knochen in der Mundschleimhaut der Affen kommen – eine Möglichkeit, wie das Virus der Fledermaus auf einen Primaten überspringen könnte. Bedenkt man nun, dass Tiere wie Totenkopfäffchen auch als exotische Haustiere gehalten werden, wäre zumindest theoretisch auch der Einzug eines solchen Virus in den Menschen denkbar.

Trotz ihrer bemerkenswerten Geschichte sind aber bisher keine kürzlichen Wirtswechsel-Ereignisse mit Verwandten der Hepatitis-A-, B- oder C-Viren aus einem Tierreservoir bekannt. Und auch aufgrund der Übertragungswege wäre eine schnelle, unkontrollierte Ausbreitung, wie wir sie mit SARS-CoV-2 erlebt haben, deutlich weniger wahrscheinlich. Auf den Listen der Viren mit pandemischem Potenzial findet man diese Gruppe an Viren deshalb nicht.

Eine andere Virusfamilie findet sich auf der Liste der Viren mit pandemischem Potenzial hingegen ganz oben: die der Paramyxo-Viren. Eine Vielzahl an Säugetieren kann von ihnen infiziert werden, mit einem bunten Bild an Krankheitsbildern inklusive schwerer Verläufe und Komplikationen sowie effektiver Übertragungswege. Die Masern, eines der prominentesten Mitglieder der Paramyxo-Viren, gehören sogar zu den ansteckendsten humanpathogenen Viren überhaupt. Die Liste an relevanten human- und veterinärmedizinischen Erregern ist aber noch länger und zeugt bereits von der ausgeprägten Fähigkeit, über Artengrenzen zu springen: Dazu gehören auch die Mumps-Viren und die menschlichen Erkältungsviren Parainfluenza-Viren 1 und 3, die Tierviren der Rinderpest, die nicht nur Rinder, sondern auch Schweine und andere Paarhufer befiel und die es heute nicht mehr gibt, sowie der Erreger der Staupe, der vor allem junge Hunde, aber auch viele Wildtiere befallen kann. Auch die gefährlichen Hendra- und Nipah-Viren gehören zu dieser Familie. Ganz klar: Diese Virusgruppe steht bei Virolog*innen ganz besonders unter Beobachtung, und man will unbedingt mehr über ihre Mitglieder wissen, sie besser verstehen, um ein mögliches zukünftiges Risiko durch diese Viren besser abschätzen zu können.

Mit einem Paukenschlag der virologischen Forschung wurde im Jahr 2012, erneut von der Gruppe um Prof. Jan Felix Drexler, die Herkunft all der genannten und noch einiger weiterer verwandter Viren in Kleinsäugern aufgeklärt. Sie haben dabei sozusagen mit molekularbiologischen Methoden eine Expedition in die Welt der Kleinsäuger vorgenommen – über 900 Fledermäuse und Nager wurden untersucht – und dabei 66 neue Virusspezies gefunden. Das hat einiges rund um das bisher angenommene Wissen über die Paramyxo-Viren durcheinandergewürfelt und die Anzahl der bekannten Paramyxo-Viren durch diese einzige Studie mehr als verdoppelt. Bei allen Analysen der gefundenen Viren ergab sich, dass die Fledermäuse eine ganz besondere Rolle spielen und wahrscheinlich am Ursprung *aller* Paramyxo-Viren stehen.

Diese Studie hat deutlich gezeigt, dass die Paramyxo-Viren sehr gut darin sind, ihre Wirtsspezies zu wechseln, und diese Übergänge haben dazu geführt, dass Nagetiere, der Mensch, Nutz- und Haustiere sowie viele weitere Wildtiere – darunter sogar Meeressäuger wie Delfine und Seehunde – heute an Viren erkranken, die einmal ihren Ursprung in Fledermäusen hatten.

Über die reine Identifikation dieser Viren hinaus gibt die Studie auch noch einen kleinen Einblick in die Epidemiologie und in die Pathophysiologie dieser Viren – also wie sie mit dem Körper ihres Wirtes interagieren. Besonders spannende, aber auch schwer zu untersuchende Themen, über die man gerade in Wildtieren bisher wirklich noch sehr wenig weiß. Am Beispiel der Masern und deren Verwandten in den Fledermäusen möchte ich hier erläutern, welche spannenden Unterschiede man zwischen dem Reservoir und dem Menschen gefunden hat: Die Masern lösen eine schwere akute Krankheit aus, der häufig noch eine ganze Reihe an Komplikationen folgen. Das Masern-Virus macht aber nicht nur sehr krank, sondern ist auch hoch ansteckend: Es überträgt sich über die Luft und über feinste Tröpfchen, die sich beim Sprechen, Husten und Niesen bilden – man spricht von aerogener Übertragung. Diese Tröpfchen können lange in der Luft stehen bleiben, und sie können noch Stunden, nachdem ein Infizierter einen Raum längst wieder verlassen hat, neue Infektionsketten in einem immun-naiven Menschen anstoßen. Infizierte sind außerdem bereits ansteckend, bevor sie selbst Krankheitssymptome zeigen, und die Masern haben damit – ähnlich wie die SARS-CoV-2-Variante Omikron – ihre Möglichkeiten zur Weiterübertragung optimiert.

Übersteht man die Infektion, bleibt aber eine lebenslange Immunität gegen das Virus – man kann sich in der Regel nicht mehr damit infizieren. Auch hier, wie bereits bei der Hepatitis A beschrieben, ist das Virus also immer auf neue Wirte ohne Immunschutz angewiesen, um zu überleben. Den Infektionsmechanismus von Viren wie den Masern, aber auch eine ganze Reihe weiterer Viren, die nur akute Infektionen auslösen, aber eben nicht in ihrem Wirt dauerhaft verbleiben, bezeichnet man auch als *Hit-and-run* – also »zuschlagen und weiterrennen«. Das Virus infiziert, vermehrt sich für eine kurze Zeit stark in seinem Wirt, muss aber in dieser Zeit an den nächsten empfänglichen Wirt weitergegeben werden, von dort geht es wieder von vorne los. Klappt es nicht, verschwindet das Virus. Des Virus Rettung: große Gemeinschaften, deren Mitglieder untereinander in engem Austausch stehen und die kontinuierlich »neue« empfängliche Wirte hervorbringen. Diese neuen, immun-naiven Wirte, die zu einer solchen Gemeinschaft hinzukommen, sind in der Regel die Kinder. Deshalb gehören die Masern zu den typischen Kinderkrankheiten, denn in dieser Altersgruppe finden sie die meisten empfänglichen Wirte vor – jedenfalls, wenn diese nicht geimpft wurden. Ein ähnliches Bild zeigt sich bei den dem Masern-Virus eng verwandten Viren der Staupe, die vor allem Welpen befallen. Unternimmt man epidemiologische Untersuchungen, findet man diese Viren also vor allem in den jungen Altersgruppen und seltener in den höheren Altersgruppen.

Die Paramyxo-Viren in den Fledermäusen allerdings scheinen keine Kinderkrankheit der kleinen Fledermäuse zu sein: Sie wurden bei erwachsenen Tieren und Jungtieren gleichermaßen häufig gefunden – ein ganz anderes Bild als bei anderen Säugetieren. Eine Erklärung dafür könnte sein, dass zwar manche Fledermausarten in großen Gruppen leben, wie wir Menschen heute, aber eben nicht alle. Die Fledermausarten, bei denen Verwandte der Masern-Viren gefunden wurden – darunter auch einheimische Fledermäuse wie das

Große Mausohr, die tatsächlich so aussieht, wie sie heißt –, leben nur in kleinen bis mittleren Kolonien. Auf immer wieder neue immun-naive Wirte zu setzen, würde hier für das Virus nicht aufgehen, zumal Fledermäuse in der Regel nur ein einziges Jungtier zur Welt bringen. In ihrem ursprünglichen Reservoir scheinen die Viren also andere Mechanismen für ihr Überleben zu nutzen – das bedeutet, dass sie möglicherweise einen Mechanismus in den Fledermäusen entwickelt haben, der ihnen eine Art Persistenz erlaubt – also ein dauerhaftes Verbleiben in ihrem Wirt, welches wir so bei den bisher erforschten Paramyxo-Viren nicht kennen.

Einen besonders spannenden Einblick, dass sich diese Masern-verwandten Viren ganz anders verhalten, als wir es von den humanen Masern-Viren kennen, zeigte eine mehrjährige Untersuchung einer Mausohr-Kolonie auf einem Dachboden in Rheinland-Pfalz: Über drei Jahre lang fanden sich mehr oder weniger immer die gleichen Konzentrationen an Virus, obwohl die Weibchen sich dort zu bestimmten Zeiten im Jahr zum Gebären und zur Aufzucht ihrer Jungen versammelten. Würde sich das Virus wie unsere Masern verhalten, wäre das Bild ein anderes – es würde zu Infektionswellen einige Zeit nach der Geburt der Fledermauskinder kommen, die wieder abebben, wenn eine Immunität erreicht ist. Für andere Viren wurde so ein Infektionspuls in der Fledermaus-Kinderstube gezeigt – aber nicht für die Verwandten der Masern. Auch dies ist ein Hinweis, dass diese Viren in den Fledermäusen andere Strategien nutzen als jene im Menschen. Zu der Theorie der Viruspersistenz passt auch, dass man die höchsten Viruskonzentrationen in der Milz der Fledermäuse findet, einem immunologisch sehr wichtigen Organ. Um besonders leicht ausgeschieden zu werden und möglichst schnell neue Infektionswirte zu finden, ist die Milz aber überhaupt kein gutes Organ, denn von hier kann das Virus nicht ausgeschieden werden. Findet ein Virus aber eine Balance mit dem Immunsystem seines Wirtes und einen Weg, bei seinem Wirt zu persistieren, dann ist die Milz möglicherweise ein sehr geeignetes Organ für das Virus. Diese Funde, wenn sie auch noch viele Fragen offenlassen, reihen sich sehr gut bei den bereits beschriebenen Besonderheiten der Fledermäuse ein.

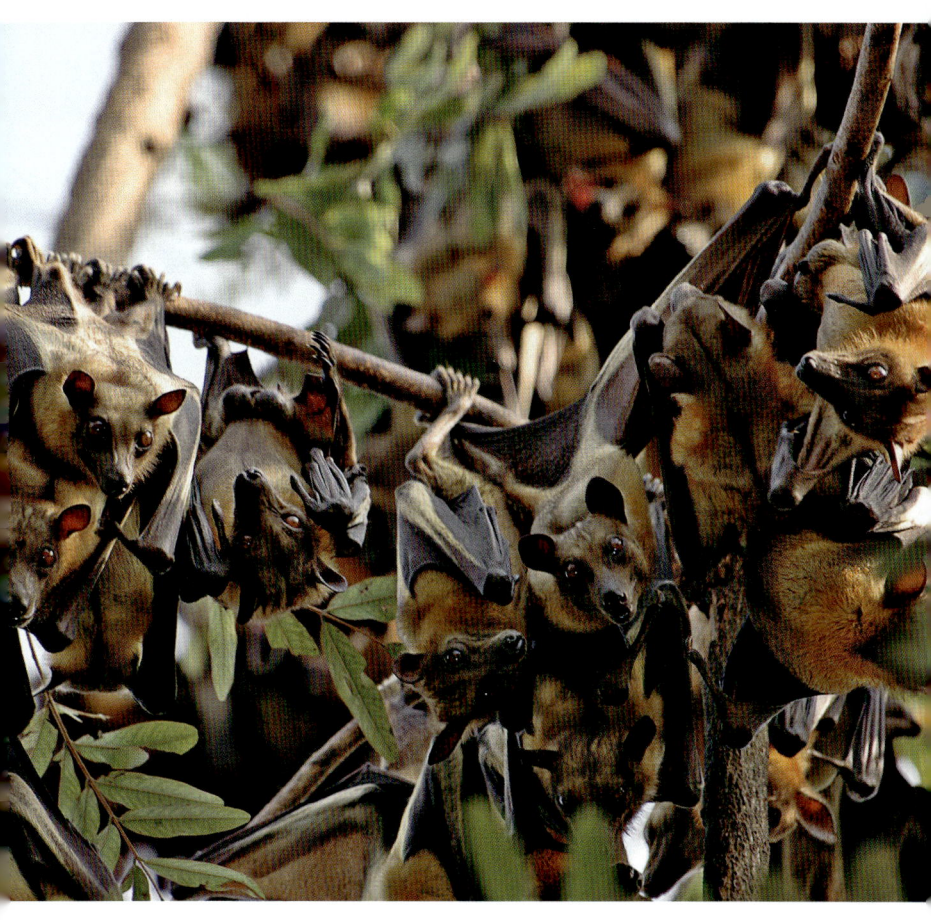

Abb. 1 Eine Kolonie von Palmenflughunden während ihrer Tagesrast in einem Baum in der Stadt Kumasi in Ghana. Fledermäuse und Flughunde bilden die Ordnung der Fledertiere (Chiroptera), die mit über 1400 Arten die zweitgrößte Gruppe innerhalb der Säugetiere darstellen und die einzigen Säugetiere sind, die fliegen können. Viele wichtige zoonotische Viren oder deren nahe Verwandte wurden in den vergangenen Jahrzehnten in Fledertieren gefunden.

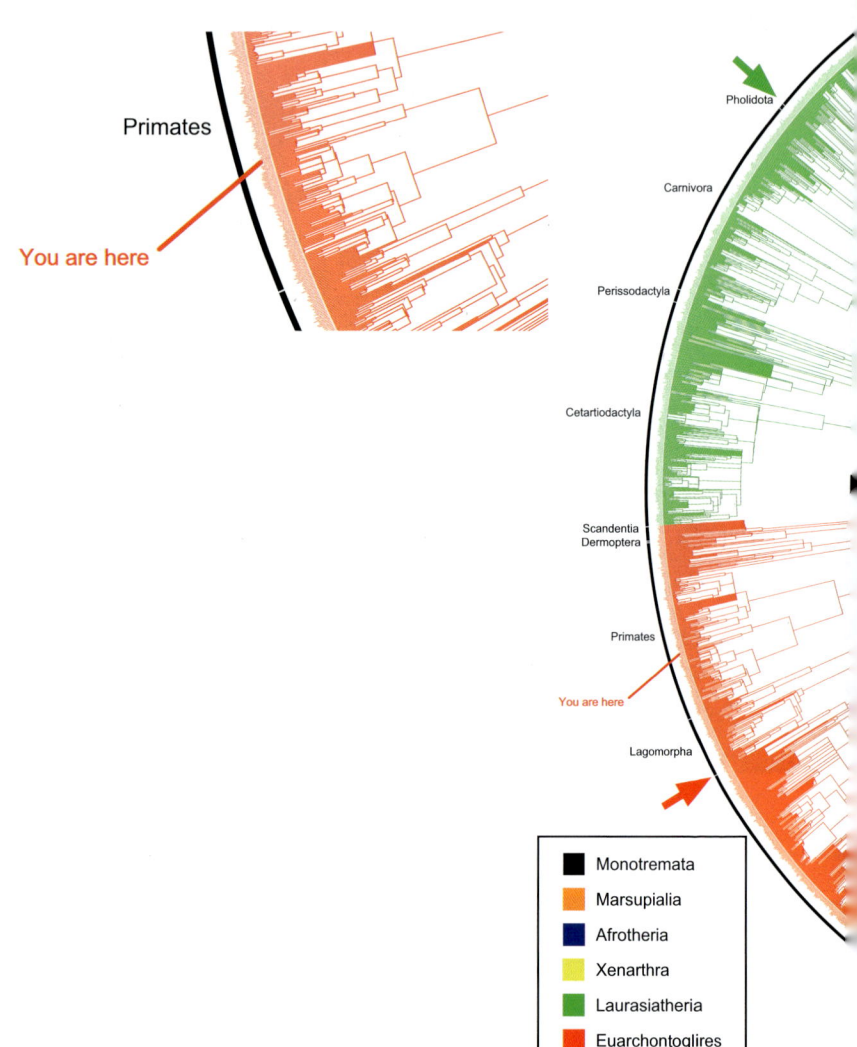

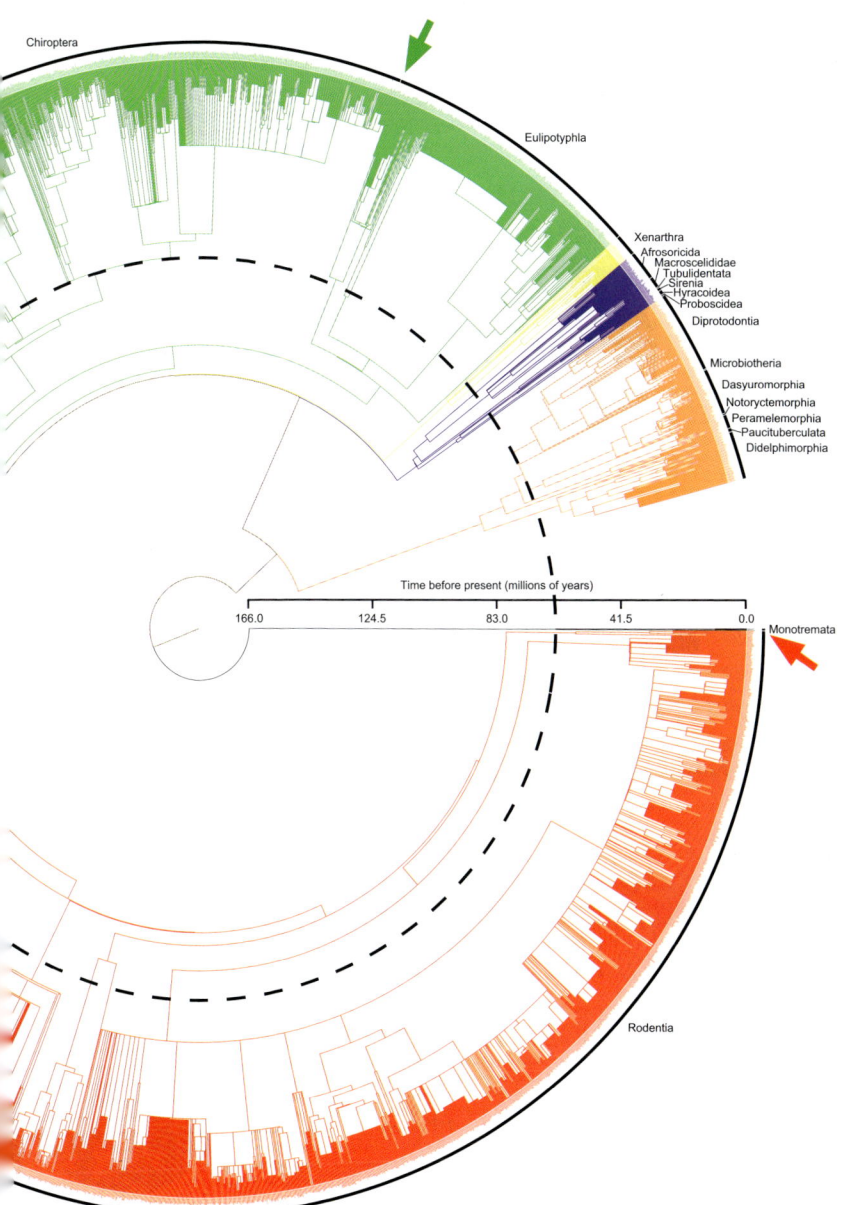

Abb. 2 Stammbaum von 4510 Säugetier-Arten (Bininda et al. Nature 2007) und Einordnung des Menschen als eine Art unter vielen (»You are here«). Die Abbildung verdeutlicht den Artenreichtum von Nagetieren (Ordnung Rodentia, Bereich zwischen den beiden roten Pfeilen) und Fledertieren (Ordnung Chiroptera, Bereich zwischen den beiden grünen Pfeilen).

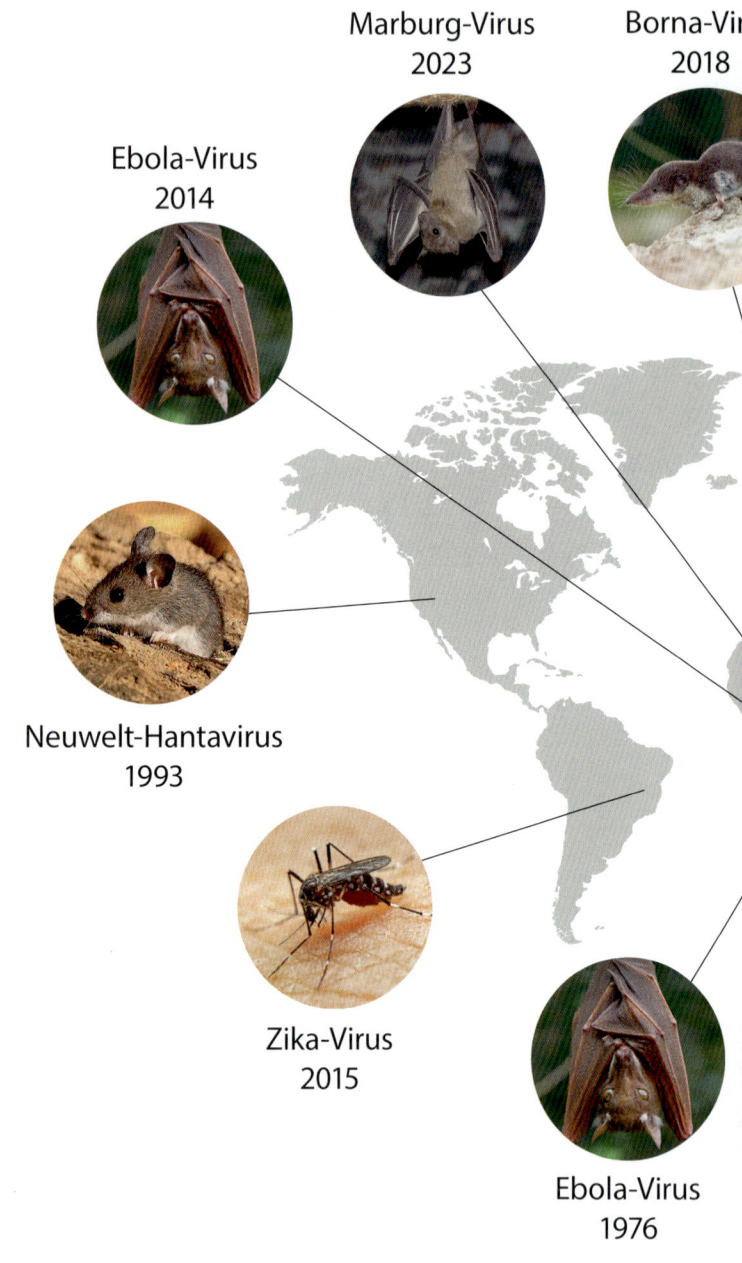

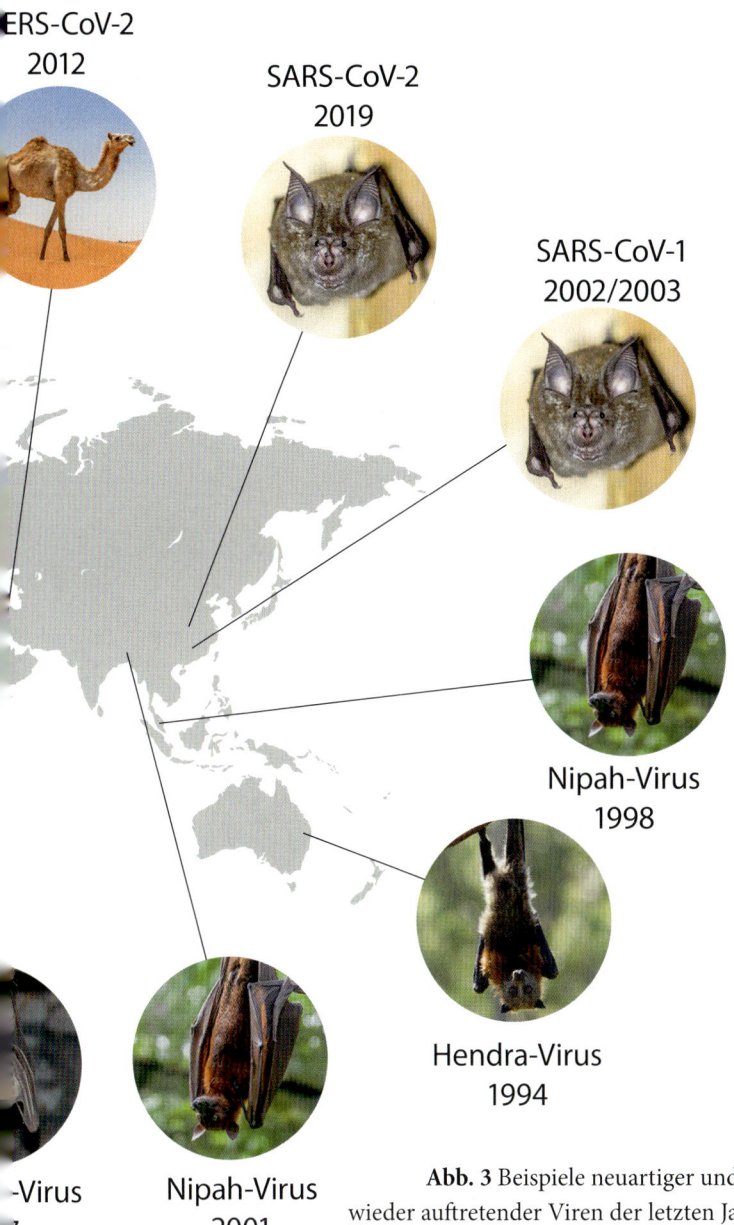

Abb. 3 Beispiele neuartiger und verstärkt wieder auftretender Viren der letzten Jahrzehnte, die im Buch erwähnt werden (die vereinfachte Darstellung erhebt keinen Anspruch auf Vollständigkeit; die Angaben beziehen sich auf die Erstbeschreibung oder erste bekannte Übertragung. Die natürlichen Reservoir-Wirte oder Vektoren, die beim Ursprung oder der Übertragung eine wichtige Rolle spielen, sind in den Kreisen dargestellt).

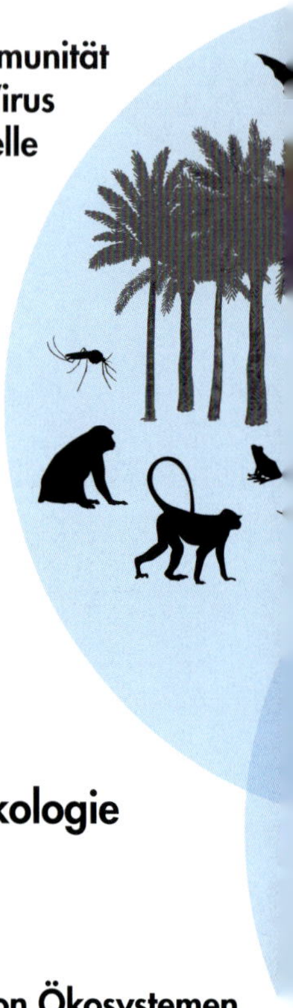

Biologie von Virus und Wirt
Genetische Verwandtschaft
Virale Diversität
Mutationsrate
Rezeptor
Vorbestehende Immunität
Immunflucht des Virus
Menschliche Zielzelle
Virusevolution
...

Umwelt und Ökologie
Klimawandel
Landnutzung
Entwaldung
Destabilisierung von Ökosystemen
Urbanisierung
Biodiversitäts-Verlust
...

Abb. 4 Übergänge neuer Viren sind durch zahlreiche Faktoren begünstigt. Das bessere Verständnis und die Erforschung zoonotischer Risiken erfordert deshalb einen One-Health-Ansatz, der nicht nur den Menschen in den Blick nimmt, sondern auch die Tierwelt sowie die Umweltfaktoren und die Ökologie einschließt. Gerade im Nachklang der Covid-19-Pandemie hat das One-Health-Konzept erneute Aufmerksamkeit sowie eine neue Definition bekommen (Seite 258). Der One-Health-Ansatz wird heute als essentiell angesehen zur besseren Vorbereitung auf zukünftige Infektionsgeschehen.

Menschliche Faktoren

**Menschliches Verhalten
Globalisierung
Internationaler Reiseverkehr
Akzeptanz von Impfung
Gesundheitssystem
Kulturelle Praktiken
Risikowahrnehmung
Politik
...**

»One Health« –
»Eine Gesundheit«

Mensch-Tier-Interaktion

**Kontakt zu Reservoir-
Spezies oder Vektoren
(Industrielle) Tierhaltung
Nutzung von Tierprodukten
Übertragungswege
Kulturelle Rolle von Tieren
Wildtier-Nutztier-Kontakt
Legaler und illegaler Tierhandel
...**

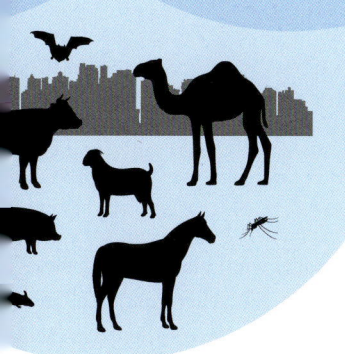

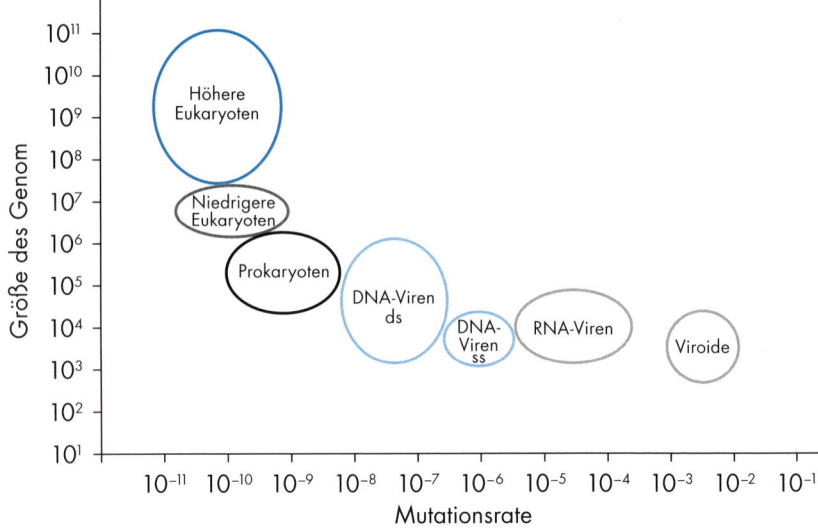

Abb. 5 Mutationsrate und Größe des Erbguts (Genom) von Eukaryoten (Lebewesen, deren Zellen einen Zellkern besitzen), Prokaryoten (Einzellern ohne Zellkern, z. B. Bakterien) und Viren. Man unterscheidet DNA-Viren, deren Erbgut aus DNA besteht, und RNA-Viren, deren Erbgut aus RNA besteht. Sowohl die DNA als auch die RNA der Viren kann entweder als Einzelstrang (ss, für *single strand*), oder als ein Doppelstrang (ds, für *double strand*) innerhalb des Viruspartikels vorliegen. Viroide sind die kleinsten bekannten infektiösen Erreger, die man auch als subvirale Erreger bezeichnet, sie befallen nur Pflanzen. Von den Viren, die Menschen und Tiere befallen, haben die RNA-Viren die höchste Mutationsrate – sie ist etwa eine Million Mal höher als die ihrer Wirte!
(Abbildung nach https://viralzone.expasy.org)

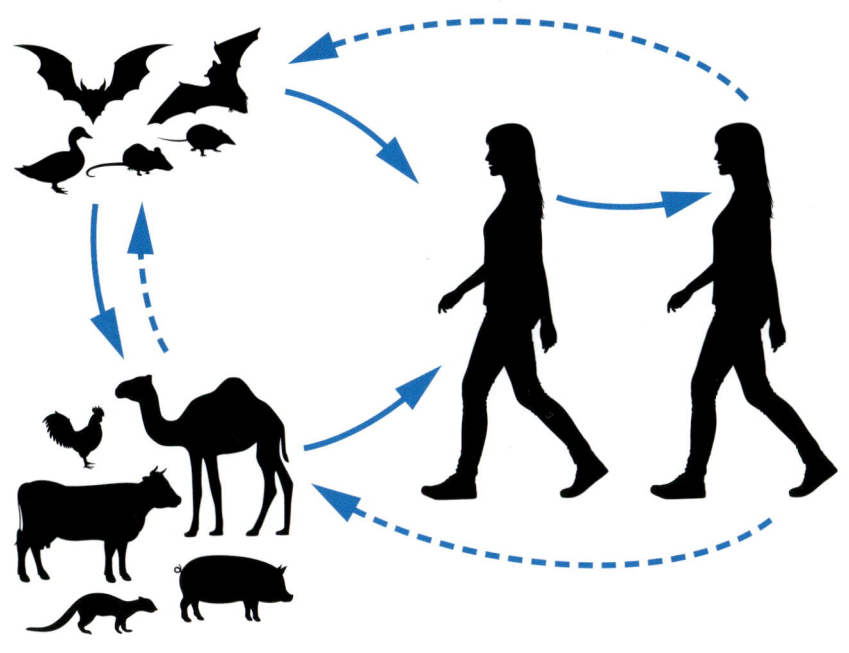

Abb. 6 Wirtsübergänge von neuartigen Viren erfolgen nicht nur in eine Richtung, z. B. vom Tier auf den Menschen. Bei manchen Viren zoonotischen Ursprungs ist auch der Sprung vom Menschen in neue Tierarten möglich – in diesem Fall ist der Mensch der Zwischenwirt. Neue Viren können erstens direkt über ein Wildtier – oft Nager oder Fledermäuse – in den Menschen überspringen oder zweitens über einen Zwischenwirt wie Nutz- und Haustiere oder über in Gefangenschaft gehaltene (nicht-domestizierte) Tiere überspringen. Die Infektion kann im menschlichen Wirt enden, weil es (noch) keine Mensch-zu-Mensch-Übertragung gibt (z.B. weil der Mensch ein Fehlwirt ist). Oder ein zoonotisches Virus kann eine dauerhafte Zirkulation im Menschen auslösen und ist nicht mehr auf seine zoonotische Übertragung angewiesen – dann kann es eine Pandemie auslösen und danach dauerhaft zu einem humanen Virus werden. In manchen Fällen, wie z. B. bei SARS-CoV-2, kann das dauerhaft im Menschen zirkulierende Virus wieder erneut ins Tierreich überspringen, dort weitere Evolution durchlaufen und sogar erneut auf den Menschen übertragen werden.

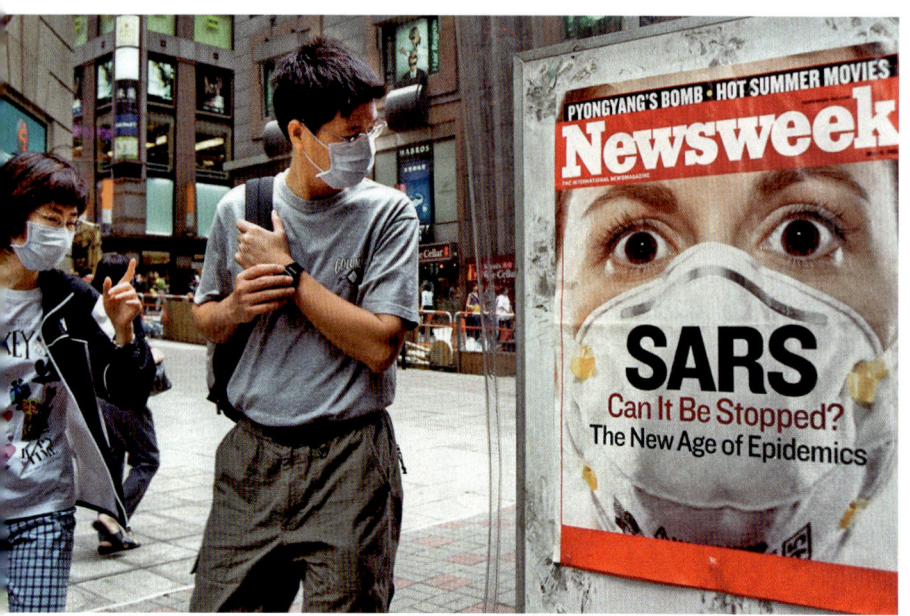

Abb. 7 Der erste detektierte Ausbruch mit einem hoch ansteckenden Corona-Virus, dem SARS-Corona-Virus 1 (SARS-CoV-1), das sich 2003 von China aus in 29 Länder und Territorien ausbreitete, machte weltweit Schlagzeilen. Die Angst vor der neuen, unbekannten Erkrankung griff rund um den Globus um sich und brachte außerdem massive wirtschaftliche Einbußen für die gesamte asiatische Region mit sich. Das Foto zeigt eine Straßenszene aus Hongkong im Mai 2003. In den folgenden Jahren wurde eine Reihe bis dato unbekannter Corona-Viren in Menschen und Tieren entdeckt, und die Virusjagd in Wildtieren nahm Fahrt auf.

rechte Seite: Abb. 8 Die Grafik zeigt die sieben humanen Corona-Viren (CoVs) und die vermutete Abfolge ihres Übersprungs in den Menschen. In fünf der sieben CoVs stehen Fledermäuse am Ursprung und stellen das natürliche Reservoir dar, in zwei steht wahrscheinlich ein Nagetier am Ursprung. Bei drei der fünf ist es nicht bekannt, ob der Übergang in den Menschen direkt aus dem Kleintierreservoir stattgefunden hat oder über einen Zwischenwirt erfolgt ist und welcher Zwischenwirt dies ist (nach Corman et al. Adv Virus Res. 2018).

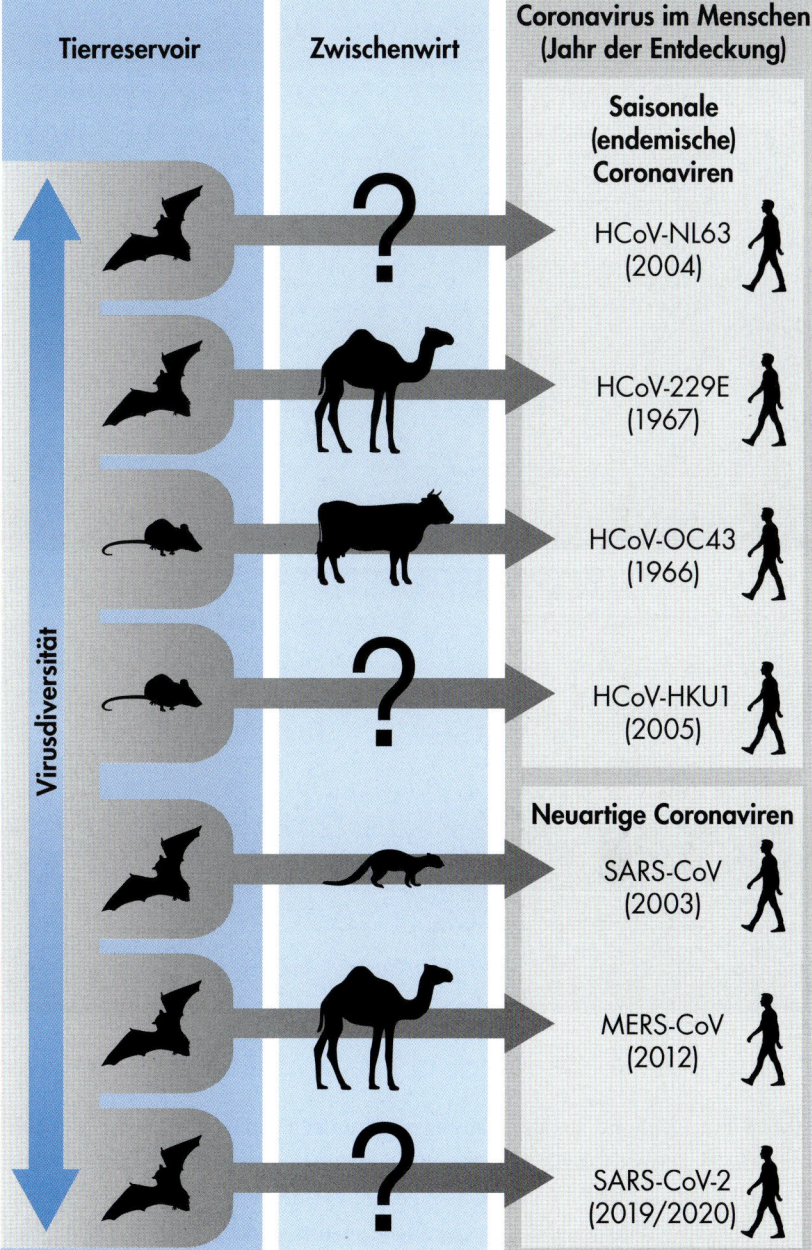

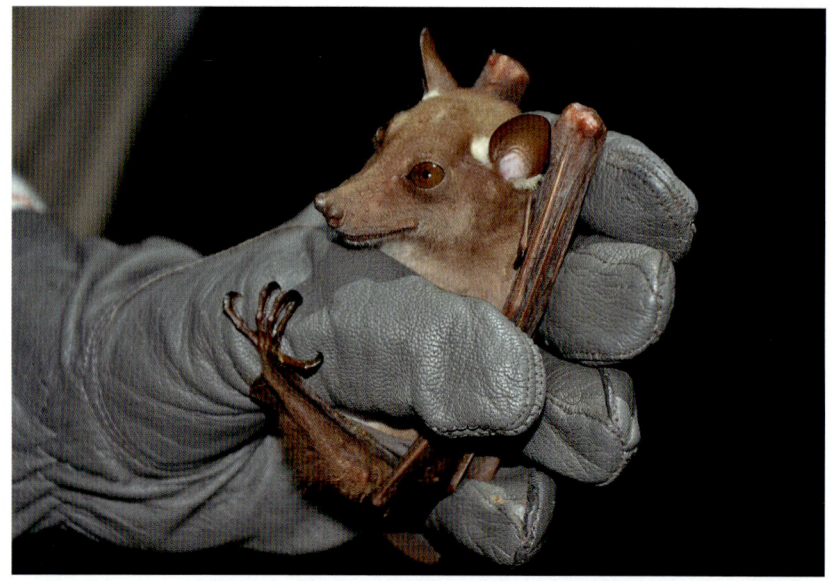

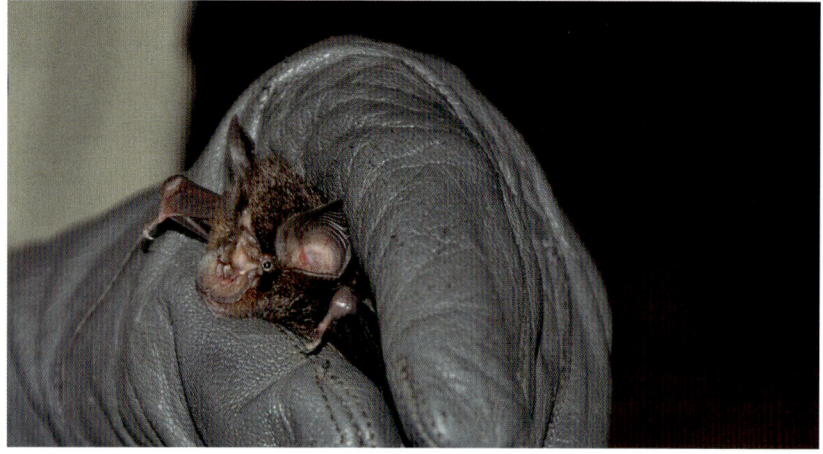

Abb. 9 Ein Flughund aus der Gattungsgruppe der Epauletten-Flughunde (oben) und eine Fledermaus aus der Überfamilie der Hufeisennasenartigen (unten). Trotz ihres sehr unterschiedlichen Aussehens gehören beide zu den Yinpterochiroptera – die Verwandtschaftsbeziehungen der Fledermäuse wurden erst in den 1980er-Jahren durch genetische Untersuchungen geklärt. Im unteren Bild sind die bizarre Hautstruktur der Nase, die großen Ohren und die kleinen Augen gut zu erkennen, die typisch für Hufeisennasen-Fledermäuse sind. Sowohl Flughunde als auch Hufeisennasen-Fledermäuse sind wichtige Reservoirwirte für zoonotische Viren.

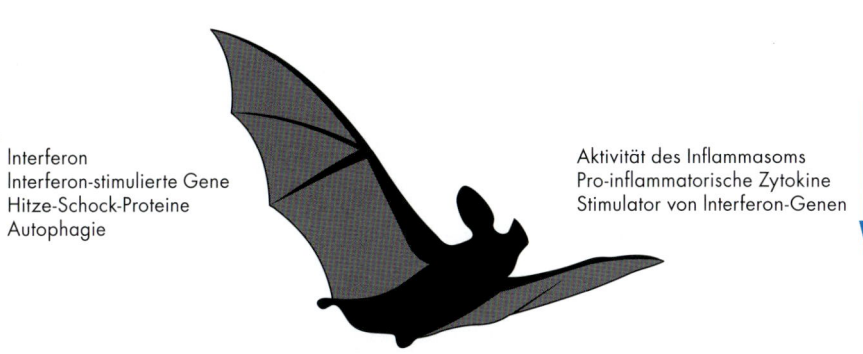

Abb. 10 Man vermutet, dass die energie-intensive Fähigkeit des Fliegens bei Fledermäusen dazu geführt hat, dass ihr Immunsystem einzigartige Eigenschaften entwickelt hat, die gleichzeitig auch die Ko-Existenz mit einer Vielzahl an Viren erlaubt und vor Krebs und vor Altersschäden schützt: Einerseits sind bestimmte Faktoren ihres angeborenen Abwehrsystems besonders aktiv. Dazu gehört Interferon und die von ihm stimulierten Gene, Proteine, die bei zellulärem Stress andere Proteine schützen, wie die Hitzeschock-Proteine, aber auch die Autophagie, eine Art Recyclingsystem in der Zelle, die schadhafte Produkte abbaut. Andererseits ist das Immunsystem von Fledermäusen in der Lage, die Entzündungsreaktion, die durch die genannten Prozesse normalerweise angestoßen wird, unter starker Kontrolle zu halten – die Tiere schützen sich also vor zelleigenen Schaden, ohne dass es zu nachfolgenden Krankheitsprozessen kommt (nach Irving et al. Nature. 2021).

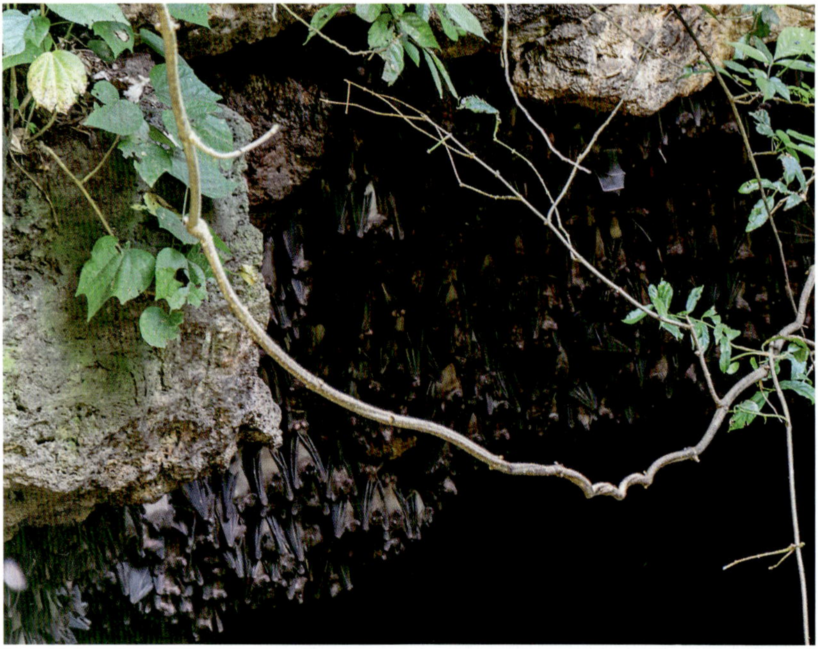

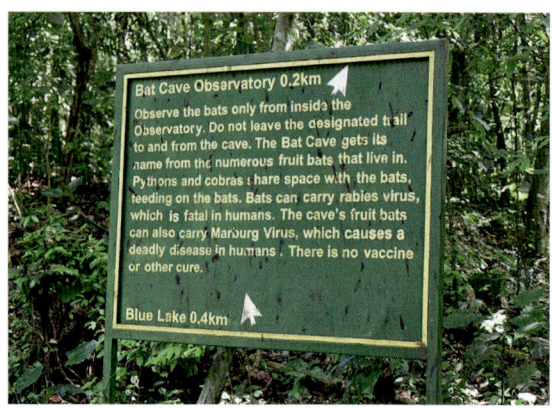

Abb. 11 Nilflughunde am Eingang der Python Cave im Maramagambo-Wald in Uganda. Nachdem es in den Jahren 2007 und 2008 zu Infektionen mit dem Marburg-Virus bei zwei Touristinnen kam, wurde die Höhle für Besucher geschlossen. Heute ist nur noch die Besichtigung von einem Observatorium – einer Holzplattform mit ausreichend Abstand zum Höhleneingang – aus möglich. Selbst aus der Ferne kann man die Größe der Kolonie erahnen: Es sind geschätzt 40 000 bis 100 000 Tiere. Die Nilflughunde sind das natürliche Reservoir des Marburg-Virus, sie selbst erkranken nicht, beim Menschen hingegen ist die Infektion mit einer hohen Sterblichkeitsrate verbunden.

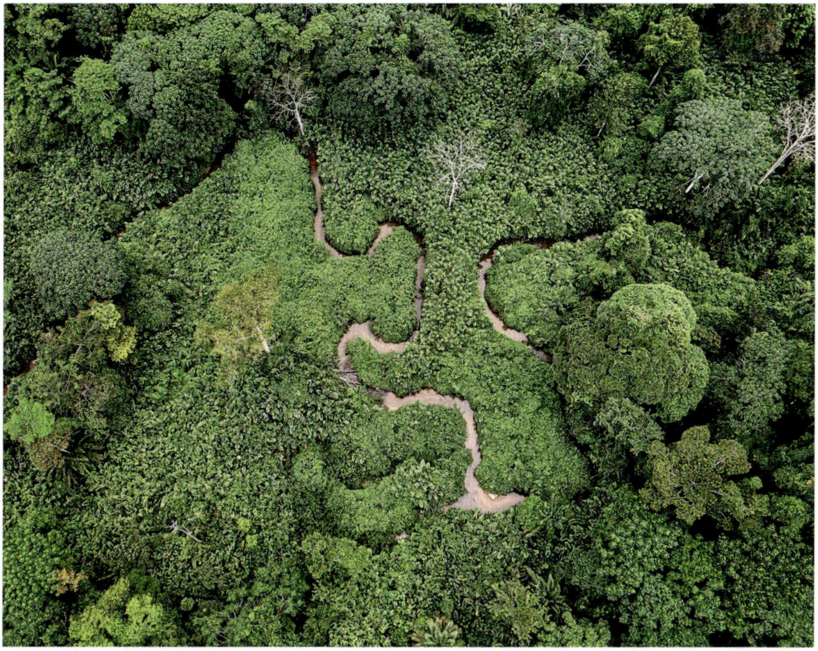

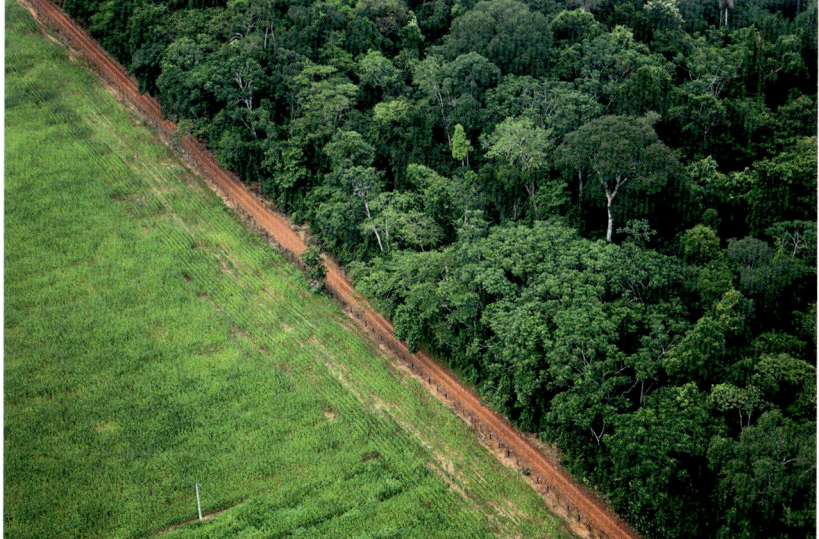

Abb. 12 Ein ungestörter Regenwald in Gabun (oben) und ein fragmentiertes Waldgebiet in Brasilien (unten). Durch Rodung und Landnutzung ehemaliger Waldgebiete entstehen Kontaktzonen, an denen Tierarten und deren Krankheitserreger aus bislang ungestörten Ökosystemen plötzlich auf den Menschen und seine Nutztiere treffen. Entlang solcher Kontaktzonen steigt das Risiko für Zoonosen.

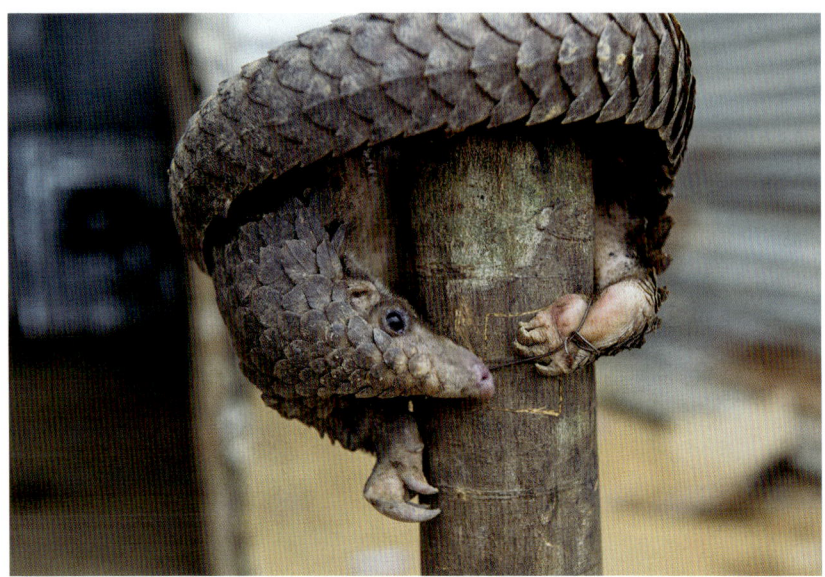

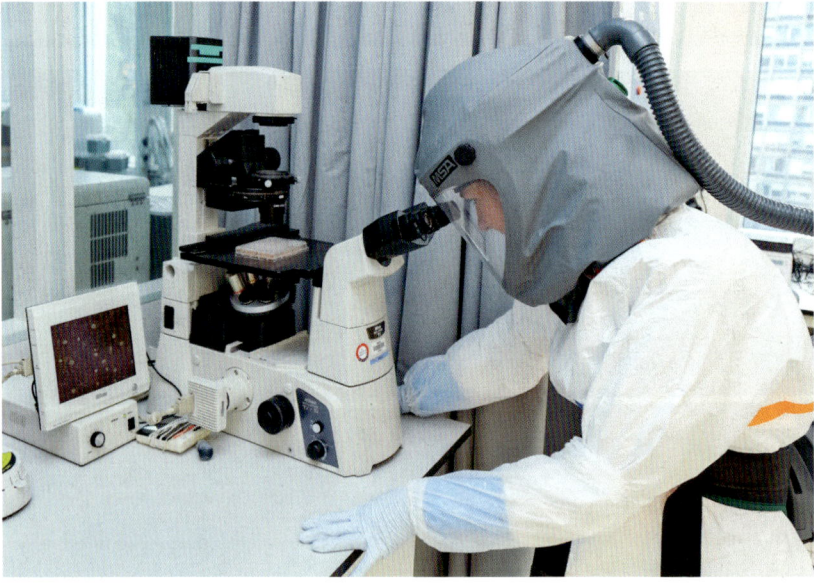

oben: Abb. 13 Schuppentiere gehören zu den am häufigsten illegal gehandelten Tieren weltweit. Sie werden wegen ihres Fleisches sowie wegen ihrer Schuppen gejagt, die u. a. in der Traditionellen Chinesischen Medizin nachgefragt sind.
unten: Abb. 14 Isolation von Viren im BSL-3-Labor. Die Wissenschaftlerin trägt Schutzkleidung; auf dem Monitor links vom Mikroskop sind die Veränderungen im Zellrasen sichtbar.

Neben den Masern hat aber noch ein weiteres menschliches Virus eine unerwartete Verbindung zu Fledermäusen: Das Röteln-Virus oder Rubella-Virus, ebenfalls eine klassische Kinderkrankheit, die im Englischen verwirrenderweise als *German measles*, also die deutschen Masern, bezeichnet wird. Es ist aber weder enger mit den Masern verwandt, noch gehört es zur Familie der Paramyxo-Viren, sondern zu einer Virusfamilie, die man kürzlich auf den Namen *Matonaviridae* getauft hat – zu Ehren von George de Maton, der 1814 erstmals Masern und Röteln als zwei unterschiedliche Krankheiten identifizierte.

Mysteriöserweise war das menschliche Röteln-Virus lange Zeit das einzige Mitglied dieser Virusfamilie, was Forschenden weltweit ein Rätsel aufgab, vor allem in Hinblick auf die vielen neuen Verwandten bei anderen Virusfamilien, die man plötzlich in Tieren fand. Sollte das Röteln-Virus hier wirklich ganz anders sein? Nein! Denn fast zeitgleich fanden zwei Forschungsteams kürzlich zum ersten Mal Verwandte des menschlichen Röteln-Virus, und diese Entdeckungsgeschichte ist wirklich spannend! Ein Team von Wissenschaftler*innen um Professor Tony Goldberg – der amerikanische Virologe, der damals den Rhinovirus-Ausbruch und den Tod des Schimpansenmädchens Betty beschrieb – beprobte in Uganda Zyklopen-Rundblattnasen, eigentlich auf der Suche nach Corona-Viren. Bei diesen Fledermäusen handelt es sich um Verwandte der Hufeisennasen-Fledermäuse, und anders, als ihr Name vermuten lässt, haben natürlich auch sie zwei Augen und nicht nur eins. Ihr wenig schmeichelhafter Name stammt vielmehr von einer kleinen Öffnung auf der Stirn hinter dem Nasenblatt, die zu einer Drüse gehört, deren Funktion man nicht kennt. Die Fledermäuse wurden 2017 im *Kibale*-Park im Westen Ugandas gefangen, einem wunderschönen Nationalpark, den ich selbst schon vor einigen Jahren besucht habe. Zwanzig dieser Tiere wurden von den Forschenden beprobt, und sie analysierten die Proben per Tiefensequenzierung, die auch die Identifizierung komplett unbekannter Viren erlaubt.

Über 6000 Kilometer entfernt starben fast zeitgleich in einem kleinen Zoo im nordöstlichen Deutschland ein Esel, ein Capybara – das größte Nagetier der Welt, in Mittel- und Südamerika heimisch und am nächsten mit den Meerschweinchen verwandt – sowie ein Rotnacken-Wallaby, eine kleinere Känguru-Art. Alle drei erkrankten plötzlich mit unklaren neurologischen Symptomen – an einer unbekannten Krankheit. Die Tiere wurden deshalb an das Friedrich-Loeffler-Institut auf der Insel Riems bei Greifswald geschickt und dort weiter untersucht. Nachdem alle üblichen Krankheitserreger, die so etwas auslösen könnten, negativ waren, hat auch hier das Forschungsteam um Professor Martin Beer die Tiefensequenzierung benutzt.

Was beide Teams mit der Methode gefunden haben: die ersten Verwandten des humanen Röteln-Virus in Tieren, mehr als 200 Jahre, nachdem die Röteln als Krankheit im Menschen beschrieben wurden. Das amerikanische Team taufte sein Virus Ruhugu-Virus – zusammengesetzt aus der Region Ruteete in Uganda und einem Wort aus der lokalen Bantu-Sprache: *obuhuguhugu*. Damit bezeichnen die Bewohner der Region lautmalerisch das Geräusch, welches das Flattern einer Fledermaus in einem hohlen Baum beschreibt. Etwas weniger poetisch war die Namensgebung des deutschen Teams: Es taufte das Virus *Rustrela*, zusammengesetzt aus Rubella-Virus und der Strelasund-Region in Nordostdeutschland, wo die Forschenden das Virus zuerst gefunden hatten.

Aber die Suche war noch nicht zu Ende. Im Zoo stellte sich die Frage, wie drei so unterschiedliche Tiere infiziert werden konnten, und es lag nahe, dass es eine gemeinsame Quelle der Infektionen gab – wahrscheinlich aus einem Reservoirwirt. Es wurden weitere Tiere getestet, unter anderem auch Mäuse, die im Zoo und um den Zoo herum lebten. Und die Forschenden wurden fündig: Sie fanden das Virus in einheimisch vorkommenden Gelbhalsmäusen, und die Tiere wiesen hohe Viruslasten in ihrem Gehirn auf. Diese Mausart ist bereits für eine Reihe an Viren als Wirt bekannt, darunter das Frühsommer-Meningitis-Virus, das Dobrava-Hanta-Virus, ein Pocken-Virus und Hepatitis E. Im Gegensatz zu den Zootieren erschienen die Mäuse aber gesund. Auch die afrikanischen Fledermäuse erschienen gesund – sie waren auf ihrer nächtlichen Futtersuche ein paar neugierigen Virolog*innen ins Netz geflogen, wurden kurz in einem Stoffsäckchen geparkt und nach dem Abstrich schon bald wieder in die Nacht entlassen.

Wieso die Viren in so unterschiedlichen Tierarten, an so zwei unterschiedlichen Orten der Welt entdeckt wurden, warum sie so lange Zeit unentdeckt blieben und in welchen Tieren die Viren ihren Ursprung haben, bleibt trotz dieser hoch spannenden Studie noch offen. Zyklopen-Rundnasen und Gelbhalsmäuse leben auf unterschiedlichen Kontinenten, weit voneinander entfernt. Warum sie sich so zwei nah verwandte Viren teilen? Auch wo die menschlichen Röteln eindeutig ihren Ursprung haben, kann diese Studie nicht endgültig klären, ein zoonotischer Übergang in den Menschen erscheint jedoch kaum noch von der Hand zu weisen.

Auch hier findet sich wieder ein bekanntes Muster: Im Menschen scheint das Rubella-Virus weitestgehend die *Hit-and-run*-Strategie benutzen zu können, die mit akuter Erkrankung des Wirtes einhergeht und durch die es kontinuierlich auf neue Wirte angewiesen ist. Sein Reservoir scheint das Virus nicht krank zu machen – aber gleichzeitig leben weder Zyklopen-Rundnasen noch Gelbhalsmäuse in großen Gruppen, die ein Überleben nur über eine akute Infektion empfänglicher Wirte erlaubt. Welche Strategie dem Virus das Überleben in seinem Wirt erlaubt, ist bis heute noch unerforscht.

Aber wie steht es um ein aktuelles Risiko durch dieses Virus, das immerhin in weitverbreiteten, einheimischen Mäusen vorkommt? Etwas beunruhigend ist tatsächlich die Bandbreite an Säugetierspezies, die im Zoo daran erkrankten: Esel und Wasserschwein gehören nicht zur gleichen Säugetier-Ordnung, und das Wallaby gehört nicht mal zu den höheren Säugetieren. Kurz nach der Studie wurden noch ein Nasenbär und ein einheimischer Otter mit dem Virus infiziert gefunden – beide gehören zur Ordnung der Karnivoren. Nebenbei hat die Entdeckung des Rustrela-Virus auch noch ein anderes Rätsel aufgeklärt: Seit den 1970er-Jahren beobachtete man bei Hauskatzen immer wieder eine neurologische Krankheit, die den Tiermedizinern als »Taumelkrankheit« bekannt war und deren Auslöser man nicht kannte. Als man in archivierten Proben solcher verstorbenen Katzen aus Schweden, Österreich und Deutschland gezielt nach dem Rustrela-

Virus suchte, fand man es in fast allen Tieren mit diesem Krankheitsbild. Und man fand dabei auch ein weiteres Reservoir: Nicht nur Gelbhalsmäuse, sondern auch schwedische Waldmäuse waren mit dem Virus infiziert. Das Virus scheint also weit verbreitet und hat wirklich ein breites Wirtsspektrum. Auch ein zoonotisches Risiko für den Menschen?

Das deutsch-amerikanische Forschungsteam bleibt vorsichtig: »Die Schlussfolgerung, dass das Ruhugu- oder Rustrela-Virus Zoonose-Erreger sind, ist derzeit spekulativ; Fledermäuse und Nagetiere besitzen jedoch biologische Eigenschaften, die sie als Wirt für viele Zoonosen prädisponieren, sodass dieses Szenario nicht abgetan werden sollte.«

Menschliche Fälle mit dem Virus sind zum Glück bis heute keine bekannt – auch wenn man bedenken muss, dass solche Fälle nur dann gefunden werden, wenn auch gezielt danach gesucht wird und es zuverlässige Nachweismethoden in der Humandiagnostik gibt. Also noch mal ein Grund, warum auch Humanmediziner sich dafür interessieren sollten, was so in den anderen Spezies los ist, und ein Grund, warum ich die Zoonosenforschung, die ja genau an der Schnittstelle zwischen Mensch und Tier stattfindet, für einen Humanmediziner so spannend und lohnend finde.

Und auch ich habe mich übrigens schon mal auf die Suche nach den Zyklopen-Rundblattnasen gemacht: bei unserer Feldexpedition 2015 in Gabun, wo wir nicht nur Viren, sondern auch Parasiten und Bakterien untersucht haben. Ich hatte bei diesem Projekt die Freude, dort mit meiner Kollegin und Freundin Dr. Juliane Schaer unterwegs zu sein, die zuvor bereits eine bahnbrechende Forschungsarbeit zu Blutparasiten in Fledermäusen veröffentlicht hatte. Blutparasiten, das sind beispielsweise die Plasmodien, Erreger der Malaria oder Trypanosomen, die Erreger der Schlafkrankheit, und auch für diese findet man Verwandte menschlicher Erreger in Tieren, unter anderem in Fledermäusen. Gerade die Zyklopen-Rundblattnasen sind Träger eines ganz besonders interessanten Erregers mit dem Namen *Plasmodium cyclops*. Das Bemerkenswerte an dieser Plasmodien-Art ist, dass sie überraschend eng mit den Plasmodien aus Nagern verwandt ist:

Die wahrscheinlichste Erklärung ist auch hier ein Übersprung von einer Art zur anderen. Die Suche nach den Zyklopen-Rundblattnasen ist mir bei diesem Feldprojekt als besonders mühsam in Erinnerung geblieben, denn man kann bei dieser Art nicht darauf hoffen, dass sie einfach so in ein beliebig aufgestelltes Netz fliegt, sondern man muss bei Tag zuerst ihre Schlafplätze lokalisieren. Nur dann kann man das Netz geschickt aufstellen und hat eine Chance darauf, diese Tiere beproben zu können. Stundenlang kämpften wir uns deshalb am Nachmittag auf schlammigem, rutschigem Boden durchs dichte Unterholz und suchten den Wald um unser Camp nach großen, alten Bäumen mit möglichst viel abgestorbenem Holz und hohlen Stämmen ab. Denn die Tiere verbringen den Tag dort gut geschützt in relativ kleinen Kolonien, einige wenige bis maximal ein Dutzend Individuen findet man dort. Dieses Schlafrevier ist es wohl auch, was Erreger dieser Fledermausart für einen Wirtswechsel prädestinieren könnte. Denn die hohlen Bäume sind nicht nur bei den Zyklopen-Rundblattnasen begehrte Schlafplätze, auch andere Säuger wie Nagetiere finden sich regelmäßig dort. Enger Kontakt zwischen verschiedenen Tierarten: Auch in der freien Wildbahn scheint es ein Szenario zu sein, wie Erreger entweder direkt durch Kontakt mit Ausscheidungen oder vielleicht auch durch blutsaugende Moskitos besonders leicht in einen neuen Wirt übergehen können. Auch wenn Parasiten und Viren eine sehr unterschiedliche Infektionsbiologie haben und wir noch sehr wenig darüber wissen, wie genau Wirtswechsel von Mikroorganismen zwischen so unterschiedlichen Ordnungen wie Fledermäusen und Nagern in der Natur stattfinden: Dennoch ist es bemerkenswert, dass gerade diese eine Fledermausart gleich von zwei Erregern befallen ist, die eine enge Verbindung zu denen in Nagetieren aufweisen.

Exkurs: Wie man Krankheitserreger zurückdrängen oder verschwinden lassen kann

Es gehört zu den ehrgeizigsten Vorhaben der Menschheit, Krankheitserreger wie Viren zurückzudrängen, sodass sie in einem bestimmten Gebiet nicht mehr auftreten, oder gar komplett verschwinden zu lassen. Ersteres ist die Elimination, das heißt, einen Erreger in einem bestimmten Gebiet verschwinden zu lassen, während der Erreger aber weltweit noch vorhanden ist. Die Eradikation hingegen ist das vollständige Verschwindenlassen eines Erregers auf globaler Ebene – also die Ausrottung. Besonders bei menschlichen Erregern, die schwer krank machen, sowie bei tiermedizinisch relevanten Erregern, die die Nahrungsmittelproduktion betreffen und deren Auftreten mit hohen ökonomischen Ausfällen behaftet ist, erscheint die Ausrottung als Königsweg.

Ein Virus auszurotten, also komplett aus der natürlichen globalen Zirkulation verschwinden zu lassen, ist allerdings nur unter bestimmten Voraussetzungen möglich und wird auch nur dann überhaupt versucht, wenn diese Voraussetzungen erfüllt sind:

Zuerst muss es eine wirksame Prävention geben, in der Regel ist das eine Impfung, die auch einen Schutz vor Ansteckung und Weitergabe des Erregers bietet. Außerdem darf es außerhalb der betroffenen Spezies kein weiteres Reservoir geben. Bei menschlichen Erregern heißt das, es darf kein Tierreservoir geben, bei Nutztierkrankheiten darf es kein relevantes Reservoir in Wildtieren geben. Für zoonotische Viren oder solche, die kontinuierlich zwischen den Artengrenzen hin- und herspringen, ist eine dauerhafte Ausrottung also nicht möglich.

Zwei Mal ist es bisher in der Geschichte der Menschheit gelungen, ein zuvor endemisches Virus auszurotten, einmal beim Menschen und einmal beim Tier. Es sind die echten Pocken, auch Variola genannt, von der WHO 1980 als eradiziert erklärt, und die Rinderpest, von der Weltorganisation für Tiergesundheit 2011 als ausgerottet bezeichnet.

Auch SARS-CoV-1 könnte man in diese Geschichte einer erfolgreichen Virus-Eradikation einreihen – auch wenn es zum Glück nie einen endemischen Zustand erreicht hat, so zirkulierte es zumindest zeitweise doch in mehreren Regionen der Welt. Diese Zurückdrängung war eine Erfolgsgeschichte der konsequenten Anwendung von Maßnahmen der öffentlichen Gesundheit, einen Impfstoff gab es damals nicht.

Zwei weitere endemische Viren des Menschen stehen aktuell auf der To-do-Liste für eine Eradikation: das Poliomyelitis-Virus, bekannt als Verursacher der Kinderlähmung, und die Masern. Angetrieben wird dies durch zwei ehrgeizige Programme, die Global Polio Eradication Initiative (GPEI), die bei der Aufnahme ihrer Arbeit als Ziel die Ausrottung der Polio bis zum Jahr 2000 hatte, und den Global Vaccine Action Plan, der als Meilenstein die Elimination der Masern in fünf WHO-Regionen bis zum Jahr 2020 zum Ziel hatte.

Man braucht wenig virologische Kenntnisse, um zu wissen, dass beides nicht gelungen ist – und durch die Rückschläge während der COVID-19-Pandemie bei internationalen Impfprogrammen sind diese Ziele nochmals weiter in die Ferne gerückt. Im Jahr 2023 steht man mit höheren Fallzahlen bei beiden Infektionskrankheiten schlechter da als noch vor einigen Jahren. Wie dramatisch die Verluste von bereits gut kontrollierten Regionen sind, zeigte sich vor einigen Jahren am Beispiel des amerikanischen Kontinents: Trotz der Größe der Region war es im Jahr 2016 gelungen, die Masern zu eliminieren – das heißt, 12 Monate ohne Masernfälle in Nord- und Südamerika. Um diesen Zustand aufrechtzuerhalten, braucht es hohe Durchimpfraten – etwa 95 Prozent der Population muss immun sein, um dem Virus auf seiner Suche nach empfänglichen Wirten den Weg abzuschneiden. Leider ist es nicht gelungen, diesen erfreulichen Zustand zu bewahren: Zwischen 2017 und 2019 berichteten mehrere Länder von einer steigenden Anzahl importierter Fälle. Schon bald kam es wieder zu einer endemischen Zirkulation, vor allem in Brasilien und Venezuela. Damit verlor die gesamte Region ihren Status als masernfreie Region. Dies ist ein weiteres Beispiel dafür, dass die Elimination selbst von hoch ansteckenden Infektionskrankheiten durch Impfung auch über weite geografische Strecken funktionieren kann – eine dauerhafte Kontrolle hoch ansteckender Krankheiten aber eben nur auf globaler Ebene funktioniert.

Im Hinblick auf verfügbare Impfstoffe und die Abwesenheit neuer zoonotischer Eintragungen wären immerhin noch eine ganze Reihe anderer Viren für die Eradikation geeignet: Dazu gehören die Hepatitis A und B sowie das Mumps- und Röteln-Virus. Bei all diesen Erregern schützt der Impfstoff in der Regel sowohl vor Erkrankung als auch vor Infektion, und zumindest theoretisch könnte man die Zirkulation dieser Viren komplett unterbrechen.

Hat man einmal die Eradikation erreicht, und der Erreger zirkuliert nicht mehr in der Natur, so stellt sich aber irgendwann unweigerlich die Frage, wie lange man eine Impfung gegen ein ausgerottetes Virus noch fortführt. Und genau das war bei den echten Pocken so auch der Fall: Das Virus konnte dank der weltweiten Pockenimpfung ausgerottet werden, da es sich vor langer Zeit an den Menschen als einzigen Wirt angepasst hat und es kein Tierreservoir gibt. Zwar existieren noch Virusstämme in zwei Laboren in den USA und Russland, es gibt heute allerdings keine natürliche Zirkulation des Virus mehr. Schrittweise stellte man nach der Eradikation auch die Impfung dagegen ein.

Es gibt jedoch auch diese Theorie: Jedes Virus besetzt eine ökologische Nische, und wird diese Nische frei, dann findet ein verwandtes Virus früher oder später einen Weg, diese freie Nische zu besetzen. Bis vor Kurzem blieb dieses Szenario theoretisch, aber seit Anfang 2022 gibt es konkrete Hinweise, dass an der Theorie tatsächlich etwas dran sein könnte. Denn es scheint, als würde ein anderes Pocken-Virus diese Nische im Menschen gerade erkunden – dabei handelt es sich um das Affenpocken-Virus. (Der Name »Affenpocken« ist auch ein Beispiel für eine historisch gewachsene, aber aus heutiger Sicht fehlerhafte und deshalb verwirrende Namensgebung in der Virologie: Denn das Virus wurde zwar in den 1950er-Jahren zuerst bei Affen gefunden, es hat dort aber nicht sein Reservoir, sondern in Nagetieren. Die genaue Reservoirspezies kennt man nicht, aber man vermutet zwei Arten von afrikanischen Hörnchen).

Krankheitsfälle mit diesem Virus traten bisher dauerhaft aber örtlich begrenzt, also endemisch, in West- und Zentralafrika auf, die vermutlich alle einen zoonotischen Ursprung aus einem Tier hatten. Auch begrenzte Mensch-zu-Mensch-Übertragung wurde zwar beobachtet, aber die Infektionsketten liefen sich in der Regel aus. Denn das Virus ist eigentlich nicht besonders gut darin, sich von Mensch zu Mensch zu übertragen, es braucht sehr engen Kontakt, wie es z. B. innerhalb einer Familie oder zwischen Partnern gegeben ist. Aus diesem Grund hat das Virus in den vergangenen Jahren auch nur wenig internationale Aufmerksamkeit bekommen – obwohl seit Jahren eine stetige Zunahme an Krankheitsfällen in Afrika beobachtet wurde. Die Aufmerksamkeit war aber plötzlich da, als es Anfang 2022 zum ersten globalen Ausbruch des Virus außerhalb der bislang bekannten endemischen Gebiete kam, der nun auch nicht mehr als immer wieder neue zoonotische Eintragung, sondern als kontinuierliche Übertragung von Mensch zu Mensch stattfand und weiterhin noch stattfindet.

Was hat das mit dem längst ausgerotteten Variola-Virus und dem Ende der Impfung vor über vierzig Jahren zu tun? Das Affenpocken-Virus und das der echten Pocken sind so nah miteinander verwandt, dass die Impfung gegen die echten Pocken auch gegen eine Infektion mit dem Affenpocken-Virus geschützt hat. Seit dem Ende der Pocken-Impfkampagne aber nimmt die Bevölkerungsimmunität kontinuierlich ab, und die Population der immun-naiven Menschen wächst kontinuierlich an: Menschen, die nach Ende der Impfkampagne geboren wurden, haben keine Antikörper mehr gegen Pocken-Viren. Dazu gehöre auch ich: 1980 in Deutschland geboren, habe ich keine Pockenimpfung mehr erhalten und im Gegensatz zu meinen Eltern auch nicht die typische runde oder ovale Vernarbung am Oberarm. Mein Immunsystem hatte noch nie Kontakt mit irgendeinem Pocken-Virus, und im Falle einer Infektion hätte das Virus leichtes Spiel.

Man vermutet, dass genau dies inzwischen bei etwa 70 Prozent der Weltbevölkerung der Fall ist.

Möglicherweise öffnet sich damit wieder eine Nische für Pocken-Viren im Menschen, die nun von einem anderen Virus – dem Affenpocken-Virus – eingenommen werden könnte, wenn wir es zulassen. Welche Rolle die abnehmende Immunität gegen Pocken-Viren auf Bevölkerungsebene spielt und welche anderen Faktoren zur Ausbreitung des Affenpocken-Virus beitragen, ist noch wenig verstanden. Der weltweite Ausbruch mit diesem Virus im Jahr 2022 nahm seinen Lauf in einer besonders gut vernetzten Bevölkerungsgruppe, in der das Virus viel Gelegenheit zur Übertragung hatte: Es handelte sich überwiegend um Männer, die Sex mit Männern haben. Das Virus fand innerhalb dieser Gruppe eine kleine Anzahl von Menschen mit besonders vielen, häufig wechselnden Sexpartnern. Was einerseits der Grund für die schnelle Ausbreitung war – eine urbane, global stark vernetzte Population –, war andererseits auch ein Vorteil für die Eindämmung. Erfahrungen bei der Bekämpfung anderer sexuell übertragbarer Erkrankungen wie HIV, die Gesundheitskompetenz der betroffenen Gruppe, aber auch Impfungen und Verhaltensänderungen haben entgegen den anfänglichen Befürchtungen wieder zu einem Abflauen der Fallzahlen geführt. Gegen Ende 2022, Anfang 2023 scheint sich das globale Infektionsgeschehen mit dem Affenpocken-Virus auf einem sehr niedrigen Niveau eingependelt zu haben, und eine Elimination außerhalb der bisher endemischen Gebiete scheint Erfolg versprechend und wird auch angestrebt. Ob dies wirklich gelingt, wird sich in den kommenden Jahren erst zeigen. Ein Warnschuss ist der Ausbruch allemal, denn er hat gezeigt, dass wir trotz – oder vielleicht gerade wegen? – Covid-19 nicht ausreichend auf den nächsten Virusausbruch vorbereitet sind.

Die Identifizierung von Viren, die in Tieren vorkommen und Verwandte heutiger Menschenviren sind, hat die Perspektive jedenfalls ein wenig geändert – auch für verwandte Viren aus Fledermäusen oder anderen Reservoiren wäre es theoretisch möglich, dass sie eine solche zukünftige freie Nische wieder füllen könnten. Bei den Paramyxo-Viren könnten dies Verwandte der menschlichen Masern-

oder Mumps-Viren sein, würde eines Tages die Eradikation gelingen und man würde aufhören zu impfen. Hepadna-Viren aus Fledermäusen oder auch aus Primaten könnten dies möglicherweise tun, würde man die Eradikation von Hepatitis B erreichen. Und auch für Nutztierkrankheiten ist dieser Gedanke von Bedeutung: Die Rinderpest ist bereits ausgerottet, und die »Pest der kleinen Wiederkäuer«, ebenfalls ein Paramyxo-Virus, das Ziegen und Schafe befällt, wurde von der Weltorganisation für Tiergesundheit auf die Liste der zu eradizierenden Nutztierpathogene gesetzt. Die Einstellung der Impfung wäre auch hier eine logische Folge, wenn das Ziel erreicht wird. Das Wissen um eng verwandte Viren aus Wildtieren, allen voran den Fledermäusen, ist hier also wesentlich. Ob diese Viren es dann erfolgreich schaffen würden, sich eine solche Lücke zu erobern, das wissen wir heute nicht. Auch müssen diese Viren natürlich erst einmal die Möglichkeit dazu bekommen, und hier können gezielte Präventionsmaßnahmen ansetzen.

All dies bedeutet natürlich keinesfalls, dass solche Eradikationsprogramme von vornherein zum Scheitern verurteilt sind oder gar keinen Sinn machen – ganz im Gegenteil! Es gibt wohl keine wirksamere Methode zur Prävention als Eradikationsprogramme, die im Erfolgsfall viel Leid verhindern und vielen Menschen ein gesundes Leben ermöglichen. Die Kenntnisse um verwandte Viren kann entscheidend helfen, um Impfstrategien anzupassen, Impfstoffe zu verbessern und die gezielte Überwachung von gerade solchen Viren zu betreiben, die besonders fit erscheinen, die Lücke eines eradizierten Erregers zu füllen.

Es gibt also gute Gründe, dass Virolog*innen auch Gummistiefel anziehen, nachts durch den Regenwald streifen und in geflügelten Kleinsäugern molekulare Ahnenforschung nach heute endemischen Viren betreiben – es könnte eine ganz praktische Bedeutung für die Vermeidung künftiger Ausbrüche haben!

Einheimische zoonotische Viren

Die großen zoonotischen Ereignisse der vergangenen Jahre oder Jahrzehnte, vor allem jene, die in den Medien breite Aufmerksamkeit bekommen haben, nahmen meist in weit entfernten Regionen ihren Ursprung. Das Risiko zoonotischer Ereignisse scheint an den Rändern afrikanischer Regenwälder oder auf asiatischen Wildtiermärkten, aber auch in tragischen, aber insgesamt eben doch seltenen Fällen für Halter exotischer Haustiere signifikant hoch zu sein. Zoonosen, so unsere bisherigen Erkenntnisse, gibt es an den Orten der Welt, wo Menschen eng mit Wildtieren in Kontakt kommen und unberührte Ökosysteme zerstört werden. Aber bei uns, in Europa, in Deutschland, Österreich oder der Schweiz? Haben wir ein Risiko, an einer Zoonose zu erkranken oder gar von einem neuartigen, noch wenig erforschten Virus infiziert zu werden? Sind es vielleicht sogar solche noch unerkannten Viren, die manchmal am Werk sind, wenn es bei einem Patienten einen Verdacht auf eine rätselhafte Infektionskrankheit gibt, wir aber im Labor keinen der Erreger finden, nach denen wir suchen können? Und falls tatsächlich das Risiko besteht, dass wir infiziert werden, woher kommen diese einheimischen Zoonosen? Welche Treiber von Infektionen, welche Risiko-Konstellationen gibt es bei uns?

Der »wilden« Natur begegnen wir hier jedenfalls nur noch selten, denn deutlich weniger als 1 Prozent der Landfläche in Deutschland ist überhaupt noch unberührt. Unsere Nutztiere, durchgeimpft und veterinärmedizinisch kontrolliert, sind größtenteils in hoch technisierten Ställen verwahrt, mit ausgeklügelter Belüftung und Beleuchtung und wenig oder keinem Kontakt zu Wildtieren oder überhaupt zur Außenwelt – im Rahmen der konventionellen Tierhaltung geht das so weit, dass die Tiere in ihrem kurzen Leben in den wenigsten Fällen überhaupt jemals blauen Himmel oder die Sonne zu sehen bekommen. Und wir selbst haben zwar alle Möglichkeiten, um die Welt zu reisen, dennoch werden die wenigsten von uns jemals Buschfleisch essen, mit tropischen Fledermäusen in Kontakt kommen oder auf *Wet Markets* Schuppentiere oder Larvenroller kaufen (was man auch niemandem empfehlen kann). Wir profitieren von einem sehr guten Gesundheitssystem und haben viele Infektionsrisiken schon vor langer Zeit aus unseren Gesellschaften verbannt, zum Beispiel durch den Zugang zu sauberem Wasser, strenge Kontrolle unserer Lebensmittel sowie durch Impfungen und Behandlungen mit Antibiotika, sollte es doch zu einem Infekt kommen. Zumindest bis zur Covid-19-Pandemie haben wir Infektionskrankheiten in »unserem« Teil der Welt nicht mehr als ernsthaftes Risiko wahrgenommen. Die »Geißel der Infektionskrankheiten«, so die allgemeine Überzeugung, war schon seit geraumer Zeit erfolgreich bekämpft.

Und dennoch finden sich auch in Europa einheimische zoonotische Viren, die Menschen infizieren und krank machen. Einige von ihnen hat man erst vor Kurzem entdeckt. Auch hier hat sich das häufige Phänomen in der Welt der neuartigen Viren gezeigt, dass man immer dort, wo man gezielt genug sucht, auch meist fündig wird (nicht immer aber mit dem, wonach man zunächst gesucht hat). Und das Faszinierende daran: Dabei handelt es sich nicht nur um neue oder importierte Viren, sondern endemische Erreger, also echte einheimische Zoonosen, durch einheimische Reservoirwirte.

Solche einheimischen zoonotischen Viren sind beispielsweise die Hanta-Viren. In Deutschland kennt man mehrere verschiedene Arten von Hanta-Viren, das häufigste davon ist das Puumala-Hanta-Virus. In meiner Liste an Lieblingsviren – die hat wahrscheinlich jeder Virologe und jede Virologin – stehen die Hanta-Viren weit oben: Denn durch sie habe ich zur Virologie gefunden, und das Puumala-Hanta-Virus ist das erste Virus, das ich selbst im Labor angezüchtet habe. Sie begleiteten also meine ersten Gehversuche in der Virologie, auch wenn ich relativ schnell danach zu den noch viel spannenderen Corona-Viren gewechselt habe, bei denen ich bis heute geblieben bin.

In Deutschland und einer Reihe anderer europäischer Länder ist eine im Labor nachgewiesene Infektion mit dem Virus meldepflichtig, und je nach Jahr schwanken die Fallzahlen zwischen etwa 100 bis über 1000, manchmal sogar 2000 gemeldeten Infektionen. Von den viralen Zoonosen aus einem Wildtier-Reservoir ist es damit eine der häufigeren. Die Dunkelziffer dieser Viruserkrankung ist wahrscheinlich aber sehr viel höher, und trotz starker Schwankung zwischen den Jahren steigen die Meldezahlen in den letzten zwanzig Jahren an. Um neue Viren handelt es sich bei den Hanta-Viren aber nicht – denn bereits in den 1950er-Jahren wurde bei amerikanischen Soldaten während des Korea-Krieges eine mysteriöse Fiebererkrankung mit nachfolgendem Nierenversagen beschrieben. Aufgetreten ist diese Erkrankung in der Nähe des Flusses Hantan in Korea, woher der Name des Virus stammt.

Heute weiß man, dass es sich nicht nur um ein Virus, sondern um eine große Virusfamilie handelt, die natürlicherweise Nagetiere und andere kleine Säugetiere dauerhaft infiziert. Dabei zeigen die Tiere keine Krankheitszeichen, wie das typisch ist für ein natürliches Reservoir. Denn das Virus und das Immunsystem der Tiere kennen sich schon lange, sie haben bereits eine lange Ko-Evolution hinter sich – und so haben beide, das Virus und das Immunsystem des Wirtes, eine Balance gefunden. Das kleine Tierchen bleibt also eine lebenslange Virus-Fabrik, ohne etwas davon zu bemerken: das perfekte Virusreservoir. Es scheidet die infektiösen Viren dauerhaft im Urin, im Kot und im Speichel aus. Trocknet dieser Urin aus, können die Viren im Staub oder in der Erde überdauern. Dabei können ihnen die Umwelteinflüsse wenig zusetzen, und trotz Austrocknung kann das Virus über lange Zeiträume infektiös bleiben. Man nennt das auch Tenazität, also »Zähigkeit«. Viren mit einer hohen Tenazität können auch nach langer Zeit und trotz widrigen Bedingungen wieder zum Leben erweckt werden. Werden sie dann vom Menschen oder von einer Maus eingeatmet, können sie über die Atemwege in die Zellen eindringen und eine Infektion auslösen.

Hanta-Viren finden sich nicht nur in Deutschland, sondern weltweit, und fast überall, wo man nach ihnen sucht, findet man sie. Bis vor wenigen Jahren dachte man zum Beispiel, dass sie nicht in Afrika vorkommen – inzwischen wurde jedoch gezeigt, dass es auch dort

Hanta-Viren gibt. Auch dort findet man sie in kleinen Säugetieren – und weltweit erstmalig sogar in Fledermäusen, die (ausnahmsweise) in diesem Zweig der Zoonosenforschung bis dahin keine Rolle gespielt hatten. Denn für lange Zeit hielt man die Nagetiere für den Ursprung aller Hanta-Viren – aber intensivierte Forschung zu den Hanta-Viren in Fledermäusen hat in den vergangenen Jahren neue Hypothesen möglich gemacht. Vergleichende Stammbaum-Analysen aller bekannten Hanta-Viren haben gezeigt, dass es viel häufiger als gedacht auch bei diesen Viren zu Wirtswechseln zwischen unterschiedlichen Arten kam. Und möglicherweise haben auch die Hanta-Viren ihren Ursprung in Fledermäusen, und auch die Nager und Spitzmäuse sind einmal durch einen lange, lange zurückliegenden Übersprung aus dem Fledermaus-Reservoir infiziert worden.

Man kann die Hanta-Viren in zwei große Gruppen aufteilen, von denen eine in Europa (inklusive Deutschland) und Asien vorkommt und die andere in den USA sowie in Mittel- und Südamerika. Entsprechend spricht man auch von Alt-Welt- und Neu-Welt-Hanta-Viren.

Das erste Zeichen einer Infektion mit einem Hanta-Virus ist meist ein grippeähnlicher Infekt, den man nicht von anderen viralen Infekten unterscheiden kann. Bei den in Deutschland heimischen Viren sind die Symptome am häufigsten Fieber, Kopf- und Gliederschmerzen, Übelkeit und Erbrechen, die etwa zehn Tage bis sechs Wochen nach dem Kontakt mit dem Virus auftreten. In einer zweiten Krankheitsphase werden dann häufig die Lunge oder die Nieren in Mitleidenschaft gezogen, je nachdem, mit welchem Virus man sich infiziert – die Viren der Alten Welt führen häufig zu Nierenversagen, während die Viren der Neuen Welt eine Entzündung der Lunge hervorrufen. Besonders die Viren aus der Neuen Welt befinden sich eher am oberen Ende der Skala der Krankheitsschwere – sie können sehr schwere Krankheitsverläufe auslösen, bei denen etwa die Hälfte aller Infizierten stirbt. Neben der Schädigung von Lungen und Nieren kann es auch zu schweren Störungen bei der Blutgerinnung kommen. Deshalb zählt man die Erkrankung mit Hanta-Viren zu den sogenannten viralen hämorrhagischen Fieber-Erkrankungen (*viral he-*

morrhagic fevers, auch VHF abgekürzt) – wie jene, die das Ebola- oder Marburg-Virus auslöst.

Ein hämorrhagisches Fieber-Virus in Deutschland? Nun, nicht ganz. Das in Nord- und Westeuropa vorkommende Puumala-Hanta-Virus – benannt nach einer idyllischen Region im südöstlichen Finnland, wo es zum ersten Mal nachgewiesen wurde – ist im Gegensatz zu seinen sehr krank machenden Verwandten sozusagen die *light*-Variante. Häufig verläuft die Infektion mit dem Virus mild, nur sehr selten ist sie tödlich. Man vermutet deshalb, dass ein großer Teil der Infektionen unerkannt bleibt und nie in den offiziellen Meldezahlen auftaucht. Besonders viele Infektionen mit dem Puumala-Virus und einer Reihe anderer Hanta-Viren gibt es im Übrigen in Skandinavien – eine Region, die wir eher nicht im Blick haben, wenn es um virale Zoonosen geht. Vor allem in Schweden und Finnland treten jeden Sommer viele Hanta-Virus-Infektionen auf, mit deutlich höheren Fallzahlen als in Deutschland. In beiden Ländern gibt es deshalb viele Forschungsgruppen, die an Hanta-Viren arbeiten, und sie verfügen weltweit wohl über das beste Wissen zu dem Virus und seinem Reservoir.

Obwohl die meisten Hanta-Viren im Laufe ihrer Evolution wahrscheinlich mehrfach von einer Art zu einer anderen gesprungen sind, sind sie dann sehr spezifisch für ihr Reservoir. Die meisten von ihnen kommen in genau einer einzigen Art vor, und nur in ihr, aber nicht in nahe verwandten anderen Nagerarten. Einige Hanta-Viren können zwar auch auf den Menschen überspringen, aber sie können sich dort nicht effektiv weiter vermehren oder sich dauerhaft im Menschen etablieren.

Mit dem Wissen um die Verbreitung des Reservoirs kann man bei den Hanta-Viren Aussagen über das Vorkommen des Virus machen: Ohne Reservoir kann es das jeweilige Virus nicht geben. Umgekehrt aber schon: Denn obwohl man bestimmte Nagerarten über große geografische Regionen hinweg findet, sind die Tiere nicht überall infiziert.

Für das Puumala-Virus ist dieses Reservoir die Rötelmaus *(Myodes glareolus)*. Diese Wühlmausart mit runden Öhrchen, Knopfaugen und rostrotem Fell kommt in ganz Europa vor, wo sie einheimische Wälder – am liebsten Eichen- und Buchenwälder –, aber auch Felder, Gärten und Parks bewohnt. Und obwohl es in allen deutschen Wäldern Rötelmäuse gibt, sind sie nur in bestimmten Regionen mit dem Puumala-Hanta-Virus infiziert, und nur dort kommt es zu Infektionen beim Menschen.

Zieht man eine Linie durch Deutschland, die im Nordwesten oberhalb des Emslandes beginnt und im Südosten auf der Höhe von Oberfranken endet, hat man das Verbreitungsgebiet des Puumala-Virus in Deutschland vor sich: Südwestlich dieser Linie finden sich die Gebiete, in denen man infizierte Rötelmäuse findet und damit auch Infektionen beim Menschen, nordöstlich davon findet man in der Regel keine Puumala-Hanta-Viren und auch keine menschlichen Infektionsfälle, jedenfalls keine lokal erworbenen (andere Hanta-Viren, auch solche, die den Menschen infizieren können, findet man dort aber trotzdem: Die haben ihr Reservoir aber in Brand- oder Gelbhalsmäusen, nicht in Rötelmäusen). Aber auch im Südwesten sind die Puumala-Virus-Infektionen nicht gleichmäßig über die Karte verteilt, sondern es gibt Gebiete mit besonders vielen Fällen. Bekannte Hanta-Virus-»Hotspots« in Deutschland sind die Schwäbische Alb, der Bayerische Wald, der Spessart, Nordost-Hessen, das Münsterland und der westliche Teil Thüringens. In jeder dieser Regionen zirkuliert eine eigene genetische Linie des Puumala-Virus, die sich durch einige Mutationen von jenen der anderen Regionen unterscheidet. Für den Krankheitsverlauf beim Menschen machen diese Mutationen keinen Unterschied, aber man kann sie als genetischen Fingerabdruck benutzen: Würde man also nach einer Rundreise durch Süd-Westdeutschland an dem Puumala-Hanta-Virus erkranken, könnte man durch Sequenzierung des Virus aus dem Blut des Patienten den Ansteckungsort einem der Hotspots zuordnen.

Die Rötelmäuse kümmern sich um all das nicht, denn das Puumala-Virus hat nach allem, was wir bisher wissen, wahrscheinlich kaum einen Einfluss auf ihre eigene Gesundheit. Sie gehen – infiziert oder nicht – ihrem eh schon kurzen Mäuseleben nach, das hauptsächlich aus Fressen, Nicht-selbst-gefressen-Werden und der Aufzucht einer reichen Nachkommenschaft besteht. Alle drei Faktoren haben allerdings einen deutlichen Einfluss auf das Infektionsrisiko des Menschen durch Hanta-Viren.

Auf dem Speiseplan der Rötelmaus stehen vor allem Bucheckern und Eicheln. Und alle paar Jahre geht es den Mäusen deshalb besonders gut: Es kommt zu einem Überfluss an Nahrung! Buchen und Eichen tragen nämlich nicht jedes Jahr gleich viele Früchte. Dieses Phänomen tritt in regelmäßig wiederkehrenden Zyklen auf, immer dann, wenn besonders günstige klimatische Bedingungen für die Bäume herrschen. Solche Jahre überdurchschnittlicher Samenproduktion nennt man auch »Mastjahre«. Der Name kommt aus einer Zeit, als Bauern ihre Schweine zur Mast in den Wald getrieben haben, die in einem solchen Jahr besonders üppig ausfiel. Für die Rötelmäuse bedeutet ein solches Jahr vor allem eins: perfekte Startbedingungen für viele, viele Nachkommen im Folgejahr. Diese explosionsartige Vermehrung der Rötelmäuse bedeutet deshalb auch eine höhere Viruslast, die in die Umwelt gelangt und austrocknet – Waldboden, trockenes Laub, Wege, Blätter, Moos, Parks, Gärten, Scheunen und Schuppen –, und natürlich auch mehr Rötelmäuse, die durch Wälder, Wiesen oder Gärten huschen und dort öfter auf Menschen treffen.

Diese alle paar Jahre auftretenden Wellen haben der Krankheit, die das Puumala-Hanta-Virus auslöst, auch ihren Namen gegeben: die *Nephropathia epidemica* – die epidemische Nierenerkrankung.

Und dieses Nierenversagen war es auch, das mich selbst zum ersten Mal mit diesem Virus in Kontakt gebracht hat, während meiner Zeit an der Uniklinik Heidelberg auf der Station für Nierenkrankheiten. Heidelberg liegt am westlichen Rande eines zusammenhängenden Risikogebiets für diese Krankheit.

Das Jahr 2010, in dem ich dort als Stationsärztin gearbeitet habe, war ein besonders ausgeprägtes Infektionsjahr, mit vielen, vielen Fällen: Erstmals seit Beginn der Meldepflicht wurden über 2000 laborbestätigte Hanta-Virus-Infektionen in Deutschland beobachtet, und die Saison begann schon im Januar. Wie eindrücklich ein solches Ausbruch-Jahr sein kann, konnte ich damals selbst an den Fallzahlen meiner Klinik beobachten. Damals stellten sich viele Patienten vor –

sogar schon im Frühjahr, als es noch relativ kalt war – eine eher ungewöhnliche Zeit für Hanta-Virus-Infektionen und zu diesem Zeitpunkt schon ein Anzeichen für ein starkes Infektionsjahr.

Im Gegensatz zu den vielen chronisch kranken Patienten mit einer Vielzahl an Vorerkrankungen, die man in der Nierenheilkunde oft sieht, handelt es sich bei den Hanta-Virus-Fällen oft um jüngere bis mittelalte Patienten, die keine Vorgeschichte in Bezug auf Nierenerkrankungen haben. Diese Patienten waren meist zunächst wegen eines unklaren Infektes mit Fieber beim Hausarzt gewesen. Bei einer Laboruntersuchung waren dann meist zufällig erhöhte Nieren- und Entzündungswerte sowie zu wenige Blutplättchen festgestellt worden. Sobald der Arzt den richtigen Verdacht hat, stellt er auch die richtigen Fragen nach dem potenziellen Ort der Ansteckung: nach häufigen Unternehmungen oder Sport im Wald, oder – der Klassiker – nach Putz- oder Umbau-Aktivitäten in Schuppen, Garagen oder Gartenhäusern, die den Winter über unbenutzt waren und in denen beim Aufräumen ordentlich Staub verwirbelt wurde. Rötelmäuse haben nämlich die Vorliebe, für ihre Winterruhe in »menschliche« Behausungen einzuziehen. Durch die chronische Infektion hinterlassen sie durch ihre Ausscheidungen dort jede Menge Viren auf kleinem Raum.

Manchmal braucht es aber fast etwas detektivisches Gespür, um eine Ansteckungsquelle auszumachen: Bei einer jungen Frau mit einer ausgeprägten Hanta-Virus-Infektion, die sogar ihre Lunge in Mitleidenschaft gezogen hatte (eine seltene, aber durchaus mögliche Komplikation, die auch bei den Altwelt-Hanta-Viren vorkommen kann), konnten wir zunächst kein Infektionsrisiko identifizieren – bis sie von ihrem Beruf als Floristin erzählte, wo sie oft mit Moosen und Flechten aus der Natur arbeitet. Auch wenn wir es nicht beweisen konnten, dass sie sich dabei angesteckt hat – bei einer relativ umweltstabilen Gruppe wie den Hanta-Viren, denen Austrocknung oder längere Zeiträume in Staub und Boden nichts anhaben können, scheint eine Ansteckung über Pflanzenteile, die aus der Natur stammen und mit Rötelmaus-Urin verunreinigt waren, plausibel zu sein.

Eine spezielle Therapie gegen das Puumala-Virus gibt es nicht, es heilt in der Regel von allein aus, und auch die Nieren nehmen nach einer kurzen Beeinträchtigung wieder ihre Arbeit auf. Man geht davon aus, dass der Großteil der Infektionen niemals erkannt wird, vor allem, wenn die Beeinträchtigung der Nieren nur gering ausgeprägt ist. Das weiß man aus Antikörper-Studien, sogenannten Seroprävalenzstudien. Dabei nimmt man Blutproben einer Bevölkerungsgruppe und untersucht sie auf die Anwesenheit von Antikörpern, die gezielt Hanta-Viren erkennen. Diese Antikörper werden nur nach einer überstandenen Infektion gebildet und bleiben wahrscheinlich ein Leben lang im Blut nachweisbar. Ohne dass man die akute Krankheitsphase erfassen muss, kann man also auf diese Weise einen Eindruck davon bekommen, wie viele Menschen sich tatsächlich mit dem Erreger angesteckt haben. In der breiten Bevölkerung, also wenn man zum Beispiel Blutspender untersucht, kommt man so auf etwa 1 Prozent aller Menschen in Deutschland, die schon einmal mit dem Virus infiziert waren. Wer allerdings einen Beruf ausübt, der ihn oder sie häufiger in den Wald oder in die Nähe von Mäusen und ihren Ausscheidungen bringt, der infiziert sich auch eher: Waldarbeiter haben etwa vier- bis fünfmal so häufig Antikörper wie die Normalbevölkerung.

Aber warum findet sich das Virus nur in ganz bestimmten Rötelmauspopulationen? Im Gegensatz zu anderen Säugern, wie etwa den sehr mobilen Fledermäusen, haben Rötelmäuse nur einen kleinen Bewegungsradius von wenigen Hundert Metern. Sie sind außerdem ein beliebter Happen für viele Raubtiere – zum Beispiel Füchse sowie tag- und nachtaktive Greifvögel – und werden meist sogar nur wenige Monate alt. Und deshalb können wir bei der Rundreise durch Süddeutschland auch recht genau den Ansteckungsort lokalisieren: Zusammen mit den Mäusen bleibt auch die jeweilige Viruslinie auf den überschaubaren Lebensraum in einer bestimmten Region beschränkt.

Für Landtiere wie die Rötelmaus stellen geografische Barrieren ein Hindernis dar: Vor allem Flüsse sind unüberwindbar. Die Unfähigkeit der Rötelmaus, längere Strecken oder geografische Hindernisse zu überwinden, führt übrigens zu einer Besonderheit in meiner Wahlheimat Schweiz: Dort sind Puumala-Infektionen eine absolute

Rarität, da die hier lebenden Rötelmäuse das Virus nicht in sich tragen. Es gibt deshalb praktisch keine in der Schweiz erworbenen Infektionen, sondern nur Eintragungen von außen. Denn auch wenn die Schweiz im Norden an betroffene Regionen in Süddeutschland grenzt, so scheint der Rhein die Rötelmauspopulationen zu trennen und eine Eintragung des Virus bisher zu verhindern.

Anders als hoch mobile, flugfähige Tiere tragen die Mäuse das Virus nicht in andere Regionen, und da das Virus nur sie, aber keine anderen Tiere infiziert, kann man durch die Koevolution der Viren mit ihrer jeweiligen Mäusepopulation Viruslinien geografisch sehr genau einordnen – nicht nur innerhalb von Deutschland, sondern über ganz Eurasien hinweg. In diesem geografischen Großraum lassen sich acht Viruslinien unterscheiden, die jeweils eng mit einer bestimmten geografischen Region verbunden sind. Der Grund dafür ist wahrscheinlich eine Wiederbesiedlung nach der letzten Eiszeit durch damals wenige, noch verbleibende Rötelmäuse, die an einzelnen geschützten Orten diese Kälteperiode überdauert haben. Nach dem Rückzug der Eismassen nach Norden haben sie sich aus diesen »Taschen« wieder über Europa ausgebreitet. Ihr Virus wurde mit ihnen in alle Richtungen getragen und hat in jeder Region eine Mikroevolution in seiner jeweiligen Mäusepopulation durchlaufen.

Die einheimischen Hanta-Viren mögen in der Welt der bedrohlichen neuartigen Viren ein interessantes, aber medizinisch doch eher weniger bedrohliches Kuriosum darstellen. Dennoch erlebt man nach einer ausreichend langen Zeit als klinische Virologin auch bei den vielen »milden« Viren gelegentlich ungewöhnliche Verlaufsformen. Und in den über zehn Jahren Tätigkeit an großen Universitätskliniken erinnere ich bereits an einige solcher Orchideenfälle: eigentlich extrem unwahrscheinliche und seltene, aber deshalb nicht weniger traurige Fälle.

In Bezug auf die Hanta-Viren war solch ein tragischer Fall ein 45-jähriger Familienvater, der im Januar 2020 in unsere Abteilung für Infektionskrankheiten an der Uniklinik in Genf gebracht wurde. Er wies bereits bei der Aufnahme eine schwere Störung seiner Blutgerinnung auf, dazu kam ein Leber- und Nierenversagen. Der Patient wurde sofort auf die Intensivstation verlegt. Wenige Tage zuvor hatte seine Erkrankung mit allgemeiner Schwäche, Schüttelfrost und Gliederschmerzen begonnen. In einem solchen Fall fahren wir immer das maximale Diagnostikprogramm, und auch wenn die Untersuchung auf Hanta-Viren bei uns nur selten angefragt wird, war sie in diesem Fall der Schlüssel: Wir fanden sowohl Virus-RNA als auch die typischen Antikörper gegen das Puumala-Virus. Es war das erste Mal, dass wir eine Puumala-Infektion in Genf diagnostiziert haben. Auch wenn diese Viren in der Schweiz praktisch nicht vorkommen: Als Schweizer Referenzlabor für neuartige Viren ist es unsere Aufgabe, für alle relevanten Viruserkrankungen beim Menschen Nachweismethoden bereitzuhalten. In diesem Fall war es für unser Labor ein Erfolgserlebnis, da unser diagnostisches Team gerade kurz zuvor eine neue, eigene PCR speziell für die Hanta-Viren entwickelt hatte, die die wichtigsten Viruslinien direkt unterscheiden kann: Wir können also direkt sagen, ob es sich um ein Puumala-Virus aus dem Nachbarland oder um ein weit gereistes asiatisches oder südamerikanisches Virus handelt. (Zum gleichen Zeitpunkt arbeitete unser Labor bereits mit Hochdruck daran, die Diagnostik für das damals neue Corona-Virus aufzubauen, das sich gerade von China aus weltweit ausbreitete).

Aufgrund des schnellen Nachweises des Puumala-Virus und angesichts des schweren Verlaufs erhielt der Patient eine experimentelle Therapie mit Icatibant. Dieses Medikament wirkt einem Hormon entgegen, das mit starker Gewebeschädigung, Entzündungsreaktion und erhöhter Gefäßdurchlässigkeit vergesellschaftet ist. Von zwei Patienten aus Finnland war eine erfolgreiche experimentelle Behandlung mit diesem Medikament bei schweren Puumala-Infektionen berichtet worden. Klinische Studien dazu – wie so oft im Feld der selteneren Virusinfektionen – fehlen jedoch.

Bei unserem Patienten konnten wir leider nicht den erhofften Erfolg verzeichnen: Sein Zustand verschlechterte sich auf der Intensivstation trotz allen Bemühens des Ärzteteams immer weiter, sodass er zwei Tage später verstarb. Damit endete die Geschichte aber noch nicht. Einen Tag nach dem unerwarteten, schnellen Tod ihres Vaters entwickelte auch die 12-jährige Tochter Fieber, ihre Laborwerte deuteten ebenfalls auf eine Hanta-Virus-Infektion hin. Im Blut konnten wir auch bei ihr sowohl Puumala-Virus-RNA als auch die typischen Antikörper nachweisen. Unser Team aus Ärzt*innen und Virolog*innen, die die beiden Fälle betreuten, wurde nervös: Denn es gibt Hinweise, dass bestimmte genetische Marker bei ungewöhnlich schwer verlaufenden Virusinfektionen eine Rolle spielen könnten – Vater und Tochter könnten einen solchen Marker in sich tragen. Da das Vorkommen eines solchen Markers in dieser Familie nicht ausgeschlossen werden konnte, wurde die Entscheidung gefällt, die Tochter vorsorglich zu behandeln – auch hier handelte es sich um eine experimentelle Therapie. In ihrem Fall, in dem es (noch) keine Anzeichen für einen schweren Verlauf gab, war dies aber ein anderes Medikament: Ribavirin. Auch hierfür gibt es kaum robuste klinische Daten, doch immerhin spielt das Medikament als Therapeutikum schon seit Jahrzehnten eine Rolle bei einer ganzen Reihe von RNA-Viruserkrankungen. Das Mädchen entwickelte zwar die für das Puumala-Virus typische, kurzfristige Nierenbeteiligung, zum Glück aber besserte sich ihr Zustand schnell, und sie konnte nach wenigen Tagen wieder entlassen werden.

Woher aber kamen nun die Infektionen? Es gab eine Reiseanamnese zu beiden Patienten: In den Wochen bevor der Vater Symptome entwickelte, war die Familie von Samara in Russland über Deutschland in die Schweiz gereist. Sowohl Deutschland und Russland kamen also für eine Ansteckung infrage – zumal die Inkubationszeit, also die Zeit zwischen Ansteckung und Ausbruch der Krankheit, bei den Hanta-Viren mit bis zu vier Wochen relativ lang sein kann. Und aufgrund des überraschend schweren Krankheitsbildes des Patienten stand außerdem eine weitere Frage im Raum: Hatten wir es hier mit einer bisher unbekannten genetischen Viruslinie zu tun, die den schweren und für das Puumala-Virus extrem ungewöhnlichen Verlauf erklären konnte?

Wir sequenzierten das Virus, das wir im Blut des Patienten nachgewiesen hatten, und schauten uns die komplette Virussequenz an: Es handelte sich um die russische Linie des Puumala-Virus, die sich im Stammbaum ganz gewöhnlich neben anderen Viren aus dieser Region einordnete. Es erscheint somit unwahrscheinlich, dass es sich um ein ungewöhnlich krank machendes Virus handelte. Und der Stammbaum zeigte uns auch, wo die Patienten sich angesteckt hatten. Besonders die Region um Samara, der Heimatort der Familie, ist bekannt für regelmäßige Ausbrüche mit dem Puumala-Virus. Die Ehefrau des Patienten und Mutter des Mädchens berichtete, dass eigentlich regelmäßig eine professionelle Bekämpfung gegen Nager durchgeführt wird. Im Jahr zuvor war es aber zu Verzögerungen bei der Bekämpfung gekommen, und vor ihrer Abreise hatten sie schon seit einigen Wochen ein starkes Vorkommen von Mäusen in ihrer Umgebung beobachtet. Auf genaueres Nachfragen erinnerte sich die Frau auch, dass sie vor ihrer Abreise aus Russland einen grippeähnlichen Infekt hatte, kurz bevor die ersten Symptome bei ihrem Mann auftraten. Wir haben dann noch einen weiteren serologischen Test entwickelt, um jene Antikörper gegen das Puumala-Virus nachzuweisen, die das Virus nicht nur erkennen, sondern auch neutralisieren können – dies ist die spezifischste und zuverlässigste Methode, um eine Infektion durch Antikörper eindeutig nachzuweisen. Und wie erwartet fanden wir bei allen drei Familienmitgliedern hohe Antikörper-Werte. Alle drei haben sich wohl kurz vor ihrer Abreise noch in Samara mit dem dort vorkommenden Puumala infiziert – ein sehr anschauliches Beispiel für die große Bandbreite dieser viralen Infektion. Und ein Beispiel, warum es so wichtig für klinische Ärzte und Diagnostiklabore ist, auch solche Viren auf dem Radar zu haben, die im eigenen Land nicht vorkommen – selbst wenn es keine exotische Reiseanamnese gibt!

Spielen die einheimischen Hanta-Viren denn nun eine Rolle auf der langen Liste der zukünftigen Bedrohung durch pandemische Viren? Und besteht die Gefahr für einen großen, unkontrollierten Ausbruch mit Hanta-Viren in Deutschland? Wohl eher nein. Auch wenn es in den Mastjahren zu einer Häufung an Infektionen kommt, so handelt es sich dabei immer nur um einzelne Übertragungen von einer infizierten Maus auf den Menschen – wenn dieser eben das Pech hatte, gerade dort Waldboden oder Staub aufgewirbelt zu haben, wo sich zuvor infizierte Mäuse aufgehalten hatten. Bei jeder menschlichen Puumala-Infektion kommt also das Virus aus der Rötelmaus. Es gibt keine dokumentierte Mensch-zu-Mensch-Übertragung beim Puumala-Hanta-Virus, und selbst infizierte Patienten in der Klinik müssen nicht in einem Einzelzimmer isoliert werden, es braucht keine besondere Schutzkleidung, und auch unerkannt infizierte Hanta-Virus-Patienten stellen keine Gefahr für ihre Mitmenschen dar. Auch im Fall der russischen Familie kam es sehr sicher zu drei voneinander unabhängigen Infektionsereignissen, am ehesten durch Exposition gegenüber einer gemeinsamen Infektionsquelle, aber nicht zu Ansteckungen innerhalb der Familie. Denn: Der Mensch stellt für das Puumala-Virus eine Sackgasse dar. Man bezeichnet dies auch als »dead end host« oder Fehlwirt. Viruspartikel, die fälschlicherweise im Menschen statt in einer Rötelmaus gelandet sind, können keine Infektionskette im nächsten Menschen anstoßen. Ein tröstlicher Befund? Nicht ganz: Bei manchen Zoonosen verläuft es unglücklich für Virus *und* für den Wirt – das Virus ist in der falschen Spezies gelandet, die Weiterübertragung scheitert, der Fehlwirt wird aber trotzdem krank oder verstirbt sogar.

Doch keine Regel ohne Ausnahme: Für ein Mitglied der Neuwelt-Hanta-Viren – dem sogenannten Andes-Virus – ist die Übertragung durch Körperflüssigkeiten bei engem Kontakt beschrieben, und auch im Krankenhaus sind hier Schutzmaßnahmen nötig. Effektiv sind diese Übertragungen allerdings nicht, es sind nur Einzelereignisse, die Infektionsketten laufen sich aus, und größere Ausbrüche durch Mensch-zu-Mensch-Übertragung sind nicht zu erwarten.

Aber dennoch, wie anfangs erwähnt, nehmen die Infektionszahlen mit Puumala kontinuierlich zu. Sollte das kein Grund zur Sorge sein? Es ist kompliziert: Zunächst einmal gibt es hier einen Aufmerksamkeitseffekt. In Jahren mit viel Infektionsgeschehen schafft es das Hanta-Virus regelmäßig auch mal in die Tageszeitungen und darüber hinaus natürlich auch in medizinische Zeitschriften und vergleichbare Informationskanäle, die viele Ärzte erreichen. Wer einmal einen Patienten mit einer Hanta-Virus-Infektion gesehen hat, der denkt auch beim nächsten unklaren Nierenversagen viel schneller daran, die

Hanta-Virus-Testung auf dem Laborschein anzukreuzen – vor allem in einem Endemiegebiet. Wird viel über die Erkrankung berichtet, so wird tendenziell auch häufiger getestet, dann auch mehr Fälle gemeldet, was wiederum für mehr Aufmerksamkeit sorgt – in diesem Fall eine positive Spirale, denn die schnelle Diagnose einer Puumala-Infektion kann weitere medizinische Abklärungen unnötig machen.

Aber könnten die stetig steigenden Meldezahlen nicht auch ein Hinweis darauf sein, dass die Zahl der Infektionen tatsächlich zunimmt und wir künftig mit mehr Puumala-Hanta-Virus-Fällen rechnen müssen? Ja, denn es gibt bereits Hinweise, dass die Klimakrise das Auftreten von Puumala-Infektionen beeinflusst und möglicherweise auch begünstigt. Die vergleichsweise wenigen Sackgassen-Infektionen im Menschen spielen hierbei nur eine Nebenrolle, die uns aber dennoch am meisten interessiert, weil sie eben uns Menschen und unsere Gesundheit betrifft. Um zoonotische Infektionsrisiken besser zu verstehen, gilt es jedoch eine Vielzahl an Parametern zu betrachten, insbesondere die natürlichen Reservoir-Wirte und das Ökosystem, in dem sie leben, denn hier sind in der Regel zuerst auffällige Veränderungen festzustellen. Welche Rolle spielt also das Ökosystem Wald in diesem Zusammenhang? Die Mastjahre, die das Auftreten der Infektionswellen begünstigen, fanden in der Vergangenheit in Deutschland etwa alle drei bis sechs Jahre statt, aber es scheint, dass der Abstand zwischen den Mastjahren geringer wird und es inzwischen schon etwa alle zwei bis drei Jahre zur vermehrten Fruchtbildung bei Buchen und Eichen kommt. Dadurch gibt es auch häufiger Jahre mit hoher Mäusepopulation und entsprechend mehr Infektionswellen beim Menschen. Man vermutet, dass die häufigeren Mastjahre mit der Klimakrise zusammenhängen: Frostärmere Winter und warme trockene Sommer begünstigen die reiche Ausbildung von Blüten und Früchten. Für die Bäume ist das alles andere als vorteilhaft, denn zu starke Überproduktion kostet Ressourcen und bringt das natürliche Gleichgewicht aus der Balance. Übermäßige Fruchtproduktion durch wärmere Temperaturen begünstigt aber nicht nur die Fortpflanzung der Rötelmäuse, sondern die höheren Temperaturen führen auch zu längeren Aktivitätsperioden der Rötelmäuse – und damit zu längeren Zeiträumen mit potenziellem Menschenkontakt. Dies Beispiel zeigt: Selbst für uns nur subtil erscheinende Veränderungen können folgenreich sein. Es zeigt auch, dass Auswirkungen der Klimakrise bereits heute schon als Einflussfaktoren für zoonotische Risiken eine Rolle spielen – wir sprechen nicht von theoretischen Zukunfts-Szenarien, sondern von einer bereits jetzt messbaren Auswirkung auf Ökosysteme und die damit verbundenen Infektionsrisiken für den Menschen. Dennoch muss man vor einer Vereinfachung der Zusammenhänge warnen: Die Details sind oft nicht verstanden, auch weil die Untersuchung solch hochkomplexer Systeme und die Art und Weise, wie sie sich gegenseitig beeinflussen, schwierig sind. Und all das zeigt wieder einmal: Es braucht einen *One Health*-Ansatz in der Zoonosenforschung.

Bei vielen zoonotischen Viren, die in den letzten Jahrzehnten neu übergesprungen sind oder zumindest neu entdeckt wurden, ist die Frage nach der Krankheitsschwere relativ eindeutig zu beantworten: Sie lösen einen Ausbruch aus, Menschen mit dem Erreger erkranken oder versterben sogar, und man kann den Erreger relativ gut einordnen: Das Ebola-Virus ist hochpathogen, und die typische Krankheit konnte bereits in den 1970er-Jahren beschrieben werden. Für das Marburg-Fieber, die Erkrankung an Hendra- und Nipah-Viren und die hochpathogenen Corona-Viren gilt dasselbe.

Es wäre demnach anzunehmen, dass sich die Krankheitslast und die Schwere der Erkrankung durch eines dieser bekannten Viren relativ genau bestimmen lässt und wir nicht nach Jahrzehnten noch auf Überraschungen stoßen. Eine Gruppe an Viren, bei der aber genau das passiert ist, sind die Borna-Viren, genauer das Virus der Bornaschen Krankheit *(Borna disease virus 1)*. Und nicht nur das Virus, auch der Wandel, den unser Blick auf dieses zoonotische Virus hinter sich hat, ist unglaublich spannend – aber durchaus auch erschreckend.

Ende des 19. Jahrhunderts fielen eine Reihe preußischer Kavalleriepferde in der Nähe der Stadt Borna in Sachsen einer unbekannten Krankheit zum Opfer. Alle Pferde zeigten neurologische Symptome vor ihrem Tod, weshalb man die Krankheit auch zunächst als »hitzige

Kopfkrankheit der Pferde« bezeichnete. Später wurde wegen der Häufung der Fälle in dieser Region der Name »Bornasche Krankheit« geprägt, der bis heute verwendet wird und im Englischen als *borna disease* übernommen wurde. Besonders auffällig war bei allen Untersuchungen, die man damals vorgenommen hatte, seine starke Neigung, das Gehirn und das Nervensystem zu infizieren, und dies in einer ganzen Reihe von Säugetieren. Bei manchen Tieren kam es aber nur zu leichten Krankheitssymptomen, wie einer Verhaltensänderung, jedoch ohne die typische Entzündung des Gehirns. Diese Beobachtung führte zu der Hypothese, dass das Virus vielleicht auch den Menschen infizieren könnte und möglicherweise der Auslöser neuropsychiatrischer Krankheiten wie Depressionen, Schizophrenie oder chronisches Müdigkeitssyndrom sein könnte.

Diese Annahme führte etwa ab den 1980er-Jahren zu einem Boom der Borna-Virus-Forschung im Menschen. Und tatsächlich fanden einige Forschungsgruppen Antikörper bei verschiedensten Patienten, jedoch auch bei gesunden Kontrollgruppen, während andere Untersuchungen keinen Zusammenhang feststellen konnten. Zweifel an den Techniken und die Frage, welche Nachweismethoden für Antikörper überhaupt zuverlässig sind, führten zu immer mehr Kontroversen in diesem Forschungsfeld. Auch von geringen Konzentrationen an Virus-RNA in menschlichen Proben wurde in manchen Studien berichtet, deren Verlässlichkeit aber später angezweifelt wurde. Einige Forschende bestanden darauf, dass es eine menschliche Borna-Virus-Krankheit gibt, die häufig auftritt, andere zweifelten dies immer mehr an. Auch in Deutschland wurde in den 1980er- und 1990er-Jahren dazu wissenschaftlich gearbeitet, und es gab sogar ein eigenes Forschungsprogramm am Robert-Koch-Institut. Doch auch hier mehrten sich die Zweifel, und die Forschung dazu wurde 2005 eingestellt. »Die Arbeiten am Robert-Koch-Institut in der Arbeitsgruppe Borna-Virus haben« trotz jahrelanger Bemühungen keinen schlüssigen Hinweis auf eine Gefährdung des Menschen durch das Virus der Bornaschen Krankheit (Borna-Virus) geliefert«, formulierte eine Stellungnahme des RKI zwei Jahre später. Und damit waren diese Wissenschaftler*innen nicht allein, auch im Ausland wurde dies zunehmend so gesehen, und die Forschung an der vermeintlichen menschlichen Bornaschen Krankheit wurde weltweit verlassen. Die Forschung an Borna-Viren in Tieren war weniger davon betroffen, denn hier war der Zusammenhang mit der Erkrankung ja eindeutig gezeigt. Im Menschen aber wichen die Nachweise zu stark voneinander ab, die entwickelten Methoden waren zu umstritten, es ergaben sich immer wieder uneinheitliche Ergebnisse, und die Hoffnung, eine infektiöse Ursache großer neuropsychiatrischer Krankheitsbilder gefunden zu haben, wurde begraben. Die meisten Wissenschaftler*innen schlossen sich nach und nach der damaligen Folgerung an: Borna-Viren schienen einfach kein menschlicher Krankheitserreger zu sein. Aus dem *borna disease virus* wurde das *boring disease virus,* wie von manchen Kollegen augenzwinkernd gespottet wurde.

Einige höchst bemerkenswerte Ergebnisse aber beförderten die Sequenzanalysen zu Borna-Viren, die im Rahmen dieser Forschung unternommen wurden, doch zutage. Denn die Viren aus den erkrankten Tieren zeigten ein unerwartetes Muster: Das *borna disease virus 1* schien regionale Gruppen zu bilden! Genau wie bei den Hanta-Viren wäre es auch hier also möglich, anhand der Virussequenz den Ansteckungsort zu lokalisieren – aber was bedeutet das? Es bedeutet, dass sich die Tiere nicht untereinander anstecken, sondern wahrscheinlich an einem Reservoir, das regional begrenzt zu sein scheint und sich anscheinend nicht über weite Strecken bewegt. Die Forschenden machten sich sofort auf die Suche und wurden 2006 fündig: Die Feldspitzmaus trägt das Virus in sich. Als echtes Reservoir wird sie nicht krank, und sie scheidet das Virus mit ihrem Urin, ihrem Kot und ihrem Speichel aus.

Gefunden hatte man das Virus in Feldspitzmäusen in Deutschland und in angrenzenden Gebieten in der Schweiz und in Österreich – ob es tatsächlich nur dort vorkommt oder man es an anderen Orten nur noch nicht gefunden hat, bleibt offen. Die Feldspitzmäuse leben in waldfreien, meist vom Menschen genutzten Gebieten wie Weiden, Wegrändern, Feldern und Gärten – wo sie auf Nutztiere treffen, die sich an den Ausscheidungen der Feldspitzmäuse mit dem Virus infizieren. In den Spitzmäusen findet man das Virus in einer ganzen Reihe von Organen, in den Fehlwirten wie den Pferden und Schafen findet sich das Virus aber nur im zentralen Nervensystem. Von dort kann es aber nicht ausgeschieden werden, und deshalb tragen diese Nutztiere die Infektion auch nicht weiter.

So weit, so gut: Zwar wurde damit für eine veterinärmedizinisch relevante, in Deutschland weitgehend endemische Erkrankung das Reservoir gefunden – an der Risikobewertung für den Menschen änderte sich dadurch erst einmal nichts.

Es dauerte neun weitere Jahre, bis zum Sommer 2015, als sich das Blatt erneut zu wenden begann. Zwischen 2011 und 2013 starben drei ältere Männer in Sachsen-Anhalt an einer fortschreitenden Entzündung des Gehirns – und zwar innerhalb weniger Monate, nachdem die mysteriöse Krankheit bei ihnen ausgebrochen war: Zunächst begann es mit Fieber und Schüttelfrost, dann kam eine geistige und motorische Verlangsamung hinzu, ein unsicherer Gang, Krämpfe, eine Lähmung der Augenmuskeln und letztendlich das Koma und der Tod. Und obwohl alles nach einer Infektionskrankheit aussah, blieben selbst umfangreichste Untersuchungen des Blutes und des Nervenwassers bei allen drei Patienten ohne Erregernachweis – die Liste der Untersuchungen durch gleich mehrere Labore war lang und umfasste praktisch alle endemischen und exotischen Erreger, die auch nur im Entferntesten eine solche Symptomatik hervorrufen könnten.

Es gab aber eine besondere Verbindung zwischen allen drei Männern. Sie waren befreundet und trafen sich regelmäßig, denn alle drei hatten ein besonderes Hobby: Sie züchteten mit Begeisterung Bunthörnchen. Das ist ein Nagetier aus der Familie der Hörnchen, die in Mittelamerika vorkommt. Die Tiere erinnern an unsere einheimischen Eichhörnchen, sind allerdings etwas größer und, wie der Name schon sagt, mit einem besonders schön gezeichneten Fell ausgestattet, das neben einer rotbraunen Grundfärbung einen breiten schwarzen Streifen auf dem Rücken und einen schwarz-weiß schattierten Schwanz zeigt. Neben dieser Hauptvariante der Fellzeichnung gibt es aber noch eine ganze Reihe an Variationen, die eine riesige Vielfalt an

Farbschattierungen aufweisen, was sie für die Zucht besonders interessant macht. Die Tiere reichen von fast schwarz bis fast komplett weiß mit vielen verschiedenen Abstufungen und Ausprägungen. Für den besten Zuchterfolg trafen sich die betreffenden Männer immer wieder und tauschten Tiere aus ihren Haltungen aus.

Die doch recht ungewöhnlichen Haustiere und eine so ähnlich verlaufende, vollkommen unklare Krankheit mit tödlichem Ausgang in einer kurzen Zeitspanne machten die Ärzte und Ärztinnen stutzig. Zumal mindestens zwei Patienten zu Lebzeiten angaben, von ihren Tieren in der Vergangenheit gekratzt und auch mal gebissen worden zu sein. Man entschied sich, sowohl die Patientenproben als auch die Bunthörnchen noch einmal genauer unter die Lupe zu nehmen, und zwar dieses Mal mit einer ungerichteten Tiefensequenzierung. Der Befund überraschte: Man fand ein neues Borna-Virus! Und dieses Virus stellte sich als der nächste Verwandte des *borna disease virus 1* heraus, jenes Virus, das auch die Pferde und andere Nutztiere infiziert. Man taufte es *Variegated squirrel bornavirus 1,* also »Bunthörnchen Borna-Virus 1«. Und mit einer spezifischen PCR fand man in den Gehirn-Proben nicht nur winzige Spuren an RNA, wie bei den zuvor vermeintlichen humanen Borna-Virus-Fällen, in denen das Virus kaum sequenziert werden konnte – nein, sowohl die Tiere als auch die drei verstorbenen Patienten trugen eine enorme Virenlast! Man fand das gleiche Virus in den Organen sowie im Abstrich der Hörnchen und im Gehirn aller drei verstorbenen Patienten.

Sollte man sich getäuscht haben und die Borna-Viren doch eine Rolle als humanpathogenes Virus spielen? Anscheinend war es so. Und als man sich gezielt auf die Suche nach weiteren menschlichen Fällen gemacht hatte, fand man noch einen weiteren traurigen Fall: Ein Tierpfleger, der sich in einem Zoo um eine Gruppe Hörnchen kümmerte, war an einem ähnlichen Krankheitsbild verstorben. Hier waren es aber keine Bunthörnchen, sondern asiatische Schönhörnchen – ebenfalls wegen ihres bunt gescheckten Fells besonders schmucke Tiere. Wo die Hörnchen sich mit diesem Borna-Virus infiziert hatten – in Mittelamerika, in Asien oder doch in Deutschland? –, blieb mysteriös, auch da diese Tiere ebenfalls unter Züchtern und Zoos ausgetauscht werden. Außerdem ist nicht bekannt, ob Hörnchen das natürliche Reservoir sind oder das Virus vielleicht selbst nur erworben haben. Noch immer fehlen aussagekräftige Untersuchungen aus den Herkunftsländern der Tiere, und auch die Herkunft der Hörnchen aus den Haltungen in Deutschland ließ sich nur teilweise über die mühsame Auswertung von Zuchtbüchern aufklären. Das liegt auch daran, dass die Handelswege exotischer Haustiere kaum nachzuvollziehen sind und es bis heute keine Datenbank gibt, die die Herkunft importierter Wildtiere dokumentiert.

In jedem Fall aber hat sich der Blick auf die Borna-Viren dadurch schlagartig geändert – das Virus war als Forschungsthema rehabilitiert. Aber nicht nur in der Forschung, auch in der Klinik war das Interesse neu erwacht. Ärzte begannen nun wieder, nach dem Borna-Virus im Menschen zu suchen – diesmal nicht als Auslöser neuropsychiatrischer Krankheitsbilder, sondern bei Patienten mit Gehirnentzündung unbekannter Genese, die leider gar nicht so selten vorkommt. Es dauerte nur drei Jahre, und bereits fünf weitere Patienten waren identifiziert. Dieses Mal allerdings ohne eine Verbindung zu exotischen Hörnchen. Bei diesen Patienten wurde das bekannte einheimische Borna-Virus – also das aus den deutschen Feldspitzmäusen! – nachgewiesen. Eine Häufung von Fällen war besonders tragisch, denn es handelte sich um die Empfänger von Organen, deren Organspender wohl an der Borna-Virus-Infektion verstarb. Das Virus wurde also mit den transplantierten Organen unerkannt weitergegeben, denn man wusste ja zum Todeszeitpunkt des Spenders nichts von der Infektion. Bei zwei weiteren Patienten handelte es sich um junge, zuvor gesunde Personen. Bei allen ähnelte die Infektion dem Krankheitsbild, das man von den Pferden kannte. Die beiden jüngeren Patienten sowie der infizierte Organspender kamen aus Bayern – und auch die Virussequenzen von den Proben der Patienten reihten sich ein in die der erkrankten Nutztiere und Spitzmäuse aus der passenden Region. Es waren also genau die humanen Borna-Virus-Infektionen, nach denen man jahrzehntelang gesucht hatte – man hatte aber in den falschen Patienten und den falschen Probenmaterialien gesucht: Nicht Depression oder Schizophrenie, sondern akute

Gehirnentzündung ist das Krankheitsbild, das die Borna-Viren auslösen.

Eine Übersichtsarbeit aus dem Jahr 2019 mit dem Titel *Human bornavirus research: Back on track!* – also *Humane Borna-Virus-Forschung: Wieder auf Kurs!*, die diese ereignisreiche Geschichte der Borna-Viren in der Zeitschrift *Plos Pathogens* zusammenfasst, endet mit folgender Feststellung: »Bemerkenswerterweise waren alle diagnostischen Instrumente zum Nachweis von BoDV-1 bereits in den 1990er-Jahren verfügbar … Echte menschliche BoDV-1-Infektionen hätten zwanzig Jahre früher entdeckt werden können, wenn Wissenschaftler Gehirnproben von schweren Enzephalitisfällen in den bekannten endemischen Regionen untersucht hätten.« Eine wichtige Erinnerung daran, dass Wissenschaft davon lebt, aktuell gültige Annahmen immer wieder zu hinterfragen – und bei unklaren Krankheitsbildern wirklich immer nach Viren zu suchen! Es mutet seltsam an, dass bei uns weitverbreitete Feldspitzmäuse ein Virus in sich tragen, das mit schweren neurologischen Verläufen einhergehen und dann fast immer zum Tod führen kann, auch wenn es ein sehr seltenes Ereignis zu sein scheint.

Leider endet die Geschichte dieser einheimischen Zoonose mit dieser Episode immer noch nicht. Denn in den Folgejahren hat man aufgrund dieser Vorbefunde immer wieder intensiv nach Borna-Virus-Infektionen beim Menschen gesucht, und Stand Anfang 2023 waren 35 Fälle an das Robert-Koch-Institut gemeldet – sie wurden entweder während der akuten Krankheitsepisode des Patienten diagnostiziert oder retrospektiv aus vorhandenen Proben, teilweise erst viele Jahre nach deren Tod, identifiziert. Alle Patienten, bei denen das Virus nachgewiesen werden konnte, sind an der Erkrankung verstorben – und: Nur aus Deutschland sind bisher Fälle beschrieben. Bayern sticht dabei heraus: Die Erkrankungen in Tieren sind hier häufiger als in anderen Regionen, und auch der größte Teil der Patienten kam aus Bayern. Trotz detaillierter Analyse der Lebensumstände der Betroffenen durch Angehörige konnte bei keinem der Patienten ein plausibles Übertragungsereignis identifiziert werden – auch wenn Spitzmäuse im häuslichen Umfeld bei der Mehrheit der Fälle berichtet wurden. Und alle Patienten lebten in ländlichen Regionen mit eigenem Garten, häufig am Dorf- oder Stadtrand oder in isoliert stehenden Häusern, umgeben von Feldern und Wiesen. Hauskatzen, die Spitzmäuse erbeuten und diese so näher zum Menschen bringen, wurden auch immer wieder als ein Risikofaktor diskutiert. Ob sie aber tatsächlich eine Rolle bei der Übertragung spielen, bleibt unklar. Leider bedeutet dies auch, dass man wenig Empfehlungen zur Prophylaxe für diese sehr seltene, aber dennoch tragische Krankheit geben kann, außer Feldspitzmäuse und deren Ausscheidungen zu meiden – soweit dies in einem ländlichen Umfeld möglich ist.

Das besonders Auffällige am *borna disease virus 1* ist, dass die turbulente und wandlungsreiche Geschichte nur Deutschland und angrenzende Regionen der Nachbarländer Schweiz und Österreich zu betreffen scheint, also in einem zusammenhängenden Verbreitungsgebiet der Feldspitzmäuse. Ob es menschliche Erkrankungen oder auch das Virus in den Spitzmäusen in anderen Regionen der Welt gibt, ist bis heute nicht geklärt, genauso wenig wie die Herkunft des Bundhörnchen-Virus. Auch wenn es sich aus medizinischer Sicht um eine Rarität handelt, so sind die betroffenen Fälle für Patienten und Angehörige tragisch, und riesige Wissenslücken bezüglich Prävention und Therapie bleiben bestehen. Außerdem kann man vermuten, dass wir vielleicht auch bei anderen, bislang unklaren Krankheitsbildern noch im Dunkeln tappen und möglicherweise auch noch weitere bislang unentdeckte zoonotische Viren unsere Gesundheit bedrohen.

Mit Blick auf die einheimischen Zoonosen muss aber noch ein weiteres Virus erwähnt werden: Unter den echten viralen Zoonosen, also jenen, die von Wirbeltieren übertragen werden, ist es eines der häufigsten in Europa – das Hepatitis-E-Virus, und die Fallzahlen der betreffenden Infektionen nehmen zu. Die Entdeckung des Hepatitis-E-Virus und der Beweis, dass es sich dabei um eine fäkal-oral übertragbare Infektion handelt, wurde von dem russischen Virologen Mikhail S. Balayan in den 1980er-Jahren in einem Selbstversuch erbracht: Er trank einen Mix aus Stuhlextrakten mehrerer Erkrankter, bei denen er das neue Virus vermutete. Einige Wochen später erkrankte er an den typischen Symptomen und konnte die typischen Viruspartikel in seinem Stuhl nachweisen – damit war der Beweis erbracht, dass es sich um ein weiteres Hepatitis-Virus neben den damals bekannten A und B handelte.

Das Hepatitis-E-Virus kommt weltweit vor und umfasst mehrere sogenannte Genotypen, also Viruslinien, die eine bestimmte genetische Ähnlichkeit aufweisen, aber alle dennoch zur gleichen Virusspezies gehören. Für lange Zeit hielt man die Infektion mit dem Virus für ein Problem, das ausschließlich in tropischen Ländern auftritt, vor allem in solchen mit schlechter Wasserhygiene. Vereinzelte Fälle mit Hepatitis E beobachtete man bei Reisenden, die sich im Ausland infizierten. Nach ihrer Rückkehr wurde eine akute Leberentzündung durch das Virus bei ihnen diagnostiziert. Die Infektion verlief immer selbst limitierend, das heißt, das Virus verschwand nach der akuten Krankheitsphase aus dem Körper, chronische Infektionen wurden nicht beobachtet. Dies ist auch heute noch so, die auslösenden Viren dafür sind die Genotypen 1 und 2, die in den meisten tropischen Ländern der Welt vorkommen und einer von vielen Gründen sind, bei Reisen in diese Länder ein besonderes Augenmerk auf sauberes Trinkwasser zu haben. Dies ist allerdings nur die eine Seite des Virus – es gibt auch noch eine ganz andere Facette.

Bereits in den 1990er-Jahren fand man in Schweinen ein Virus, das der menschlichen Hepatitis E ähnlich war – und das domestizierte Schweine weltweit in sich tragen. Zunächst hielt man es für ein reines Schweinevirus, das aber immerhin bei den Schweinen zu keiner offensichtlichen Krankheit zu führen und deshalb nur wenig veterinärmedizinische Bedeutung zu haben schien. Zwar wurden wiederholt Hepatitis-E-Fälle auch in Ländern beobachtet, die außerhalb der endemischen Verbreitungsgebiete liegen – einen richtigen Reim konnte man sich allerdings nicht darauf machen. Nun gab es aber die Vermutung, dass das Hepatitis-E-Virus aus den Schweinen auch zu zoonotischen Infektionen führen könnte – und tatsächlich fand man das Virus kurz darauf im Blut von Erkrankten mit akuter Hepatitis. Beide Viren gehören zum Genotyp 3 der Hepatitis E, der heute einer der wichtigsten zoonotischen Genotypen ist.

Der Nachweis von zoonotischen Infektionen im Menschen in Industrieländern löste eine ganze Welle an weiterer Forschung aus: Man fand das Virus weit verbreitet in Haus- sowie Wildscheinen – vor allem aber in Fleischprodukten aus diesen Tieren. Bei dieser Art der Forschung hat es die Virolog*innen aber nicht nur in die Ställe oder in den Wald gezogen, sondern an die Fleischtheke: Virus-RNA findet sich unter anderem in Wurst aus rohem Schweinefleisch wie Salami, Mettwurst, Leberwurst oder Leberpastete und in Unmengen weiterer Produkte, die Schweinefleisch enthalten, darunter auch viele traditionelle und regional typische Gerichte vom Wildschwein. Je nach Produkt war eine beachtliche Anzahl an Proben positiv für das Virus: Um die 20 Prozent bei Salami, noch höhere Raten fanden sich bei Leberwurst. Und die Viruskonzentrationen, die sich in den Produkten fanden, sind beachtlich: Eine Schweizer Studie fand Spitzenwerte von über 300 000 Viruskopien pro Gramm Leberwurst, die die Forschenden in einem Supermarkt gekauft hatten. Als relativ umweltstabiles Virus ist es gerade bei den nicht erhitzten Produkten möglich, dass auch im Endprodukt infektiöse Hepatitis-E-Viruspartikel verbleiben, sodass vor allem rohe Produkte ein Risiko darstellen.

Auch wenn das alles wenig appetitlich erscheint und es manchen Leserinnen und Lesern langsam den Angstschweiß auf die Stirn treiben mag, dass uns Zoonosen nun auch beim Biss ins Mettwurstbrötchen drohen – für die meisten Menschen stellt die Hepatitis E gesundheitlich keine Gefahr dar, und eine Infektion wird in der Regel nicht einmal bemerkt. Man vermutet, dass sie in den meisten Fällen sogar komplett symptomfrei verläuft. Dazu passt, dass in etwa jeder fünfte Erwachsene in Deutschland und der Schweiz Antikörper gegen das Virus hat.

Eine erneute medizinische Bedeutung bekam die Hepatitis E im Jahr 2008: Man fand den Genotyp 3 in Patient*innen mit Hepatitis in Frankreich und in den Niederlanden, aber auch in Deutschland. Nur, dass sich das Virus nicht so präsentierte, wie man es gewohnt war. Und auch die Patient*innen, in denen man es fand, wiesen eine gemeinsame Eigenschaft auf: Es zeigte sich nämlich ein chronischer Verlauf – die Erkrankten waren immer wieder im Blut positiv auf die

Virus-RNA getestet worden, obwohl die Hepatitis E eigentlich zu den Infektionen gehört, die akut infiziert und dann ausheilt, aber nicht chronisch wird. Nun aber verschwand es bei diesen Erkrankten nicht mehr aus dem Körper. Besonders häufig wurde dies bei Patient*innen beobachtet, die ein transplantiertes Organ erhalten hatten. Um eine Abstoßung zu verhindern, müssen diese Patient*innen lebenslang Medikamente einnehmen, die ihr Immunsystem abschwächen – mit allen Risiken, die dies für Infektionskrankheiten bedeutet und in der Regel ohne die Möglichkeit, diese Medikamente für eine Zeit lang wieder abzusetzen. Und wie bei den typischerweise chronisch verlaufenden Erkrankungen durch die Hepatitis-Viren B und C zeigen Patient*innen mit Hepatitis E eine langfristige Schädigung der Leber wie die Entwicklung einer Leberzirrhose. Durch die Immunschwäche ist der Körper nicht in der Lage, das Virus vollständig zu bekämpfen, sodass die Virusvermehrung fortgesetzt stattfinden kann.

In Deutschland und der Schweiz sind nachgewiesene Infektionen mit dem Hepatitis-E-Virus meldepflichtig, und die Fallzahlen steigen seit einigen Jahren, mit jährlich mehreren Tausend Fällen in Deutschland und um die hundert in der Schweiz. Warum man in den vergangenen Jahren eine Zunahme der Fälle beobachtet, ist nicht ganz klar – wie auch bei den Hanta-Viren spielt wohl ein Aufmerksamkeitseffekt sowie die Verfügbarkeit besserer diagnostischer Tests eine Rolle, wodurch mehr Erkrankte identifiziert werden. Dazu kommt, dass die Anzahl immunsupprimierter Menschen in der Bevölkerung stetig ansteigt.

Doch auch die eindeutige Zunahme von Infektionen lässt sich nicht immer aufklären: In der Schweiz wurden Anfang 2021 fast drei Mal so viele Infektionen gemeldet wie üblich. Warum es dazu kam, fand man zwar nicht raus, aber kontaminierte Fleischprodukte standen im Verdacht. Man konnte allerdings aufgrund einer Schweizer Besonderheit der Hepatitis-E-Viren eine Infektion durch ausländische Produkte ausschließen: Denn in der Schweiz zirkuliert ein einzigartiger Subtyp des Hepatitis-E-Genotyps 3, der nirgendwo sonst zu finden ist. Der Grund dafür ist eine relativ isolierte Schweinepopulation in der Schweiz, die nicht im Austausch mit anderen europäischen Schweinepopulationen steht. Da die Schweiz nicht Teil des Europäischen Wirtschaftsraumes ist, gibt es einen hohen Selbstversorgungsgrad mit Schweinefleisch und praktisch keinen Import ausländischer Schweine. Die Schweizer Hepatitis-E-Viren haben deshalb einen charakteristischen genetischen »Fingerabdruck« aufgrund ihrer isolierten Wirtspopulation – und genau diesen Subtyp findet man deshalb auch in der Mehrzahl der Schweizer Patient*innen mit chronischer Hepatitis E und eben auch in diesem Ausbruchsgeschehen.

Außer in Schweinen hat man zoonotische Genotypen des Hepatitis-E-Virus auch in Dromedaren, Kaninchen und Ratten gefunden, mit vereinzelten Fallberichten menschlicher Infektionen durch diese Tiere. Entferntere Verwandte, die zur gleichen Virusfamilie wie das Hepatitis-E-Virus gehören – der Familie der Hepeviren –, fand man in einer Reihe von Nagetieren, in Frettchen, sogar in Vögeln und Fischen – und auch in Fledermäusen. Im Gegensatz zu vielen anderen Viren, die ich hier bereits im Zusammenhang mit Fledermäusen vorgestellt habe, sind die Hepeviren der Fledermäuse jedoch nicht weit über den Stammbaum hin verteilt, und sie sind auch nicht die direkten Vorläufer von menschlichen Viren – bei den Hepeviren scheinen die Fledermäuse also keine Sonderstellung einzunehmen, und auch aktuelle zoonotische Infektionen sind in dieser Konstellation nicht erkennbar. Sicher ist jedenfalls, dass die große Vielfalt an Hepeviren, die in den letzten Jahren in vielen Tierarten entdeckt wurden, noch viele Fragen zur Herkunft und zur Evolution dieser Viren offenlässt. Eine dieser Fragen lautet auch, aus welchen Tierarten es vielleicht noch weitere zoonotische Übergänge geben könnte.

Die genannten Beispiele einheimischer Zoonosen zeigen: Zoonosen sind längst nicht nur ein Thema in tropischen oder weniger entwickelten Regionen der Welt – auch bei uns, bei unseren Nutztieren, bei unserem einheimischen »Buschfleisch«, um unsere eigenen Häuser und Gärten herum finden sich neue und neuartige Viren. Und auch in all diesen Fällen besteht noch ein großer Forschungsbedarf, um die Infektionswege, die gesundheitlichen Risiken und wirksame Maßnahmen zur Vorbeugung beschreiben zu können.

Exkurs: Wie kann man sich vor Zoonosen und neuartigen Viren schützen?

Die meisten Virolog*innen sind davon überzeugt, dass es in Zukunft weitere Epidemien oder auch Pandemien mit neuartigen Viren geben wird. Es wäre allerdings naiv zu glauben, mit der so gern beschworenen Eigenverantwortung oder mit individuellem Verhalten allein könnten die Menschen einen ausreichenden Beitrag zur Vermeidung solcher Ereignisse leisten – dafür braucht es den gesellschaftlichen und politischen Willen, dazu mehr im Kapitel »Zoonosen – unausweichliche Naturereignisse?«. Unabhängig davon kann aber jeder sein persönliches Risiko mindern, an einer Zoonose zu erkranken. Dafür genügt es, einige einfache Verhaltensregeln zu beachten und entsprechende Vorsichtsmaßnahmen zu treffen. In der Summe kann auf diese Weise durch kluges individuelles Verhalten natürlich auch das Gesamtrisiko von neuen Epidemien oder Pandemien etwas verringert werden.

Neben jenen Erkrankungen, von denen bislang die Rede war, gibt es eine ganze Reihe weiterer zoonotischer Infektionen, die nicht von Viren, sondern von Bakterien oder Parasiten ausgelöst werden, und auf die ich hier nicht näher eingehe. Auch durch Vektoren übertragene Erkrankungen, wie sie zum Beispiel durch Moskitostiche oder Zeckenbisse verursacht sind, werden hier nicht weiter berücksichtigt, zumal diese Infektionen streng genommen gar nicht zu den Zoonosen gezählt werden. Die nachfolgende Liste erhebt deshalb keinen Anspruch auf Vollständigkeit und kann eine individuelle medizinische Beratung nicht ersetzen.

Vermeidung von Zoonosen im eigenen Umfeld und im Alltag

- Alle Haus- und Nutztiere, mit denen Sie in engem Kontakt stehen, sollten regelmäßig einem Tierarzt vorgestellt werden und nach den aktuellen Empfehlungen geimpft sein. Zeigt ein Haus- oder Nutztier Anzeichen einer Erkrankung, sollte es ebenfalls unbedingt von einem Tierarzt gesehen werden – auch, um eine Zoonose auszuschließen.
- Exotische Haustiere, insbesondere wenn deren Herkunft nicht bekannt und nicht zu ermitteln ist und die von Wildfängen stammen könnten, sind in den seltensten Fällen eine kluge Wahl als Haustier! Nicht nur kann man solchen Tieren nur in den seltensten Fällen überhaupt eine artgerechte Haltung bieten – sondern darüber hinaus ist das Risiko einer bekannten oder noch unbekannten zoonotischen Virusinfektion durch solche Tiere nicht zu vernachlässigen – wie die Beispiele des Borna-Virus durch Bunthörnchen und des Affenpocken-Virus durch Präriehunde und Hamsterratten ganz deutlich zeigen. Da die Tiere ja nur Träger eines Virus sein können, ohne selbst Krankheitszeichen zu zeigen, kann selbst eine tiermedizinische Untersuchung ein mögliches Risiko nicht letztendlich ausschließen.
- Auch »normale« Haustiere können je nach Herkunft ein Risiko für eine Zoonose darstellen: Den Import eines Haustiers, z. B. eines Hundes oder einer Katze aus dem Ausland sollte man gut überdenken, und schon gar nicht auf illegalem Wege vornehmen. Besonders die Tollwut ist hier ein echtes Risiko, und es gab in der Vergangenheit in Europa bereits mehrfach folgenreiche Vorfälle, die durch ein unerkannt infiziertes Tier aus dem Ausland ausgelöst wurden. Auch wenn die Rettung eines solchen Tiers aus einem nachvollziehbaren Tierschutzgedanken heraus geschieht, ist das Risiko einer Eintragung von Tierkrankheiten und humanmedizinisch relevanten Zoonosen vorhanden und genau der Grund, warum es hier je nach Land strenge Auflagen, oft inklusive Quarantäne gibt. Einen Beitrag zum Tierschutz in Ländern mit streunenden

Hunden und Katzen kann man auch leisten, indem man stattdessen Organisationen unterstützt, die sich vor Ort um diese Tiere kümmern – und durch Sterilisation dafür sorgen, dass solche Tierpopulationen dauerhaft reduziert werden. Und auch in hiesigen Tierheimen gibt es Tiere, die ein neues Zuhause suchen – gerade solche, die während der Covid-19-Pandemie angeschafft wurden. Solche Tiere sind tiermedizinisch betreut, und das zoonotische Infektionsrisiko ist damit gering.

- Zoonose-Risiken gibt es auch beim Essen – vor allem bei rohen Fleischprodukten oder solchen, die nicht veterinärmedizinisch kontrolliert sind – vor allem, wenn das Fleisch von Wildtieren stammt! Bei Schweine- oder Wildschwein-Fleisch besteht das Risiko einer Hepatitis-E-Infektion, wenn dieses nicht ausreichend durchgekocht ist. Auch wenn die einheimische Hepatitis-E-Infektion bei den meisten Menschen unbemerkt verläuft, so sollten Schwangere oder Immungeschwächte dennoch jedes Risiko einer Infektion vermeiden und kein rohes oder unzureichend gegartes Fleisch essen. Nicht nur wegen des Hepatitis-E-Virus – auch wegen einer Reihe anderer Lebensmittelkeime.
- Eigentlich eine Selbstverständlichkeit und in Mitteleuropa auch weitestgehend der Standard: Menschliche Behausungen sollte man von Mäusen und Ratten frei halten! Doch auch wenig benutzte Plätze wie Schuppen oder Garagen sollten am besten »einbruchsicher« gegen ungebetene Wintergäste gemacht werden. Vor allem, wenn man in einem Hanta-Virus-Hotspot-Gebiet lebt, bereits Rötelmäuse im Garten oder in der Umgebung des Hauses entdeckt hat, kann eine Staubschutzmaske (also eine FFP-2-Maske, wie sie auch während der Corona-Pandemie zum Einsatz kam) beim Aufräumen oder Ausfegen von Gartenhäusern, Schuppen oder Garagen vor einer Hanta-Virus-Infektion schützen. Eine Übersicht zu den Risikogebieten für Deutschland findet man zum Beispiel auf den Webseiten des Robert-Koch-Instituts und des Friedrich-Loeffler-Instituts. Findet man tote Nagetiere oder auch Spitzmäuse, die z. B. von Katzen erlegt und ins Haus gebracht wurden, sollte man diese schnellstmöglich entsorgen, am besten mit einer Schaufel,

einer FFP-2-Maske und ohne die Tiere anzufassen. Ist das nicht möglich, kann man auch Einweghandschuhe tragen – aber dann unbedingt vorher prüfen, ob das Tier auch wirklich tot ist – um eine Bissverletzung zu vermeiden.

- In diesem Buch geht es um Zoonosen und Fledermäuse – was ist also mit unseren einheimischen Fledermäusen? Zunächst: Einheimische Fledermäuse stehen unter Naturschutz und dürfen weder bedroht noch verjagt und schon gar nicht getötet werden! Findet man Fledermäuse im häuslichen Umfeld, zum Beispiel unter dem Dach oder im Garten, sollte man diese einfach möglichst ungestört lassen. Die Tiere leisten auch bei uns einen wichtigen Beitrag zur Erhaltung von Ökosystemen und helfen bei der Schädlingskontrolle, indem sie jede Nacht Unmengen von Insekten vertilgen. Zwar beherbergen auch einheimische Fledermäuse verschiedene Viren, bis heute gibt es jedoch keine bekannten Übertragungsereignisse neuartiger Viren durch einheimische Fledermäuse, sodass das Risiko aktuell als sehr gering angesehen wird – mit einer Ausnahme: Tollwut. Hier gibt es sehr wichtige Vorsichtsmaßnahmen, und die betreffen jeglichen direkten Kontakt mit Fledermäusen. In keinem Fall sollte man Fledermäuse mit bloßen Händen anfassen, egal ob man eine tote oder lebende Fledermaus findet. Tote Tiere kann man mit einer Schaufel bei ausreichend Abstand auflesen. Gerade im Sommer kann es jedoch auch vorkommen, dass sich eine Fledermaus bei offenem Fenster in die Wohnung verirrt oder man eine entkräftete Fledermaus im Haus, im Schuppen oder im Garten findet. Auch junge Fledermäuse, die noch nicht sicher fliegen können und auf ihre Mutter warten, kann man tagsüber finden. Fledermäuse sollten niemals mit ungeschützter Haut in Kontakt kommen, und selbst mit Handschuhen sollte man sehr vorsichtig sein. Auch wenn einheimische Fledermäuse vergleichsweise klein sind, haben sie sehr spitze Zähne, die selbst etwas dickere Handschuhe durchbeißen können. Die kleinen feinen, nadelspitzen Zähne können darüber hinaus auch kaum bemerkbare Hautverletzungen verursachen, über die man sich infizieren kann. Gerade kranke Tiere könnten außerdem bluten oder mit Speichel oder anderen Ausscheidungen kontaminiert sein. Wichtig: Wenngleich die Wildtier-Tollwut (die »terrestrische« Tollwut, also die Tollwut bei auf dem Boden lebenden Tieren wie Füchsen oder anderen Wild- und Haustieren) in vielen Regionen durch Impfköder eliminiert werden konnte, stellen Fledermäuse in allen Regionen weiterhin ein gewisses Risiko dar. Ein Tollwutrisiko allein durch die Anwesenheit von Fledermäusen oder durch Fledermaus-Kot auf der Terrasse oder im Garten besteht nicht. Bei einer verirrten Fledermaus im Haus, die nicht aus eigener Kraft wieder hinausfindet, ist das beste Vorgehen die Kontaktaufnahme mit einem Beratungszentrum, zum Beispiel durch den Naturschutzbund Deutschland, NABU. Dort findet man auch wertvolle Informationen zu allen Fragen rund um das Thema Fledermäuse im Garten oder am eigenen Haus. Auch bei uns gilt also: Die beste und gesündeste Beziehung zu Fledermäusen besteht in ausreichend Abstand und möglichst wenig Störung.

- Und selbst wenn es sich nicht um Fledermäuse handelt: Auch bei allen anderen Wildtieren ist Vorsicht geboten, tote, verletzte oder ungewöhnlich zutrauliche Wildtiere anzufassen! Die Verhaltensregel »Hände weg von Wildtieren« sollte man auch Kindern einprägen. Egal wie harmlos, süß oder zutraulich ein Tier erscheint – den Stress, den Ärger und die nervliche Belastung, die es unweigerlich geben wird, wenn es zu einem Biss kommt, sollte man sich selbst und seinen Kindern ersparen. Kommt es trotz aller Vorsichtsmaßnahmen zu einem Biss durch eine Fledermaus oder ein anderes Wildtier, sollte man möglichst schnell einen Arzt aufsuchen, damit er das weitere Vorgehen bezüglich der Tollwut-Prophylaxe abklärt. Und auch wenn Deutschland, Österreich und die Schweiz in Bezug auf die terrestrische Tollwut als tollwutfreie Gebiete gelten, so ist eine Eintragung von außen dennoch möglich (z. B. durch importierte Tiere aus einem Gebiet, in dem Tollwut noch vorkommt). Unabhängig von einem Tollwutrisiko können insbesondere Bisswunden von Wildtieren (wie auch von Katzen oder Hunden) zu schweren Wundinfektionen führen und sollten schon allein deshalb vermieden werden. Passiert es doch, sollte man die Wunde

sofort mit viel Wasser und Seife reinigen, desinfizieren und so bald wie möglich einen Arzt aufsuchen.
- Ein Wort noch zur wissenschaftlichen Arbeit mit Fledermäusen, bei der ja durchaus Tiere gefangen und angefasst werden: Hier arbeiten die Forschenden mit einem gut ausgebildeten Team zusammen, bei dem jeder Einzelne Erfahrung, handwerkliches Geschick sowie die notwendige Schutzausrüstung mitbringt, um Fledermäuse zu beproben. Alle, die solche Forschungsprojekte begleiten, müssen ohne Ausnahme gegen Tollwut geimpft sein. Wie auch bei Laborarbeiten mit dem Tollwut-Virus wird hier in der Regel der Antikörper-Wert nach der Impfung bestimmt, um sicherzugehen, dass der Körper gut auf die Impfung angesprochen hat.

Vermeidung von Zoonosen auf Reisen und im Ausland

Auch wenn man keine Fledermaushöhlen betritt oder Wildtiermärkte besucht, gibt es bei Reisen, vor allem außerhalb von Europa, gewisse zusätzliche Gesundheitsrisiken. Nicht nur in Hinblick auf Zoonosen, sondern ganz allgemein zum Schutz vor Erkrankungen empfiehlt es sich, vor Fernreisen eine Beratung in einer reisemedizinischen Ambulanz aufzusuchen – am besten mindestens 6 Wochen vorher, damit notwendige Impfungen rechtzeitig gegeben werden können und noch ausreichend Zeit bleibt, um einen guten Impfschutz aufzubauen. Es ist im Übrigen wichtig zu wissen, dass viele Impfungen, die bei einer Fernreise wichtig sind, nicht Teil des Impfkalenders der Ständigen Impfkommission (Stiko) bzw. der Eidgenössischen Kommission für Impffragen (EKIF) sind – auch wer alle Grundimpfungen hat, die in Deutschland oder der Schweiz empfohlen sind, braucht für eine Fernreise gegebenenfalls noch weitere Impfungen gegen solche Erreger, die es im Heimatland nicht (mehr) gibt. Vergleichbares gilt für Österreich – die entsprechenden Informationen findet man auf der Webseite des Nationalen Impfgremiums.

Als Faustregel gilt: Je länger der Aufenthalt und je exotischer das Reiseziel, desto mehr Zeit (und Geld!) sollte man für das rechtzeitige und umfassende Impfen einplanen, insbesondere wenn Kinder mit auf Reisen gehen. Eine gute reisemedizinische Beratung umfasst nicht nur die Überprüfung und Ergänzung des Impfstatus, sondern beinhaltet auch wichtige Empfehlungen für das angemessene Verhalten vor Ort und die Aufklärung über landesspezifische Risiken. Sehr viele reisemedizinische Notfälle, die ich in meiner eigenen Zeit als Ärztin in der Sektion für Klinische Tropenmedizin an der Universitätsklinik Heidelberg erlebt habe, waren durch mangelnde (oder ignorierte) Informationen verursacht. Die Erinnerung an einen schönen Urlaub kann sehr schnell verpuffen, wenn die Notwendigkeit einer Tollwut-Postexpositionsprophylaxe ins Spiel kommt – also eine nachträgliche Impfung oder sogar eine Antikörper-Infusion, die man nach einem Biss gibt, um eine eventuelle Tollwutinfektion zu verhindern. Beides ist auch noch wirksam, wenn die Viren schon in den Körper eingedrungen sind. Alle Kolleginnen und Kollegen in der reisemedizinischen Beratung können dramatische Patientengeschichten erzählen von einem niedlichen Welpen am Straßenrand, der plötzlich dann doch zugebissen hat, oder von zutraulichen Affen, die mit einem Mal aufdringlich und aggressiv wurden, sobald beim Füttern der gewünschte Nachschub ausblieb. Der Stress, beziehungsweise oft einfach die Unmöglichkeit, vor Ort schnell eine sichere, dem aktuellen Stand der Medizin entsprechende Post-Expositionsprophylaxe gegen Tollwut zu bekommen, lässt sich kaum ausmalen, bevor man nicht selbst in der Situation ist. Einige Male lauteten unsere Empfehlungen dann auch: Brechen Sie Ihren Urlaub ab und fliegen Sie umgehend nach Hause, wenn uns wieder mal ein telefonischer Notruf von verunsicherten Reisenden aus dem Ausland erreichte. Bei häufigen oder längeren Fernreisen oder Fernreisen unter sehr einfachen Bedingungen, vor allem in abgelegene Regionen, ist eine vorherige Tollwut-Impfung zu erwägen. Besonders Kinder haben ein erhöhtes Risiko, da sie aufgrund ihrer geringeren Körpergröße oft im Gesicht gebissen werden und der Weg der Viren über die Nervenbahnen ins Gehirn besonders kurz ist. Wer nur eine kurze, touristische Reise unternimmt, braucht keine Tollwut-Impfung, da man das Infektionsrisiko durch das eigene Verhalten minimieren kann – wenn man sich denn an die entsprechenden Empfehlungen hält. Gerade im Hinblick auf häufige Engpässe in der Impfstoffproduktion und eine Impfstoff-Knappheit in Endemie-Gebieten ist es auch eine Frage der globalen Verantwortung, Impfstoffe nicht ohne entsprechende Indikation zu verabreichen. Umso wichtiger ist in diesem Fall aber die Verhaltensprophylaxe: Hände weg von Tieren! In Tollwutgebieten bezieht sich das im Übrigen nicht nur auf Wildtiere, sondern insbesondere auch auf Hunde und Katzen, auch solche, die im Reiseland als Haustiere gehalten werden.

Ausgefallene touristische Attraktionen wie Besuche in Höhlen oder von Fledermauskolonien vermeidet man nach der Lektüre dieses Buches wahrscheinlich sowieso! Erstaunlicherweise gibt es aber in vielen Regionen der Welt die Möglichkeit, solche Höhlen zu betreten, um Fledermäuse an der Decke hängen oder herumflattern zu sehen, während man wahlweise bis zum Bauch im Wasser oder bis zu den Knöcheln im Fledermauskot steht. Absolut nichts daran ist empfehlenswert – weder aus einem Naturschutzgedanken heraus noch im Hinblick auf die eigene Gesundheit! Tourist*innen-Gruppen, die in die Höhlen vordringen, stören die Tiere in ihrem natürlichen Ökosystem, und darüber hinaus riskieren die Tourist*innen auch den Austausch von Krankheiten – und zwar in beide Richtungen. Nicht nur Viren, sondern auch bakterielle Infektionen und ungewöhnliche, schwer zu diagnostizierende Pilz-Erkrankungen der Lunge können nach solchen Höhlenbesuchen auftreten. Über die Schuhe und die Kleidung von Besuchern können wiederum Tierkrankheiten in die Fledermauskolonien eingetragen werden – so wie es wahrscheinlich mit dem Weißnasen-Syndrom geschehen ist.

Das drastische Beispiel der tödlichen Marburg-Virus-Erkrankung einer Touristin in Uganda hat zwar zur Schließung ebendieser Höhle geführt, aber welche Viren in anderen Höhlen schlummern, ist unbekannt – das gilt nicht nur für Höhlen in Afrika, sondern auch in anderen Teilen der Welt. Und wenn es schon die Tropen sind: Dort kann man mit wachem Auge an vielen Orten Fledermäuse und Flughunde entdecken, ohne in deren Höhlen vorzudringen – bei Tag reicht oft schon ein Blick nach oben ins Blätterdach, und in der Dämmerung ist es ein Leichtes, die schwarzen Umrisse der Fledertiere am orangefarbenen Himmel zu sehen.

Wer sich für Fledermäuse interessiert und mehr über ihre Lebensweise lernen will, der hat auch bei uns Gelegenheit dazu: zum Beispiel bei Naturschutz-Organisationen. Gerade im Sommer werden an vielen Orten Spaziergänge angeboten, bei denen mit einem Fledermaus-Detektor die Ultraschall-Laute der Tiere hörbar gemacht werden und die Besucher*innen viel über die Lebensweise der Tiere lernen können.

Ausgefallenes Wildtierfleisch auf dem Teller auf Reisen, vor allem, wenn man nicht die Umstände der Jagd oder Zubereitung kennt, sollte man ebenfalls meiden. Auch Besuche auf Wildtiermärkten sollte man vermeiden – auch das Leid der Tiere, was man auf solchen Märkten sieht, ist wohl kaum eine schöne Urlaubserfahrung. Umgekehrt kommt man vielleicht in die Situation, gerne ein noch lebendes Tier freizukaufen, um ihm sein Leid zu ersparen, und ich habe mich selbst einige Male in einer solchen Situation wiedergefunden, beispielsweise wenn ich ein kleines noch lebendes Schuppentier am Straßenrand in Ghana oder Gabun gesehen habe. Ich konnte den Impuls aber immer unterdrücken in diesem Wissen: Man schafft damit nur einen weiteren Anreiz für die Händler, und ob das freigelassene Tier überhaupt noch überlebensfähig ist oder vielleicht auch direkt wieder gefangen wird, bleibt offen.

Auch Wildtierprodukte (oder auch andere Tierprodukte) als Souvenir sind meist keine gute Idee – nicht nur wegen eines zwar geringen, aber dennoch existenten Zoonosenrisikos, sondern auch aus Gründen des Arten- und Tierschutzes. Auch der Zoll bei Ankunft am Heimatflughafen kann hier eine unangenehme Überraschung bereithalten, denn aus einer Reihe von Gründen ist die Einfuhr von den vielen Tierprodukten aus dem außereuropäischen Ausland mit Auflagen versehen.

Auf welchen Wegen
springen neue Viren über?

Gabun, Zentralafrika, 2015. Bevor wir unsere Expedition in den Waka Nationalpark antreten, haben wir uns für ein paar Tage in Fougamou einquartiert, eine kleine Stadt innerhalb der gabunischen Provinz Ngounié, etwas mehr als eine Autostunde von Lambaréné entfernt. Schon die Autofahrt – vom Flughafen in Libreville über Lambaréné nach Fougamou – hat mir einen ersten Eindruck von Gabun gegeben. Ngounié unterscheidet sich sehr stark von den anderen afrikanischen Regionen, in denen ich bisher gearbeitet habe. Zuvor war ich vor allem in Westafrika unterwegs gewesen, in Burkina Faso und Ghana. Dort ist der Regenwald, insbesondere der Primärregenwald – also der Wald, der von Natur aus gewachsen ist und noch nie abgeholzt war, fast zur Gänze verschwunden. Auch größere Wildtiere sind ein seltener Anblick und nur noch in einigen wenigen Nationalparks zu finden. Stattdessen sind an vielen Orten Ziegen, Schafe und Rinder dort zu sehen. Und auch wenn es in vielen Regionen, gerade während und kurz nach der Regenzeit, für europäische Verhältnisse sehr grün und üppig wirkt, ist der Bewuchs selbst von den dortigen Wäldern fast immer sekundär – das heißt, der ursprüngliche Regenwald und seine beeindruckenden Baumriesen wurden abgeholzt, und eine neue Vegetation, anders als die erste, ist nachgewachsen. Das bedeutet aber auch, dass es kaum noch unberührte Ökosysteme gibt.

In Gabun ist das ganz anders: Das Land wird häufig als Afrikas letzte Wildnis bezeichnet, und das zu Recht. Schon beim Anflug auf Libreville blickt man vom Flugzeugfenster aus bis zum Horizont auf ein dichtes, üppiges Blätterdach in allen Abstufungen von Grüntönen. Etwa 85 Prozent des Landes sind mit Wäldern bedeckt, Gabun gehört deshalb zu den Ländern mit dem höchsten CO_2-Abbau der

Welt – auch wenn gleichzeitig Erdölförderung und Bergbau eine große Rolle spielen. Das Land beherbergt die artenreichsten Regionen des tropischen Afrikas, mit geschätzt 8000 Pflanzenarten, etwa 150 Säugetierarten und über 600 Vogelarten. Die 13 Nationalparks des Landes sind jedoch nur wenig erschlossen, und Tourist*innen, anders als in Ostafrika, findet man dort bisher nur wenige. Warum ich das hier besonders hervorhebe? Diese drei Faktoren: Wälder, CO_2-Ausstoß sowie der Artenreichtum bestimmen das Risiko von neuartigen Zoonosen – doch dazu später mehr.

Schon in den ersten Tagen unserer Arbeit in Gabun haben wir eine Fülle an Wildtieren gesehen, obwohl wir noch gar nicht im Nationalpark angekommen waren. Allerdings ereigneten sich diese Sichtungen nicht ganz so wie erwartet und geschahen an eher unerwarteten Orten. Bereits auf der ersten Fahrt über Land fielen mir große Blechtonnen am Straßenrand auf, aus denen lange Stöcke ragten. Das war am späten Nachmittag, und ich konnte mir keinen Reim darauf machen. Bei der nächsten Autofahrt am darauffolgenden Morgen dann allerdings schon: An den Stöcken hing die Jagdbeute der Morgenstunden und stand so am Straßenrand zum Verkauf – kleine Antilopen, Wildschweine, Stachelschweine, Schuppentiere, aber auch Affen, Raubkatzen und Reptilien. Fleisch von Wildtieren, auch als Buschfleisch bezeichnet, ist ein wichtiger Teil der täglichen Proteinversorgung der Bevölkerung – und für uns ein ziemlich ungewohnter Anblick. Genauso wie das tiefgefrorene Schuppentier, das wir in einer unserer Unterkünfte ganz nebenbei in einer Kühltruhe in der Küche fanden.

Der kleine Ort Fougamou, umgeben von Feldern und kleinen Wäldchen, direkt am Fluss Ngounié gelegen, macht einen verschlafenen und gleichzeitig aufgeräumten Eindruck. Am ersten Tag machen wir im kleinen Supermarkt und auf dem örtlichen Markt ein paar Besorgungen und lassen uns danach mit einem Einbaum über den Fluss fahren, um auf der anderen Seite ein wenig die Gegend zu erkunden. Wir spazieren durch eine kleine Siedlung mit hölzernen Hütten und fröhlichen, lärmenden Kindern, die auf der sandigen Straße spielen.

Am Wegrand stehen ein paar Ziegen im hohen Gras und dösen, bunte Bienenfresser sitzen auf den Überland-Leitungen, weiße Kuhreiher staksen am Ufer des Flusses entlang.

Wir wohnen im einzigen Hotel des Ortes, das direkt am Fluss liegt. Was mir sofort auffällt: In dem kleinen Garten vor der Terrasse meines Zimmers liegen seltsam deplatziert große, unförmige Steinbrocken, die den Uferbereich des Flusses säumen – warum wohl? Meine Kollegin, die schon viele Jahre in Gabun arbeitet, klärt mich auf: Damit will man die Nilpferde, die zuhauf in dem Fluss leben, vom nächtlichen Grasen im Garten abhalten, vor allem aber möchte man die Hotelgäste vor ihnen schützen. Denn diese riesigen Säuger sehen zwar gemütlich und gutmütig aus, wie sie mit ihren kleinen Augen aus dem Wasser hervorschauen und mit den runden Öhrchen wackeln – wenn sie sich aber gestört fühlen, ist mit ihnen überhaupt nicht gut Kirschen essen. Alle möglichen Gefahren kommen einem in den Sinn, wenn man an ein Feldprojekt in Zentralafrika denkt, aber Nilpferde gehören bestimmt nicht dazu. Sie sind aber tatsächlich eine ernst zu nehmende Gefahr, man schätzt die Zahl der Todesfälle pro Jahr, die auf unglückliche Begegnungen mit ihnen zurückgehen, auf etwa 500 in ganz Afrika. So komme ich dank der hässlichen Steinbrocken erst gar nicht in Versuchung, mir ein Nilpferd doch mal abends aus nächster Nähe anzuschauen.

Am Abend gehen wir in einem kleinen Restaurant im Ort etwas essen. Wir sind die einzigen Gäste, und das Restaurant besteht im Wesentlichen aus ein paar weißen Plastikstühlen und Tischen, die auf dem Lehmboden vor einer kleinen Hütte stehen. Die Besitzerin, eine freundliche ältere Frau mit bunter Schürze, fragt uns, was wir essen wollen und was uns eigentlich hierher verschlägt. Wir erzählen ihr von unserem Projekt: in den Waka Park fahren, dort ein paar Wochen lang Fledermäuse fangen und nach Viren, Bakterien, Parasiten suchen. Sie schaut erst ungläubig und wirft dann mit einem hellen Lachen ihren Kopf in den Nacken. »In den Wald gehen, und auch noch dort schlafen? Wie kommt man denn auf so eine Idee? In den Wald gehen höchstens die Männer zum Jagen, und außerdem zerkratzt man sich ja die ganzen Arme!« Belustigt über unsere Pläne, verschwindet sie, immer noch lachend und kopfschüttelnd, in der Küche ihres kleinen Hauses, um gleich darauf mit gebratenem Fisch, Maniok und *koumou*, einer Art wild wachsendem Spinat, zurückzukommen.

Am nächsten Tag beginnen wir mit der Arbeit: Um ein Gefühl für das Projekt und die Region zu bekommen, entschließen wir uns, die nächsten Abende hier am Ort einige Fledermäuse zu fangen. Eigentlich würde ich lieber direkt los in den Nationalpark, wo ich mir viel eher zahlreiche Proben für unser Projekt erhoffe. Aber zusammen mit erfahrenen Fledermaus-Ökolog*innen zu arbeiten ist immer spannend, bestimmt auch hier, und so gehen wir am Mittag los, um die besten Plätze für die Netze zu suchen. Wir spannen eins über einen breiten, flachen Bach und noch einige weitere auf den Wegen neben den Feldern, ein paar Autominuten außerhalb der Ortschaft. Damit sich tagsüber keine Vögel darin verheddern, schieben wir das feine schwarze Netz zusammen und schlagen den durchhängenden Netzteil mehrfach um.

Vor Einbruch der Dunkelheit machen wir uns bereit, bauen unseren Campingtisch und die Stühle auf und spannen die »Wäscheleine«, an der später die Stoffsäckchen mit den Fledermäusen baumeln. Dann ziehen wir die Netze wieder auf, sie sehen jetzt aus wie ein Tennisnetz: rechts und links je eine lange Stange, und in der Mitte ist ein feines schwarzes Netz aufgespannt. Jetzt heißt es warten. Zwei äußerst neugierige Kinder, die wohl in den Hütten auf einem der benachbarten Felder wohnen, haben uns entdeckt und statten uns einen Besuch ab. Wir erklären ihnen kurz, was wir hier machen. Mit großen Augen hoffen sie anscheinend auf einen spannenden Abend, umso größer ist ihre Enttäuschung, dass sie uns leider nicht helfen dürfen und wir sie direkt wieder nach Hause schicken. In den Tropen wird es sehr schnell dunkel. So nah am Äquator ist die Dämmerung kurz – als würde jemand den Lichtschalter einfach ausknipsen. Schon am frühen Abend sitzen wir im Stockdunkeln, während feuchte, angenehm abgekühlte Luft aufzieht. Anders als aus Europa gewohnt, gibt es in den ländlichen Regionen in Zentralafrika nur wenig künstliches Licht während der Nacht. Liegt nicht so viel Dunst oder Staub in der Luft, wie zum Beispiel nach einem Regenschauer, hat man hier oft atemberaubende Blicke auf den Sternenhimmel, und nirgendwo sonst habe ich so eindrucksvoll unsere Milchstraße gesehen wie bei der Feldarbeit in Afrika.

An diesem Abend bleibt aber keine Zeit, um Sterne zu bewundern oder mich überhaupt für irgendwas anderes als für unsere Netze zu interessieren. Denn kaum haben wir die Netze aufgespannt, schon wackeln und zappeln darin an mehreren Stellen gleichzeitig unglückliche Fledertiere. Damit sie möglichst kurz in dieser für sie unangenehmen Situation sind, gehen wir die Netze alle zehn Minuten ab und befreien die Tiere so schnell wie möglich. Ganz entgegen meiner Erwartung ist der Fang an diesem Abend ein voller Erfolg, wir kommen kaum hinterher, die Tiere aus dem Netz zu entwirren, in ein Säckchen zu heben, mit der Uhrzeit zu versehen, an die Wäscheleine zu hängen und vor allem: sie zu beproben. Innerhalb kurzer Zeit fangen wir über 50 Tiere: Flughunde, Flughunde und noch mehr Flughunde. Damit wir die Tiere überhaupt rechtzeitig beproben und danach schnell wieder freilassen können, falten wir die Netze schon vor Mitternacht wieder zusammen. Eine große Vielfalt haben wir aber nicht, denn fast alle Tiere, die uns an diesem Abend ins Netz gehen, sind von ein und derselben Art. Davon aber viele und alle Altersgruppen: In den Netzen finden sich halbwüchsige Tiere und Erwachsene, trächtige Weibchen sowie Mütter, an denen sich ein Jungtier festklammert und wie ein umgekehrter Rucksack an der Vorderseite seiner Mutter hängt. Manche der Jungtiere sind fast schon Jugendliche und nur unwesentlich kleiner als das arme Muttertier, das sein Kind mit sich herumfliegen muss. Heute bin ich selbst Mutter und weiß, wie es ist, ein Kind die ganze Zeit in der Babytrage umgeschnallt umherzutragen – wie anstrengend muss es erst sein, dabei auch noch zu fliegen und auf Nahrungssuche gehen zu müssen!

Die fruchtfressenden Flughunde finden sich aber nicht nur zahlreich hier in Fougamou, sondern in ganz Afrika. Besonders beliebt sind sie aber nicht: Sie fressen sehr gern die Früchte auf den Obstplantagen und gelten deshalb vielerorts als Schädlinge. Viele Flughundarten sind außerdem sehr sozial – sie leben in großen Gruppen, ja, sehr großen Gruppen, und wo ein Flughund ist, sind die anderen nicht weit. In Scharen fallen sie über Obstbäume her, beißen die reifen Früchte an und hinterlassen Bissspuren: kleine Löcher, die den typischen Abdruck der scharfen, spitzen Zähne aufweisen. Denn obwohl Flughunde sich überwiegend vegetarisch ernähren, haben sie ein beeindruckendes Gebiss, das wirklich an das kleiner Hunde erinnert. Die Flughundarten, die man in Menschennähe findet, sind weder besonders wählerisch, welche Früchte sie fressen, noch, welche Ruheplätze sie nutzen. Nicht einmal die ohrenbetäubende Kakofonie afrikanischer Großstädte scheint sie zu stören. Selbst im Verkehrsgetümmel von viel befahrenen Kreuzungen, wo den ganzen Tag die Hupen dröhnen, kann man an vielen Orten große Flughundkolonien, meist von Palmenflughunden finden, die dort Tagesrast halten. Kurz, eine Reihe von Flughund-Arten kommt nicht nur sehr gut mit vom Menschen veränderten Lebensräumen klar, sondern profitiert unter Umständen sogar davon: Die Obstplantagen voller reifer Mangos bieten den Tieren einen reich gedeckten Tisch. Das ist viel weniger mühsam, als einzelne Bäume mit reifen Früchten im Regenwald finden zu müssen.

In den Feldern und sekundär bewachsenen Wäldchen vor den Toren Fougamous finden sich also sehr viele Individuen der gleichen Art, aber es gibt nur wenig Artenvielfalt – ganz anders ist es ein paar Tage später, als wir im Regenwald unterwegs sind. Hier fangen wir nur noch sehr wenige Tiere, aber fast jedes, das uns ins Netz geht, gehört zu einer anderen Art. Die Flughunde, die es in Fougamou zuhauf gab, fangen wir dort fast gar nicht.

Veränderungen in einem Lebensraum beeinflussen also, welche Arten dort vorkommen – und das ist auch für die Krankheitserreger relevant, die diese Tiere in sich tragen. Was ich hier mit dieser Anekdote beschreibe, spielt im großen Maßstab eine wichtige Rolle beim Verständnis von neuartigen Infektionsausbrüchen.

Veränderungen eines Ökosystems zwingen seine Bewohner, sich entweder an die neuen Bedingungen ihres Lebensraums anzupassen – oder lokal auszusterben. »Der Verlust von Artenvielfalt ist aber nicht zufällig«, sagt Professorin Simone Sommer, mit der ich für dieses Buch über das Thema gesprochen habe und deren Forschungsarbeiten ich seit einiger Zeit aufmerksam verfolge. Sie ist Direktorin des Instituts für Evolutionsökologie und Naturschutzgenomik an der Universität Ulm und erforscht seit vielen Jahren, wie sich anthropogene Einflüsse, Landnutzung und Umweltverschmutzung auf die Gesundheit von Wildtieren und auf Zoonose-Risiken auswirken. »Man darf sich Biodiversitätsverlust nicht so vorstellen wie beim Skatspielen, wo man einfach irgendeine Karte rauszieht, und die ist dann halt weg. Sondern es läuft immer nach einem gewissen Muster ab«, erklärt sie weiter.

Denn man kann Spezies in Spezialisten und in Generalisten einteilen. Die Spezialisten haben hohe Ansprüche an ihren Lebensraum – sie können nur unter besonderen Bedingungen existieren und sich vermehren – seien es eine ganz bestimmte Art von Nahrung, Behausung, Vegetation oder sonstige Lebensumstände. Die meisten Fledermausarten, die wir später im Waka Nationalpark gefangen haben, gehören zu diesen Spezialisten. Verändert sich aber das Habitat und sind diese besonderen Bedingungen nicht mehr vorhanden, verlieren die Spezialisten ihre Lebensgrundlage: Sie verschwinden. Die Generalisten hingegen sind anpassungsfähig – sie sind genügsam, nicht so wählerisch, sie haben natürlicherweise eine weite geografische Verbreitung, sie kommen in einer Vielzahl an Lebensräumen vor, darunter auch gestörte Habitate in Menschennähe.

Es fällt ihnen deshalb leicht, sich unter veränderten Umweltbedingungen zurechtzufinden und sich dank ihrer Flexibilität neue Nischen zu erschließen. Sie schaffen es nicht nur zu überleben, oft profitieren sie sogar von einem Wandel: Nicht nur die Konkurrenz durch andere Arten wird geringer, auch die natürlichen Fressfeinde werden in der Nähe von Menschen unter Umständen weniger. Zudem kann das Leben in menschlich dominierten Lebensräumen auch Zugang zu neuen Ressourcen bieten – wie zum Beispiel Mangobäumen.

Aber was hat das mit Zoonosen und dem Übersprung von Viren von einer in eine andere Art zu tun? Die Generalisten nehmen nicht nur die neuen ökologischen Nischen in Menschennähe ein – mit an Bord sind auch ihre Viren, Bakterien und Parasiten. Und diese profitieren davon, wenn ihre Wirtsart zu den Generalisten gehört: Denn vermehren sich die Generalisten erfolgreich und können sich weiter ausbreiten, ist auch das Überleben ihrer Erreger gesichert. Besonders dann, wenn auch noch die Dichte der Population ansteigt und sich Tiere der gleichen Art häufiger treffen – dann herrschen perfekte Bedingungen für Mikroorganismen, um weiter übertragen zu werden!

Krankheitserreger, auch solche von potenziellen Zoonosen, finden in einem gestörten Ökosystem also andere Bedingungen vor als in einem intakten – Artenreichtum ist demnach ein Puffer gegen Infektionen. Diese Beobachtung wird auch als »Verdünnungseffekt« oder als »Verdünnungshypothese« (engl. *dilution effect, hypothesis*) bezeichnet. Sie besagt, dass in artenreichen Gemeinschaften, in denen die einzelnen Arten unterschiedlich anfällig für eine Infektion sind, weniger Infektionen stattfinden können. Einfacher gesagt: Mischt sich die Wirtsspezies eines bestimmten Erregers zwischen viele andere Arten, die nicht oder nur wenig für diesen Erreger empfänglich sind, wird es der Erreger schwer haben, immer zum richtigen Zeitpunkt auf genau den nächsten Artgenossen zu stoßen, um neue Infektionsketten auszulösen. Die anderen Arten stören dabei – sie »verdünnen« sozusagen die Übertragungswahrscheinlichkeit. In einem Lebensraum, in dem Generalisten von nur wenigen Arten leben, ist es viel wahrscheinlicher, dass ein infiziertes Tier auf ein weiteres Mitglied einer empfänglichen Art trifft. In solch einem Szenario findet die Weitergabe des Erregers häufiger statt, das Infektionsrisiko steigt. Man kann das mit einem Bild verdeutlichen: Sind in einer Tüte Gummibärchen alle Farben vorhanden, werde ich wohl nur selten zwei rote Gummibärchen finden, die direkt nebeneinanderliegen oder aneinanderkleben, viel häufiger wird das rote neben einem weißen, gelben oder grünen Gummibärchen liegen. Sind neben den roten nur noch weiße Gummibärchen in der Tüte, liegen Gummibärchen der gleichen Farbe viel häufiger nebeneinander, und ich werde viel häufiger zwei rote Gummibärchen aneinandergeklebt finden.

Für einige Viruserkrankungen, darunter die Hanta-Viren, wurde der Verdünnungseffekt als ein Einflussfaktor für Infektionen bereits wissenschaftlich bestätigt – es wird allerdings in der Fachwelt darüber diskutiert, ob diese Theorie über verschiedenste Gruppen an Krankheitserregern hinweg sowie für alle Ökosysteme gleichermaßen angewendet werden kann. Gerade wenn man über das Risiko von neuen Zoonosen spricht, ist der Verdünnungseffekt nur ein Aspekt neben anderen, außer der Biodiversität gibt es weitere wichtige Faktoren. Hierbei spielt nicht nur der Kontakt der Tiere untereinander eine Rolle, sondern auch die Art und Häufigkeit des Kontaktes zwischen Wildtieren, Nutztieren und Menschen – ganz besonders, wenn es um Risikoaktivitäten wie die Jagd und den Handel mit Wildtieren oder um intensivierte Nutztierhaltung geht. Dringt der Mensch sogar in eine intakte, artenreiche Lebensgemeinschaft ein und interagiert gezielt mit jener Art, die ein hohes Zoonose-Risiko darstellt, spielt der Verdünnungseffekt wohl kaum noch eine Rolle als Puffer gegen das Überspringen neuer Erreger. Außerdem führen menschliche Aktivitäten, die mit einer Verminderung der Biodiversität einhergehen, gleichzeitig zu einer ganzen Reihe weiterer Veränderungen, die ebenfalls das Zoonose-Risiko erhöhen, und der Einfluss der einzelnen Faktoren lässt sich nicht so einfach bewerten. Sicher ist allerdings, dass das Risiko für neue Zoonosen neben der Vermeidung von Naturzerstörung über eine Vielzahl weiterer Stellschrauben reduziert werden können.

Es gibt aber noch eine weitere Besonderheit der Generalisten: Sie sind nicht nur anpassungsfähiger, sondern sie sind schon vor der Interaktion mit dem Menschen häufiger Reservoir oder Träger von Pathogenen, also von Krankheitserregern, sowohl die ihrer eigenen Art als auch solche, die für den Menschen gefährlich werden können. Man vermutete schon lange, dass die Fähigkeit, sich an viele verschiedene Umweltbedingungen anzupassen und dadurch eine weite geografische Verbreitung zu haben, die Generalisten schon vor der Störung durch den Menschen mit vielen anderen Arten – Generalisten sowie Spezialisten – in Kontakt bringt. Und diese beiden Faktoren spielen zusammen, steigern das Zoonose-Risiko in zweifacher Weise, wenn die Generalisten zunehmen: Sie sind ohnehin die Arten, die per se viel häufiger einen oder sogar mehrere Krankheitserreger in sich tragen, und sie profitieren vom menschengemachten Wandel, durch den die Übertragungswahrscheinlichkeit innerhalb der Art und auch bezogen auf den Menschen und seine Nutztiere weiter zunimmt.

Dass all das nicht nur graue Theorie ist, sondern gemessen werden kann, zeigt eine Studie eindrucksvoll, die 2020 in der Zeitschrift *Nature* veröffentlicht wurde. Vereinfacht ausgedrückt, haben die Autoren umfangreiche, bereits existierende Datenbanken zum Vorkommen der verschiedensten Tierarten in unterschiedlichen Lebensräumen betrachtet. Für all diese Arten haben sie außerdem analysiert, für wie viele und welche Infektionserreger jede einzelne dieser Tierarten Träger ist. 376 Tierarten flossen in ihre endgültige Analyse ein – mit erstaunlich eindeutigen Ergebnissen: An Orten mit ausgeprägter menschlicher Nutzung (also städtische oder auch landwirtschaftlich geprägte Lebensräume) fanden sie eine höhere Dichte jener Arten, die auch gleichzeitig Überträger relevanter humanpathogener Erreger sind. Der Effekt war nicht bei allen Tierarten gleich stark ausgeprägt. Doch bei Nagern und Fledermäusen war dieser Effekt besonders deutlich.

Kurz: Vom Menschen veränderte Ökosysteme ziehen Zoonosen geradezu förmlich an, und stets finden sich hier die gleichen Kleinsäugergruppen, die betroffen sind und die ihre Erreger an den Menschen übertragen.

Immer wieder stolpern wir nun also über einen Aspekt: die Art, wie wir eine Landschaft bewirtschaften und sie dabei verändern. Was ist damit gemeint? Seit grauer Vorzeit nutzen Menschen Land, sie bearbeiten es und beeinflussen damit auch die jeweiligen Ökosysteme. Das geschah bereits vor Zehntausenden von Jahren. Schon damals griffen Menschen durch direkte oder indirekte Aktivitäten in ihre natürliche Umwelt ein: Sie rodeten Wälder, sie jagten, und durch die Dezimierung von großen Landsäugern veränderte sich wiederum das Land. Landnutzung ist aber nicht nur auf die Landwirtschaft beschränkt, sondern umfasst heute auch die Nutzung durch Siedlungsbau, durch Industrie, Bergbau und Freizeit. Die Hälfte der verfügbaren Landfläche auf der Erde wird heute für Landwirtschaft genutzt, davon allein 27 Prozent für Nutztiere (als Weideland oder für den Anbau von Futtermitteln).

Das Entscheidende nun ist die Geschwindigkeit, mit der dies geschehen ist, und die Dynamik, die sich seit geraumer Zeit entwickelt hat: Während für die längste Zeit Menschheitsgeschichte nur ein Bruchteil der Fläche unserer Erde genutzt wurde, ist der Flächenbedarf in sehr kurzer Zeit um ein Vielfaches angestiegen: Vor 2000 Jahren waren es knapp 500 Millionen, um 1700 herum war es knapp 1 Milliarde, und heute sind es um die 5 Milliarden Hektar Land, die vom Menschen genutzt werden, für jedweden Zweck: Ackerland, Weideland, Siedlungen und Verkehrswege. Diese Expansion hat primäre Ökosysteme zurückgedrängt, in einem globalen Maßstab. Vor 10 000 Jahren waren noch 57 Prozent der bewohnbaren Erdoberfläche von Wald bedeckt, bis heute ist ein Drittel davon verloren gegangen.

Und auch hier zeigt sich eine extreme Beschleunigung: Allein in den vergangenen 100 Jahren wurde so viel Waldfläche vernichtet wie in den 9000 Jahren davor. Und es geht weiter: Man schätzt, dass die Welt jedes Jahr weitere 5 Millionen Hektar Wald verliert, fast ausschließlich in den Tropen (auch das muss man sagen: In den industriellen Ländern gibt es kaum noch große Waldgebiete, erst recht keinen Primärwald mehr, der gerodet werden könnte, da diese Veränderung in der Landnutzung zu einem großen Teil schon vor Hunderten, gar Tausenden von Jahren stattgefunden hat). Der größte Treiber dieser Entwaldung, die vorrangig in Südamerika, vor allem in Brasilien, aber auch in Afrika und Asien stattfindet, ist die weltweit kontinuierlich ansteigende Nachfrage nach Rindfleisch, Soja und Palmöl – diese drei Produkte allein sind für 60 Prozent der Entwaldung in den Tropen verantwortlich. Danach kommt die Forstwirtschaft als Holzlieferant für die Papierindustrie. Die Entwaldung ist aber deshalb keineswegs eine nationale Angelegenheit ebendieser Länder: Denn die größte Nachfrage nach diesen Produkten kommt aus dem globalen Norden. Er »exportiert« die Entwaldung in Staaten des globalen Südens, die noch Primärwälder haben.

Die Entwaldung ist begleitet von einer Reihe unerwünschter Nebeneffekte, denn Wälder sind nicht nur leistungsfähige CO_2-Speicher, und jeder Hektar, der verloren geht, verstärkt die Klimakrise weiter.

Vor allem die Regenwälder stellen auch Niederschlagskreisläufe sicher, sie beherbergen eine große, unwiederbringliche Artenvielfalt, darunter von der westlichen Wissenschaft noch nicht beschriebene Tier- und Pflanzenarten, aber auch eine Fülle an unentdeckten natürlichen Wirkstoffen, in denen vielleicht das nächste Antibiotikum oder der nächste Wirkstoff gegen Krebs oder gegen ein neues Virus steckt. Die Entwaldung, und hier komme ich nach meiner kleinen Exkursion wieder zu den Zoonosen zurück, führt außerdem zu neuen Kontaktzonen: Regenwald mit all seiner Vielfalt an Wildtieren auf der einen Seite und Weide- oder Ackerland mit Nutztieren und Menschen auf der anderen Seite (siehe Abb. 12). So kommen Arten und ihre Krankheitserreger miteinander in Berührung, die sich eigentlich nie begegnen würden – und die Generalisten stellen zwischen den beiden Ökosystemen eine Brücke her, denn sie sind in beiden Gebieten heimisch. Auch Jagd, die in solchen Kontaktzonen stattfindet, erhöht das Risiko: Denn plötzlich gibt es Zugang zu vorher abgeschotteten Waldregionen, die mit ihren (noch) vielen Tierarten ein lohnendes Ziel sind.

Gerade für die RNA-Viren, die sich besonders gut und in kurzer Zeit an neue Wirte anpassen können, gibt es hier fast unendlich viele »Trainingsmöglichkeiten«, um auf neue Wirte überzuspringen – auf Arten, die sie ohne menschengemachte Veränderungen nie erreichen würden.

Man kann diesen Effekt sogar recht eindeutig lokalisieren und Karten modellieren, die die Wahrscheinlichkeiten aufzeigen, wo dieses Risiko am höchsten ist – man nennt dies auch *disease hot spots*: Eine Studie aus dem Jahr 2017 kommt zu dem Ergebnis, dass es tropische Regenwälder mit hoher Biodiversität sind (insbesondere reich an Säugetieren), die gleichzeitig anthropogene Veränderungen, wie zum Beispiel Abholzung für Landwirtschaft, erfahren. Genau dort ist das Risiko für den Übersprung eines neuen Virus am größten.

Besonders heiß diskutiert wird dieser Zusammenhang immer wieder bei Ausbrüchen mit dem Ebola-Virus in Afrika. Und im Nachklang der großen Epidemie 2014/2015 in Westafrika hat diese Hypothese verstärkt Aufmerksamkeit bekommen. Namentlich die Fragmentierung von Waldgebieten wurde unter die Lupe genommen und wird als ein Treiber von Ausbrüchen diskutiert. Fragmentierung bedeutet: Ein zusammenhängendes Waldgebiet wird durch Rodung oder neu entstehende Straßen und Siedlungen in viele kleinere Waldstücke aufgeteilt, die nicht oder nur noch wenig miteinander in Verbindung stehen. Aus einem großen Teppich primärem Regenwald wird ein Flickenteppich aus lauter kleinen Stückchen, in dem Wald mit anthropogen veränderten Flächen wechselt: Felder, Weiden, Straßen und Siedlungsflächen.

Die Theorie scheint auch hier die Verdünnungshypothese zu bestätigen: Einige Fledermausarten profitieren möglicherweise von diesem Flickenteppich und der Entstehung von fragmentierten Habitaten – das Ass im Ärmel der Generalisten. Gleichzeitig stellen die Flächen zwischen den Waldstücken für viele spezialisierte Arten unüberwindbare Hindernisse dar, sodass die Arten, die auf den Wald angewiesen sind, sich in den verbleibenden Waldflecken zunächst stärker konzentrieren. Sie sitzen sozusagen in den kleinen Waldstückchen fest – was früher oder später dazu führt, dass die fragmentierten Populationen durch den schrumpfenden Lebensraum, ihre bereits reduzierten Bestände und den fehlenden genetischen Austausch dem Untergang geweiht sind.

Eine Studie, die sich die Herkunft der Indexfälle von Ebola-Ausbrüchen anschaute, also der jeweils erste bekannte Fall eines Ausbruchs, konnte diesen Tatbestand feststellen: Im Kongo und in Gabun war der Zusammenhang zwischen Ebola-Ausbrüchen in Dörfern mit Lage an Waldrändern signifikant, vor allem dort, wo es in den vergangenen zwei Jahren vor dem Ausbruch zur Rodung gekommen war. Und am stärksten war dieser Zusammenhang, wenn es sich um Rodung von zuvor geschlossenem Regenwald handelte – das sind Wälder mit einer Baumhöhe von mindestens acht bis zehn Metern, deren Kronendach geschlossen ist.

Auch wenn man eine solche Kausalität im Einzelfall nur schwer beweisen kann, so hatte es auch in der unmittelbaren Umgebung von Meliandou, dem kleinen Ort in Guinea, von wo aus der verheerende westafrikanische Ebola-Ausbruch von 2014–2015 seinen Lauf nahm, kurz zuvor eine massive Abholzung von Regenwald gegeben. Kurz vor dem Ausbruch kam es zudem zu einer starken Trockenheit, viel stärker als in den Jahren zuvor beobachtet, wahrscheinlich als Folge der Entwaldung. Die Vermutung, dass die Ebola-Fälle oft in dem Übergangszeitraum von Regen- zu Trockenzeit auftreten, wurde zuvor schon mehrfach geäußert. Wie genau die Kombination von Trockenheit und fragmentierten Waldgebieten das Risiko von Ebola-Ausbrüchen erhöht, bleibt jedoch im Dunkeln. Was diese ohnehin komplexe, multifaktorielle Erklärung besonders im Fall des Ebola-Virus besonders erschwert, ist die Tatsache, dass man bis heute nicht wirklich weiß, wo genau das Ebola-Virus sein Reservoir hat und ob es wirklich die drei Fledermausarten sind, in denen man die Fragmente der Virus-RNA fand. Wo auch immer es sich versteckt – veränderte Landnutzung scheint ein Faktor zu sein, der das Virus aus seinem Reservoir zu locken scheint.

Sollten Störungen in der Abfolge von Regen- und Trockenzeit in West- und Zentralafrika – bedingt durch die Klimakrise – sowie der Verlust von intaktem Regenwald tatsächlich eine bedeutsame Rolle spielen, dann bedeutet dies vor allem eins: dass solche Ausbrüche in Zukunft häufiger und in bislang nicht betroffenen Regionen auftreten werden – eine Beobachtung, die wir seit einigen Jahren bereits für zwei Filo-Viren, das Ebola- und das Marburg-Virus, machen.

Vielleicht die detaillierteste Studie zum Zusammenspiel zwischen Landnutzung, Klimaveränderung und erhöhtem Risiko für neuartige Krankheitsausbrüche durch Fledermäuse kommt jedoch nicht aus Afrika, sondern aus Australien – sie umfasst einen Zeitraum von 25 Jahren genauester Beobachtung jener Flughunde, die das Reservoir für das Hendra-Virus sind. Seit man es 1994 erstmals entdeckt hat, versucht man, das Übertragungsrisiko von den Flughunden auf die Pferde besser zu verstehen, um Ausbrüche vielleicht sogar vorhersagen zu können. Dabei hat man beobachtet, dass die Infektionshäufigkeit bei Pferden seit 2006 zunimmt, vor allem im subtropischen Osten des Landes. Die entscheidende Frage lautet: Hat sich am Verhalten des natürlichen Reservoirs – also der Flughunde – etwas verändert, was diese Ausbrüche erklären könnte?

Von Natur aus sind die Flughunde, die das Virus in sich tragen, Nomaden. Sie ziehen vorwiegend an der australischen Ostküste umher, je nach Nahrungsverfügbarkeit in unterschiedlich großen Streifgebieten. Sie können sogar über Hunderte von Kilometern von einem Schlafplatz zum anderen ziehen, immer dorthin, wo gerade Eukalyptusbäume blühen. Denn die Hauptnahrung dieser Flughunde ist der Nektar von Blüten. Dauerhafte Rastplätze nehmen sie nicht ein. Gerade aber in der Zeit von Juni bis August – also im australischen Winter – blühen auch in dieser subtropischen Region weniger Bäume, und die Tiere müssen in dieser Zeit gezielt auf Nahrungssuche in Gebiete gehen, wo sie noch blühende Bäume vorfinden.

Ich habe mir den Zusammenhang von der Tierärztin und Wildtier-Ökologin Dr. Alison Peel von der Universität Queensland genauer erklären lassen, die an dieser Studie mitgearbeitet hat: »In der Vergangenheit war unser Untersuchungsgebiet ein gutes Gebiet für die Flughunde im Winter, und in den meisten Jahren gab es eine starke Blüte, was zu wirklich großen Ansammlungen von Flughunden führte. Sie ernährten sich aber damals in den Wäldern, fernab von Menschen. Durch Landrodung ist viel von diesem Gebiet verloren gegangen.« Und nicht nur das: Immer häufiger kommt es zu Wintern, in denen aufgrund von Trockenheit und Temperaturschwankungen die Blüte dieser Bäume besonders mager ausfällt. Die Flughunde werden in dieser Zeit sesshaft, und inzwischen versammeln sie sich dort, wo man noch etwas knappe Nahrung finden kann: In kleineren Gruppen in der Nähe von Gärten, Parks und anderen menschengemachten Anpflanzungen. Dort gibt es zwar nicht die begehrten Blüten ihres Wintergebiets, aber wenigstens überhaupt etwas zu fressen. Sobald wieder mehr Eukalyptusbäume blühen, nehmen die Flughunde wieder ihr Nomaden-Dasein auf. Die Flughunde zieht es also jedes Mal sofort in Scharen zu ihrer Lieblingsnahrung (und Scharen, das bedeutet: 100 000 bis über 200 000 Tiere!), weg von den Menschen und den Weiden.

Dieses Muster blieb über viele Jahre, in denen man das Verhalten der Fledermäuse untersuchte, gleich. Aber dann, etwa in den letzten zwanzig Jahren, begann sich das Verhalten der Flughunde zu ändern. Die Anzahl der dauerhaften Rastplätze verdreifachte sich, und fast alle davon befanden sich in einem urbanen Umfeld. Zur gleichen Zeit wurde auch eine Zunahme der Übersprungereignisse beobachtet: Es kam vierzig Mal zu Virusübergängen in Pferde. Was war passiert? Immer häufiger fiel die Blüte der für den dortigen Winter typischen Bäume aus, und die Flughunde fanden nichts mehr zu fressen in den Wintergebieten, die sie normalerweise aufsuchten. Sie begannen, sich immer länger und häufiger in der Nähe menschlicher Siedlungsräume breitzumachen. Immer mehr Flughunde versammelten sich um die wenigen dort verfügbaren Nahrungsquellen, und viele blieben dauerhaft dort. (Damit steigt einerseits das Infektionsrisiko, andererseits führen allein die riesigen Ansammlungen von Flughunden in australischen Städten schon zu vielen Konflikten zwischen den Flughundkolonien und den dort lebenden Menschen. Denn die Flughunde verursachen Dreck und Lärm, sodass man mit viel Mühe versucht, die Tiere umzusiedeln und ihre Rastplätze in den Städten zu zerstören – allerdings nur mit geringem dauerhaftem Erfolg.)

Der Rückgang der üblichen Winter-Blüte von bestimmten Eukalyptusarten in den Waldgebieten ist auf eine zunehmende und anhaltende Abholzung der betreffenden Gebiete zurückzuführen und wahrscheinlich auch ein Effekt der Klimakrise, der die Blühzyklen der Eukalyptusbäume verändert. Dieser Effekt war so eindeutig, dass man die Zeiten erhöhter Virusübertragung mittlerweile sogar vorhersagen kann: Kommt es zu einer starken Aktivität des El Niño, ein Klimaphänomen, das häufig mit Trockenheit im östlichen Australien einhergeht, kommt es im Folgejahr zu Trockenheit. Dies führt zu einer geringeren Eukalyptusblüte im Winter danach und damit zu einer Knappheit der natürlichen Nahrung der Flughunde. Ihre einzige Nahrungsquelle finden sie dann in Menschennähe, es kommt zu einer Akkumulation riesiger Flughund-Populationen dort, und damit zu mehr Virusinfektionen bei Pferden.

Und noch ein Phänomen wurde beobachtet: Nahrungsknappheit führte zu mehr Virusausscheidung bei den Tieren – wahrscheinlich ausgelöst durch Stress aufgrund von Futtermangel und dem ungewohnt engen Zusammensein mit vielen Artgenossen in den dauerhaften Rastplätzen. Das Bestechende an dieser Studie ist jedoch: Sie ermöglicht eine ganz pragmatische Lösung, denn wenn man gezielt Baumarten pflanzt, die im Winter blühen, um die Flughunde vom Menschen wegzulocken, dann reduziert man auch die Risiken für Hendra-Ausbrüche. Genau dieser Zusammenhang wurde in der Studie auch bestätigt: Im Jahr 2020 kam es zu einer unerwartet starken Winterblüte eines Eukalyptus-Waldes in der Nähe der Stadt Gympie an der australischen Ostküste, wo es regelmäßig zu riesigen Ansammlungen der Flughunde kam. In diesem Winter labten sich die Flughunde aber viel lieber an den blühenden Eukalyptusbäumen im Wald anstatt in Menschennähe, und die Infektion bei Pferden blieb aus. Hendra-Viren schieden die Flughunde natürlich sehr wahrscheinlich trotzdem in ihrem Urin aus – nur in diesem Jahr versickerten sie im Waldboden, und mit ihnen das Risiko einer zoonotischen Übertragung.

Diese Studie, die erstmals den komplexen Zusammenhang zwischen Klima, Vegetation und Landnutzung, Verhalten von Reservoirwirten und Infektionsrisiken darlegt, ist ein Meilenstein auf dem Weg zum Verständnis zoonotischer Viren bei Flughunden.

Das Risiko einer viralen Zoonose steigt also vor allem dann, wenn Wildtiere näher an den Menschen rücken – aber auch, wenn sich Menschen (zu) nah an Wildtiere begeben. Der letzte Punkt betrifft die Wildtierjagd und den Handel mit Wildtieren, und dies weltweit und umfassend, sprich: für das Geschäft mit Fleisch und anderen Tierprodukten wie Pelze oder Trophäen aus kulturellen Gründen oder weil es die Tradition will, sowie für die Nachfrage nach exotischen Haustieren.

Wie bei so vielen bereits genannten Beziehungen zwischen Menschen und Wildtieren, ist auch diese Erkenntnis nicht neu. Im Gegenteil, die Jagd auf Wildtiere ist von allen Mensch-Tier-Interaktionen die älteste, denn noch bevor der Mensch Tiere domestiziert hat, versorgte er sich als Jäger mit dem Fleisch wild lebender Tiere. Die Jagd wird deshalb auch heute noch als etwas Althergebrachtes betrachtet und hat einen hohen Stellenwert in praktisch allen Kulturen, zudem werden Wildtier-Fleisch in vielen Kulturen ganz besondere Eigenschaften zugeschrieben. Und trotzdem hat sich in den vergangenen Jahrzehnten einiges geändert – was genau, dazu komme ich später noch.

Vorab: Die Jagd und der Handel mit Wildtieren haben viele positive Effekte. Und auch wenn es vielleicht manchen als idealistische Vorstellung erscheint, dass Wildtiere am besten gar nicht mehr gejagt, getötet und gehandelt werden sollten, so ist dies dennoch nicht realistisch – schon gar nicht in einem globalen Kontext. Gerade in den ländlichen Gegenden des globalen Südens kann nachhaltige Wildtiernutzung der Existenzsicherung und Armutsbekämpfung dienen. In vielen Regionen der Welt wird die Proteinversorgung der Bevölkerung durch Wildtiere sichergestellt, und ein komplettes Verbot würde bereits benachteiligte Gruppen noch weiter in Armut und Hunger treiben. Der Mehrwert für die ländliche Bevölkerung durch Wildtiernutzung kann also enorm sein und der lokalen Wirtschaft dienen und spricht deutlich gegen allumfassende, undifferenzierte Verbote.

Nachhaltige, kontrollierte Wildtiernutzung kann auch dem Artenschutz dienen – auch wenn das zunächst paradox klingt. Denn für viele indigene Bevölkerungen, die tropische Regenwälder bewohnen, spielen Wildtiere seit Jahrtausenden eine wichtige Rolle bei der Ernährung. Aus diesem Grund bejagen sie Wildtiere in einer Art und Weise, die eben nicht zur Bedrohung führt. Diese Menschen verfügen zudem über ein enormes tradiertes Wissen, die nachhaltige Nutzung dieser Tierbestände betreffend. Das Bejagen von Wildtieren kann zudem auch eine Alternative zur Nutztierhaltung sein – sie kann also die Waldrodung und das Einbringen von Nutztieren in neue Regionen verhindern, was den Ausbruch von Zoonosen erschwert. Eine Bedingung gibt es aber: Die Nutzung muss nachhaltig sein, damit die Tierpopulationen stabil bleiben.

Doch zurück zum Wildtierhandel und seinem Gefährdungspotenzial.

Warum braucht es hier Einschränkungen, um das Zoonose-Risiko zu senken? Weil sich der Wildtierhandel, genau wie die Landnutzung, in sehr kurzer Zeit vervielfacht hat: Seit 2005 hat der Handel mit Wildtieren um 500 Prozent zugenommen. Nie zuvor in der Menschheitsgeschichte wurden so viele Wildtiere gejagt und gehandelt wie in den vergangenen Jahrzehnten. Buschfleisch dient längst nicht mehr nur der Proteinversorgung der ländlichen Bevölkerung, sondern ist in den Städten zum Luxusgut geworden, das weltweit gehandelt wird. Eine Studie aus dem Jahr 2010 stellte fest, dass pro Woche fünf Tonnen Buschfleisch allein im Pariser Flughafen Charles de Gaulle im Handgepäck eingeführt werden. Und auch die Jagdmethoden selbst sind nicht mehr die gleichen: Schusswaffen und industriell gefertigte Drahtschlingen statt traditioneller Jagdmethoden führen zu einer viel intensiveren Bejagung, mit mehr getöteten Tieren und weniger Möglichkeit, dass sich Tierpopulationen in der gleichen Geschwindigkeit wieder erholen.

Auch wenn wir den Verkauf und Handel mit exotischen Wildtieren in erster Linie in Asien und Afrika verorten und das auf den ersten Blick weit entfernt von unseren eigenen Traditionen und kulturellen Praktiken scheint – sind wir und der Rest der Welt unmittelbarer an der Ausbeutung von Wildtieren (beziehungsweise von nicht domestizierten Tierarten in Gefangenschaft) beteiligt, als wir dies vermuten: Pelzverbrämung an Jacken und Mützen ist ein weltweiter Modetrend, der auch in die Billigproduktionen der *fast fashion*-Industrie Einzug gehalten hat und zum größten Teil aus Pelzfarmen in China kommt. Über 30 Millionen Nerze, 15 Millionen Füchse und 14 Millionen Marderhunde werden dort pro Jahr für den globalen Markt produziert – gekauft werden die »Endprodukte« aus diesen meist unregulierten und grausamen Haltungen bei uns. Ein weiterer Trend, der Handel und Haltung von Wildtieren in vielen Teilen der Welt antreibt: Exotische Haustiere – angeheizt durch Videos von solchen Tieren in den sozialen Medien und durch die Möglichkeiten des Onlinehandels. Die USA, aber auch Deutschland gehören mit zu den größten Abnehmern.

Hier ist anzumerken, dass es dabei sowohl um legalen als auch um illegalen Wildtierhandel geht – denn oft wird Wildtierhandel automatisch mit illegalem Handel gleichgesetzt, der aber nur der kleinere Teil des gesamten globalen Wildtierhandels ist. Stärkere Regulationen, auch des legalen Wildtierhandels, oder gar eine Aufgabe bestimmter Praktiken zu erwirken, stößt vor allem auch auf den Widerstand mächtiger Wirtschaftsinteressen. Der Handel mit Wildtieren – ob in Form von Buschfleisch, exotischen Schmusetieren oder Pelzen – ist *big business*.

Ein internationales Regelwerk schafft den Rahmen, innerhalb dessen Tier- und Pflanzenarten gehandelt werden können: das »Übereinkommen über den internationalen Handel mit gefährdeten Arten frei lebender Tiere und Pflanzen« *(Convention on International Trade in Endangered Species of Wild Fauna and Flora)*, besser als CITES oder Washingtoner Artenschutzabkommen bekannt. Das Ziel ist die nachhaltige Nutzung von wild lebenden Arten im Interesse künftiger Generationen. Über 30 000 Pflanzenarten und knapp 6000 Tierarten sind Stand Februar 2022 in diesem internationalen Abkommen gelistet. Natürlich gibt es aber trotz CITES weiterhin illegalen Handel mit gefährdeten Spezies, und am legalen Handel wird häufig kritisiert, dass er eben nicht ausreichend nachhaltig ist.

Mit dem Blick auf die Zoonose-Risiken ist der folgende Aspekt entscheidend: Der Schutz vor neuen Zoonosen spielt keine Rolle bei diesem Abkommen. Er kann hier auch keine Rolle spielen, denn nachhaltige Nutzung hat den Schutz der jeweiligen Art vor dem Aussterben zum Ziel, nicht aber den Gesundheitsschutz anderer Arten. Die meisten Nager und Fledermäuse, aber auch kleinere Karnivoren wie Frettchen, Larvenroller oder Marderhunde sowie viele, viele andere Tierarten, die weltweit gehandelt werden, sind in ihrem Bestand nicht bedroht. Aus Sicht des Artenschutzes sind diese Arten in keinerlei Weise besonders schutzwürdig – als Brückenwirt in den Menschen haben sie indes große Bedeutung! Es gibt zwar auch noch einige andere Abkommen, die Wildtiere betreffen, aber hier gilt das Interesse entweder dem Tierschutz, landwirtschaftlichen Interessen oder dem Schutz einheimischer Ökosysteme vor invasiven Arten – alle drei sind in Teilaspekten auch für Zoonosen relevant, aber der Schutz des Menschen vor neuartigen Erregerübergängen ist nicht der Fokus ihrer Agenda.

In der EU gibt es immerhin Bestimmungen, die die Ein- und Ausfuhr verschiedener Tierarten innerhalb der EU für Tiere regelt, die nicht durch andere Rechtsvorschriften abgedeckt sind. Sie fordern für solche Tiere ein Gesundheitszertifikat. Wege, dies zu umgehen, gibt es jedoch viele: zum Beispiel den Handel von Tieren über das Internet. Warum aber auch ein Gesundheitszertifikat für Wildtiere nicht ausreicht und darüber hinaus alles andere als einfach zu erstellen ist, führe ich an anderer Stelle aus.

Zusammengenommen kann man also schlussfolgern: Internationale Vereinbarungen oder Rahmenwerke, die Wildtierhandel unter dem Aspekt des Gesundheitsschutzes, insbesondere in Hinblick auf Zoonosen, effektiv regulieren, gibt es bis heute nicht! Jedes Mal, wenn ich mich mit diesem Thema beschäftige, stolpere ich über diesen Gedanken. Dass ein solches Regelwerk eine Mammutaufgabe ist, will ich gar nicht in Zweifel ziehen. Dass es aber dringend Zeit dafür wäre, mit Blick auf all die zoonotischen Ereignisse der vergangenen Jahrzehnte, steht in meinen Augen außer Frage.

Gerade die lebend gehandelten Tiere stellen ein besonders hohes Risiko dar. Entlang der Handelsketten finden sich eine Reihe Faktoren, die Virusübergänge massiv antreiben: Die Tiere werden unter Bedingungen gehalten und transportiert, die nicht artgerecht sind, sie kommen unter Umständen in hoher Zahl auf engem Raum zusammen und stammen überdies aus verschiedenen geografischen Regionen. Dabei kommen die Tiere mit Arten in Kontakt, denen sie in der freien Wildbahn nie begegnen würden. Stress ist ein weiterer Faktor, der häufig die Ausscheidung von Viren bei infizierten Tieren erhöht, das Immunsystem der Tiere ist geschwächt, und das macht es neu überspringenden Viren besonders leicht. Erkranken die Tiere an Durchfall, Erbrechen, niesen oder husten, so kontaminieren sie mit ihren Ausscheidungen Käfige und infizieren benachbarte Arten.

Jene Menschen, die in die Beschaffung, den Weiterverkauf und den

Handel dieser Tiere eingebunden sind, aber letzten Endes auch die »Endnutzer«, sind also einem Infektionsrisiko ausgesetzt.

Die Viren wandern aber nicht nur wie an einem Gradienten entlang immer näher zum Menschen – sie springen in alle Richtungen über, und es sind wirklich viele! Eine Studie von Anfang 2022 hat die Ausmaße dieses Virus-Pingpong auf Wildtiermärkten untersucht und kam zu erschreckenden Ergebnissen. Der australische Virologe Prof. Edward Holmes ist einer der Leiter dieser Studie. Er hat bereits viele Jahre vor Covid-19 in seiner Tätigkeit als Virusjäger beeindruckende Forschungsergebnisse über die Verbreitung und Herkunft von Tier- und Menschenviren veröffentlicht. Wir beide teilen die Faszination für das Thema neue und zoonotische Viren und haben uns immer wieder in den letzten Jahren darüber unterhalten – wie viele Wissenslücken es noch gibt, aber auch, wie eindeutig inzwischen manche Erkenntnisse über virale Zoonosen sind und dass man wirklich, wirklich etwas tun muss (auch, dass man wirklich etwas tun *kann* – wenn es einer Gesellschaft und ihren Entscheidungsträgern denn ernst ist mit dem Vorhaben, das Risiko für zukünftige Pandemien zu reduzieren).

Anfang 2022 habe ich mit Edward Holmes über seine neuste Studie gesprochen – fast 2000 Tiere von 18 Arten auf Märkten in 20 chinesischen Provinzen hat er berücksichtigt: »Erinnerst Du Dich an die berühmte Menükarte auf dem Markt von Wuhan? Wir haben alle Tiere von dieser Tafel getestet, und sie waren voll mit Viren. Bei Larvenrollern und asiatischen Dachsen wurde die Vogelgrippe festgestellt; Marderhunde hatten Alpha-Corona-Viren. Die Tiere, die auf diesen Märkten angeboten wurden, waren krank«, erklärt er mir und weiter: »Wir sprechen von Hunderten neuen Viren, und auch die Menschen übertragen ihre Viren an die Tiere.« Hier nur ein kleiner Auszug der Ergebnisse dieses Virusaustauschs: Ein Fledermaus-Corona-Virus wurde in einem Larvenroller gefunden, ein Vogel-Corona-Virus in einem Stachelschwein, Hunde-Corona-Viren in Marderhunden. Das humane Parainfluenza-Virus-2, zwei Durchfall-Viren des Menschen, und ein humanes saisonales Influenza-Virus wurde jeweils bei Schuppentieren, Larvenrollern und Bambusratten gefunden. Auch wenn es sich hier »nur« um den Nachweis von Virus-RNA handelt und man daraus nicht direkt schließen kann, dass die Tiere auch tatsächlich eine aktive Infektion mit diesen Viren hatten, die zur Produktion von infektiösen Virusnachkommen geführt hat – das Ergebnis übertrifft die Befürchtungen, was auf solchen Märkten so alles an unbemerkter Virusaktivität vor sich geht, um Längen.

Was diese Studie aber auch zeigt: Selbst tiermedizinische Kontrollen oder Gesundheitschecks – die es in den seltensten Fällen im legalen Wildtierhandel gibt und schon gar nicht im illegalen – könnten ein Zoonose-Risiko nur minimal reduzieren. Wo sollte man denn auch überhaupt anfangen mit dem Testen?

Bei den klassischen Nutztieren ist es klar geregelt: Sowohl typische Krankheitsbilder als auch deren Krankheitserreger sind für Tiermediziner*innen erkennbar und einzuordnen, und für den Nachweis oder Ausschluss einer Infektion sind zuverlässige Diagnostiktests verfügbar. Das Ergebnis hat direkte Folgen, denn im Nutztierhandel gibt es strenge, international geltende Vereinbarungen und Gesetze. Warum? Krankheitsausbrüche bei Nutztieren gefährden die Nahrungsversorgung, haben immense ökonomische Verluste zur Folge und münden möglicherweise direkt in massive Handelsrestriktionen, was zu noch mehr finanziellen Verlusten führt. Kein Land und kein Landwirt möchte das! Und auf keinen Fall möchte man außerdem den Erfolg kostspieliger und langwieriger Eliminations- und Eradikationsprogramme für Nutztierkrankheiten riskieren und kann sich deshalb international darauf verständigen, dass strenge Kontrolle und Strafen bei Nichteinhaltung im Interesse aller Beteiligten sind. Es mag im Übrigen erstaunen, aber in vielen Aspekten ist die Tiermedizin bei der Überwachung, Kontrolle und Eindämmung von Krankheitsrisiken auf Populationsebene viel weiter und erfahrener als die Humanmedizin – ein Grund mehr, im Rahmen eines *One Health*-Ansatzes bei der Eindämmung neuartiger Viren von anderen Disziplinen zu lernen!

Bei gejagten oder auch nachgezüchteten Wildtieren, die im Gegensatz zu den Nutztieren eine schier unüberschaubare Anzahl an Spezies aus den verschiedensten geografischen Regionen der Welt umfassen, finden sich aber in der Regel neuartige, wenig erforschte oder komplett unbekannte Erreger oder auch Krankheitserreger, die zwar bekannt sind, aber normalerweise in einer ganz anderen Tiergruppe vorkommen (wie in der Studie der chinesischen Markttiere). Routinemäßig auf eine solche Palette an möglichen Kombinationen zu testen inklusive komplett neuer Erreger? Unmöglich! Für die allermeisten dieser Viren gibt es in der Regel keine einfachen Nachweisverfahren, und die Identifizierung ist eine langwierige wissenschaftliche Detektivarbeit, wenn es denn überhaupt gelingt. Die meisten Tiere, die in der Wildtier-Handelskette erkranken, werden wohl nie in die Hände der Tiermedizin oder gar an ein Forschungsinstitut gelangen. Ist eine Tierart ein natürliches Reservoir für ein Virus, erkrankt sie selbst nicht. Es gibt also kaum Möglichkeiten, infizierte Tiere zu identifizieren, denn in diesem Fall zeigen sie ja keine Krankheitsanzeichen – auch wenn sie möglicherweise mit einem gefährlichen Virus infiziert sind und dieses über längere Zeit ausscheiden. Die Identifizierung eines neuen oder unerwarteten Virus erfolgt meistens erst dann, wenn es schon zu Infektionen beim Menschen gekommen ist. Häufig werden die möglichen Übersprungsereignisse rückblickend aufgerollt – was bei der Überwachung von neuen Zoonosen die denkbar schlechteste Variante ist; man könnte hier kaum weiter vom Präventionsgedanken entfernt sein.

2003, Wisconsin, USA. Ein dreijähriges Mädchen wird mit einem unklaren fieberhaften Krankheitsbild in einer Klinik aufgenommen, nachdem sie einige Tage zuvor von ihrem neuen Haustier, einem Präriehund, in den Zeigefinger gebissen wurde. (Präriehunde gehören entgegen ihrem Namen nicht zu den Hunden, sondern sie sind Erdhörnchen und mit den Murmeltieren verwandt.) Die Eltern des Kindes hatten das Tier (zusammen mit einem weiteren Präriehund) erst zwei Tage zuvor auf einer Haustierbörse erstanden, aber der Kauf stand unter keinem guten Stern: Kurz bevor das Mädchen erkrankte, starb jener Präriehund, der das Mädchen gebissen hatte. Woran und ob es etwas mit der Krankheit des Kindes zu tun hatte, wusste man aber nicht – obwohl sogar Proben des Tieres an ein Labor geschickt wurden. Immerhin ging es dem Mädchen auch ohne Diagnose bald wieder besser, und so hakte man den Fall als unklaren Einzelfall ab, meldete ihn aber trotzdem sicherheitshalber an die zuständige Gesundheitsbehörde. Kurz darauf erkrankte ein Mann in Milwaukee ebenfalls mit Fieber, auch er war zuvor von einem Präriehund gebissen worden. Auch dieser Fall wurde gemeldet, obwohl man ebenfalls zu keiner Diagnose gekommen war. Beide Meldungen gingen an dieselbe Gesundheitsbehörde, die daraufhin dann doch hellhörig wurde, obwohl beide Patienten fast 200 Kilometer voneinander entfernt wohnten. Aber: Die beiden kannten sich. Denn es war der Mann gewesen, der den Eltern des Mädchens kurz zuvor die beiden Präriehunde verkauft hatte. Weitere Untersuchungen wurden eingeleitet, und zwei Wochen später konnte man den äußerst unerwarteten Auslöser ermitteln: Sowohl die Patienten als auch der tote Präriehund waren mit dem Affenpocken-Virus infiziert. Der Händler hatte aber nicht nur diese beiden Tiere, sondern noch weitere Präriehunde verkauft, auf der Haustierbörse sowie an Zoogeschäfte. Auch dort erkrankten Menschen, die mit den Tieren in Kontakt gekommen waren, sie verkauften die Tiere aber auch weiter, und es kam zu Infektionen in einer weiteren Familie. Erkrankte Tiere wurden in zwei Tierarztpraxen gebracht, wo wiederum Mitarbeiter*innen erkrankten. Insgesamt 11 Menschen steckten sich innerhalb weniger Wochen mit dem Affenpocken-Virus an. Alle wurden wieder gesund, aber dennoch waren die Verläufe so schwer, dass bei einem Teil der Erkrankten ein Aufenthalt im Krankenhaus notwendig war. Glück im Unglück war wohl, dass die Tiere mit dem Westafrikanischen Stamm des Affenpocken-Virus infiziert waren, wie genetische Analysen des Virus ergaben – der geht mit einem milderen Krankheitsverlauf einher als der Zentralafrikanische Stamm. Wäre es dieser gewesen, wären die Patient*innen wohl deutlich schwerer erkrankt.

Was dem Team, das den Ausbruch untersuchte, jedoch Kopfzerbrechen bereitete, war die Tatsache, dass ein afrikanisches Pocken-Virus auf eine Haustierbörse im mittleren Westen der USA gelangt war.

Eine Erklärung dafür gab es ebenso wenig wie für die Tatsache, dass es in Präriehunden gefunden wurde – eine Art, die nur in Nordamerika vorkommt! Der Schlüssel zur Antwort war der Zwischenhändler, von dem der erkrankte Mann seine Tiere erworben hatte: Dieser verkaufte nämlich nicht nur die amerikanischen Präriehunde, sondern auch afrikanische Riesenhamsterratten, die er aus Ghana geliefert bekommen hatte. Diese Ratten, die mit 40 Zentimetern Körperlänge beindruckend groß sind, sind in Afrika weit verbreitet und als exotische Haustiere in Europa und den USA zunehmend beliebt. Diese Hamsterratten hatten das Virus wohl unbemerkt aus Ghana mitgebracht und in den Stallungen des Zwischenhändlers die Präriehunde infiziert, die dann auf die Tierbörse und in die Zoogeschäfte gelangten. Dieses Beispiel verdeutlicht eindrucksvoll, über welch verworrene Wege exotische Viren aus Haustieren ihren Weg in Regionen fernab ihrer Heimat nehmen. Ebenfalls bemerkenswert ist, dass sowohl bei dem Zwischenhändler als auch in den Zoogeschäften durchaus aufgefallen ist, dass die Tiere krank sind, sie aber trotzdem weiterverkauft wurden. Kranke Tiere wurden bei zwei Tierärzten vorgestellt und das Tier des Mädchens sogar in einem Labor untersucht. Aber hier auf den Verdacht zu kommen, dass es sich um eine Infektion mit dem Affenpocken-Virus handeln könnte, in den USA, wo dieses Virus nicht vorkommt, in einer amerikanischen Tierart, bei der das Virus noch nie zuvor beschrieben wurde, ist so abwegig, dass man den Tierärzten und Tierärztinnen keinen Vorwurf machen kann.

Immerhin kam es zu einem Verbot von Handel und Haltung von Präriehunden in den USA – für fünf Jahre nach dem Ausbruch. Seit 2008 ist die Haltung in den meisten Staaten wieder erlaubt. Die Haltung von Präriehunden ist dennoch keine gute Idee: Sie wurden nämlich auch als ein Reservoir des Bakteriums *Yersinia pestis* beschrieben. Es ist das Bakterium, das die Pest oder den Schwarzen Tod auslöst und im 14. Jahrhundert innerhalb weniger Jahre 20 bis 30 Prozent aller Europäer getötet hat. Auch die Pest ist eine Zoonose – sie ist eine Nagetierkrankheit, die weiterhin örtlich begrenzt in Nagetieren in vielen Regionen der Welt vorkommt. Auch heute infizieren sich jedes Jahr Menschen mit dem Erreger, der dann die Beulenpest oder seltener die besonders gefährliche Lungenpest auslöst. Der Ursprung der Pest liegt wahrscheinlich in Zentralasien, irgendwo im heutigen Kirgisien, wo das Bakterium erstmals die genetische Linie ausgebildet hat, die später in mehreren Wellen Europa heimsuchte. In die Neue Welt kam der Pesterreger aber wahrscheinlich erst später, über infizierte Ratten und ihre Flöhe, die als blinde Passagiere auf den Schiffen der ersten Entdecker mitreisten. Und auch dieser kleine Exkurs zeigt einmal mehr: Die Welt der zoonotischen Erreger ist kompliziert, ihre Wege sind verschlungen und kreuzen immer wieder eng die unseren.

Oktober 2019, Niedersachsen. Eine bislang gesunde junge Frau erkrankt plötzlich so schwer, dass sie sofort auf die Intensivstation eingeliefert werden muss. Sie hat hohes Fieber und akutes Nierenversagen, auch die Leber ist angegriffen. Mit unterstützender Therapie zeigt sie nach einer guten Woche eine langsame Besserung und erholt sich. Ein solches Krankheitsbild – wenn auch selten mit einem solchen Schweregrad – ist in Deutschland von Infektionen mit den einheimischen Hanta-Viren bekannt. Die Blutuntersuchung zeigt: Die Patientin war tatsächlich mit einem Hanta-Virus infiziert, aber mit einem, das in Deutschland gar nicht vorkommt. Das Seoul-Hanta-Virus kommt in Asien vor, aber die Patientin war überhaupt nicht gereist. Wie sollte sie sich mit einem asiatischen Virus infiziert haben? Es war ihr neuer Mitbewohner, der dafür verantwortlich war, und der war kein Mensch, und nicht einmal ein besonders exotisches Haustier: Es war eine Wanderratte, in der man ebenfalls das Virus fand.

Als die Behörden den Fall aufrollten, zeigte sich auch hier eine komplexe Herkunftsgeschichte: Die Frau hatte das Tier wenige Monate zuvor bei einem Online-Händler gekauft, und dieser wiederum hatte die Ratte zusammen mit sieben anderen auf einer Reptilienbörse in einem anderen Bundesland gekauft. Dort waren die Ratten aber nicht als Haustiere, sondern eigentlich als Futter für die Reptilien gedacht. Auch die anderen Tiere wurden an eine Privatperson verkauft. Das Gesundheitsamt machte den Käufer ausfindig und informierte ihn über das Risiko. Er selbst hatte bisher keine Anzeichen für eine Infektion mit dem Seoul-Virus, aber gleich in zwei seiner Tiere wurde das Virus ebenfalls nachgewiesen. Krankheitszeichen zeigte keins der Tiere: Denn als natürliches Reservoir des Seoul-Hanta-Virus sind sie zwar infiziert und scheiden das Virus aus, sie selbst erkranken aber nicht. Die Viren der Ratten wurden sequenziert und glichen alle sehr stark dem Virus, das die junge Frau ins Krankenhaus gebracht hatte.

Beim Vergleich mit weiteren Virussequenzen aus Datenbanken fanden Wissenschaftler*innen außerdem immer wieder eine große Ähnlichkeit zwischen Ratten, die als Haustiere gehalten werden, und denen, die als Futter für Reptilien gezüchtet werden, sogar über Ländergrenzen hinweg. Die Forschenden kommen zu der Schlussfolgerung: »Es könnte ein intensiver privater Austausch von Hausratten zwischen europäischen Nachbarländern und sogar zwischen Europa und den USA stattfinden, der die offiziellen Handelswege umgeht.«

Das Bild, welches von neuartigen Zoonosen oft in der Öffentlichkeit gezeichnet wird, von jenen »Killer-Viren«, die nur darauf warten, von ihren wilden, Furcht einflößenden Wirten (wie zum Beispiel den Fledermäusen) bösartig und hinterhältig in die Menschheit eingetragen zu werden, um Epidemien oder Pandemien auszulösen – wird es dem gerecht, was die Wissenschaft heute über das Thema weiß? Sicher nicht.

Ein lesenswerter Bericht zu den Treibern von Pandemien wurde von der *Intergovernmental Science-Policy Platform on Biodiversity and Ecosystem Service* (IPBES) verfasst, einer zwischenstaatlichen Plattform, die auch als Weltbiodiversitätsrat bezeichnet wird und ihren Sitz in meiner alten Heimat Bonn hat. In ihrem Report aus dem Jahr 2020 fasst sie zusammen: »Es ist daher falsch, Wildtiere für das Auftreten von Krankheiten verantwortlich zu machen, denn das Auftreten von Krankheiten wird durch menschliche Aktivitäten und die Auswirkungen dieser Aktivitäten auf die Umwelt verursacht.« Noch prägnanter fasst es Dr. Arnulf Köhncke, Leiter des Fachbereichs Artenschutz beim WWF Deutschland zusammen, mit dem ich für dieses Buch im Vorfeld über das Thema Wildtierhandel gesprochen habe: »Natur schützen heißt Gesundheit schützen.«

Für Schlagzeilen taugen die tatsächlichen Treiber hinter den neuen zoonotischen Viren aber dennoch nur wenig, und wir Menschen kommen dabei nicht besonders gut weg.

Aus dem Blickwinkel einer Wissenschaftlerin, die sich seit Langem mit diesem Thema beschäftigt, ist es frustrierend, immer wieder die gleichen Ursachen hinter neuen Virusübergängen zu finden. Seit Jahren schreiben wir ähnliche Schlusssätze und Folgerungen in unsere wissenschaftlichen Aufsätze und präsentieren uns gegenseitig auf Konferenzen, was man tun müsste. Und all dieses Wissen ist nicht erst seit SARS-CoV-2 vorhanden! Ist es wirklich genug, wenn wir solche Daten zwar generieren, sie dann aber im »Elfenbeinturm« der Wissenschaft bleiben, in den Universitäts-Seminaren, in englischsprachigen Fachzeitschriften in technischer Sprache, auf den geschlossenen Treffen einer kleinen, hoch spezialisierten Forschungsgemeinschaft? Seit einigen Jahren kommen mir immer mehr die Zweifel, dass das eben nicht ausreichend ist, sondern dass die Erkenntnisse zu den Treibern neuer Krankheitsausbrüche auch außerhalb der Wissenschaft stärker gehört werden müssen – und dann endlich zu Handlungen führen! Denn auch wenn man mit Forschung die Treiber hinter neuen Zoonosen immer besser beschreiben kann, so wird die Prävention solcher Ereignisse nur dann gelingen, wenn das Bewusstsein in der breiten Bevölkerung und bei den Entscheidungsträgern ankommt: So wie bisher können wir nicht weitermachen!

Die Covid-19-Pandemie hat dem Thema zumindest für kurze Zeit öffentliche Aufmerksamkeit beschert, und es mag zurzeit dafür ein wenig Momentum geben: Aber die Gefahr ist groß, dass immer wieder die gleiche Falle zuschnappt, die in meinem Forschungsfeld sogar schon einen eigenen Ausdruck hat: *cycles of panic and neglect,* also die »Zyklen aus Panik und Vernachlässigung«. Die Wucht, mit der solche Ausbrüche unsere Welt durcheinanderwürfeln, macht schnell vieles möglich: Forschungsgelder, Kooperationen, Entwicklung von Diagnostika, Impfstoffen, Studien, Innovationen und noch mehr für ein meist zuvor vernachlässigtes Virus. Auch der Wille, nach den Ursachen zu forschen und an genau den Stellschrauben zu drehen, die es überhaupt so weit haben kommen lassen, ist für kurze Zeit da. Diese Aufmerksamkeit und Geschäftigkeit hält für einige Zeit an, bringt das Thema in die Schlagzeilen, die Studien in hochrangige Fachzeitschriften, und ja, bringt auch Fortschritt für kurze Zeit. Nach einiger Zeit jedoch sinkt das Interesse, die Notsituation ist beendet (oder auch nicht), Forschungsgelder versiegen, und Projekte laufen aus. Bald schon interessiert sich kaum jemand mehr für das Thema außer den wenigen verbleibenden Expert*innen, die eh vorher schon daran gearbeitet haben. Ich selbst habe das in meiner eigenen Laufbahn schon viele Male so erlebt: Bei der pandemischen Influenza H1N1, bei MERS-CoV, beim Ebola- und Zika-Virus, bei SARS-CoV-2 und beim Affenpocken-Virus, auch beim nächsten Virus wird es wohl wieder so sein. Dauerhafte, nachhaltige Änderungen, um das Risiko solcher Ausbrüche zu verringern, folgen jedoch meist kaum, sind nicht ausreichend oder werden, selbst wenn sie erfolgen, nach kurzer Zeit wieder aufgehoben. Und so geht es bald schon mit dem nächsten Erreger wieder von vorne los.

Ich glaube: Es wird höchste Zeit, dass wir uns als globale Gesellschaft ganz grundlegend mit den Treibern von neuen Zoonosen beschäftigen, und wie wir das Risiko dafür reduzieren können! Denn hier liegt auch eine Chance: Vergleichbare Ursachen hinter den verschiedensten Virusausbrüchen bedeuten auch, dass gezielte Maßnahmen eine nachhaltige Veränderung in die richtige Richtung bewirken können.

Von der Feldarbeit zum Labor – wie Zoonosen erforscht werden

Mit den Entdeckungen neuer, humanpathogener Viren in Fledermäusen und anderen Wildtieren ist in den vergangenen Jahrzehnten anscheinend ein neues Berufsbild bei den Virolog*innen entstanden: das der Virusjäger*innen! Das wirft eine Reihe von Fragen auf: Wie »jagt« man denn eigentlich neue Viren, beziehungsweise die Wirte, in denen sie sich verstecken? Sind solche Arbeiten nicht auch riskant? Und was machen die Wissenschaftler*innen mit ihrer »Beute«? Welches Wissen können sie aus den Funden neuer Viren ableiten und vor allem: Wie können sie dieses Wissen als Vorteil für die menschliche Gesundheit und als Vorsprung für den nächsten Wirtswechsel nutzen? Oder bleibt diese ganze Arbeit am Ende ein rein akademisches Unterfangen? Und wenn nicht: Was brauchen wir als Wissenschaftler*innen und als Gesellschaft, um künftig die Risiken neuer Viren besser abschätzen zu können, bevor sie den Übersprung schaffen?

Viele Aspekte dieser Forschung sind zunächst technischer und organisatorischer Natur. Es mag aufregend und abenteuerlich klingen, in ferne Länder zu reisen und dort Proben von verborgen lebenden Wildtieren zu sammeln – das Image der furchtlosen Forschenden, die heroisch auf Virenjagd gehen, um die nächste Pandemie zu verhindern, ist indes heillos übertrieben. Die langweiligen und mühsamen Aspekte, die den allergrößten Teil unserer alltäglichen Forschungsarbeit bestimmen, werden dabei ausgeblendet.

Bei der Forschung an Fledermaus-Viren gilt es zunächst, eine gar nicht so kleine Hürde zu überwinden: Man muss erst einmal an die Tiere herankommen. Sie sind nachtaktiv, sie können fliegen, und dank ihrer Fähigkeit des Echolots erkennen sie manchmal sogar Hindernisse wie Netze sehr gut – selbst feinste Netze, wenn ich nur an unsere kluge Fledermaus im Waka Park denke! Außerdem verstecken sich Fledertiere am Tag in der Regel, abgesehen von einigen Ausnahmen wie manchen Flughundarten, die man in großen Kolonien auch tagsüber an exponierten Plätzen findet, hoch oben in den Bäumen. Möchte man die Tiere direkt untersuchen, braucht man, wie bereits geschildert, Netze, die man zu Beginn der Dämmerung aufstellt und in denen sich die Tiere mit etwas Glück verfangen. Oder aber man sucht ihre Schlafplätze auf, wie beispielsweise Höhlen, und sammelt sie ab, während sie ihren Tagschlaf halten. Je nachdem, welche Art man beproben möchte, muss man aber zunächst wissen, wo sie eigentlich vorkommt, welchen Lebensraum sie einnimmt, welche Vorlieben sie bei ihrem nächtlichen Rundflug hat. Selbst Details wie die Flughöhe der Tiere, die sich von Art zu Art unterscheidet, spielen eine wichtige Rolle.

Man stellt schnell fest: Ohne die Zusammenarbeit mit erfahrenen Fledermausbiolog*innen oder Ökolog*innen macht eine solche Forschung überhaupt keinen Sinn! Die Ausrüstung für eine erfolgreiche Beprobung ist denn auch sehr umfangreich. Am häufigsten verwendet man sogenannte *mist nets*, zu Deutsch »Dunst-« oder »Nebel-Netze«, die auch als »Puppenhaar-Netze« geläufig sind, was es ganz gut trifft. *mist nets* sind Netze, die aus feinsten Nylonfäden zu Maschen verknotet sind, so dünn, dass sie kaum sichtbar und auch mit dem Echolot nur sehr schwer zu erkennen sind. Ein solches Netz spannt man wie ein Tennisnetz zwischen zwei Stäben auf, und zwar meist entlang vermuteter Flugschneisen – im Regenwald sind dies oft kleine Trampelpfade oder Lichtungen – oder auch über Wasserläufe. Man kann die Befestigung für ein solches Netz auch mit einer Art Schleuder bis hoch ins Blätterdach schießen, sodass man ein Netz aufspannen kann, das mehrere Meter aufragt – für jene Arten, die sehr hoch fliegen. Andere Möglichkeiten sind sogenannte *harp nets* – »Harfen-Netze«, die auch genau so aussehen: Wie bei einer Harfe sind dünne Fäden auf einem Rahmen von oben nach unten gespannt, und unten befindet sich eine Art »Tasche«. Fliegt eine Fledermaus in das Netz, rutscht sie an den Fäden nach unten und plumpst in die

Tasche, aus der sie aus eigener Kraft nicht herauskommt. Diese Netze sind vor allem für größere Arten wie die Flughunde geeignet. Das Vermessen und Beproben von Fledermäusen – sei es mit einem Abstrich aus der Schnauze, einer Blutprobe oder einem sogenannten *wing punch*, einer kleinen runden Biopsie aus der aufgespannten Flughaut – ist, ohne zu übertreiben, eine Wissenschaft für sich und stellt große Anforderungen an das Team, um Proben in einer hohen Qualität zu bekommen und die Tiere nicht unnötig zu belasten.

Auch die eigene Sicherheit ist dabei ein Thema, umso mehr, wenn Tiere beprobt werden, die bereits mit einem bekannten Zoonose-Risiko vergesellschaftet sind: Dicke Handschuhe, die vor Bissen schützen, sind ein Muss. Beim Beproben werden außerdem Latexhandschuhe getragen, um einen direkten Hautkontakt mit dem Tier oder seinen Proben zu vermeiden. Dazu kommen noch weitere Maßnahmen zur Erhöhung der Sicherheit wie ein Mundschutz und die Desinfektion der gesamten Ausrüstung. Auch ist es unerlässlich, alle an der Feldarbeit Beteiligten vorher gegen Tollwut zu impfen. Je nach Region, der erwarteten Fledermausart und der Art der Tätigkeit können auch ein Vollschutzanzug, eine FFP3-Maske und eine Schutzbrille sowie mehrere Lagen an Handschuhen nötig sein, insbesondere wenn man invasivere Arbeiten wie die Sektion eines Tieres vornimmt. Bei tropischen Temperaturen und hoher Luftfeuchtigkeit fühlt sich das an, als säße man in einer Sauna. All diese Maßnahmen sind aber wichtig, auch dann, wenn genau die gleichen Fledermäuse am nächsten Morgen als Buschfleisch am Straßenrand hängen oder mit Zwiebeln angebraten auf einem Markt verkauft werden (was ich einmal in Westafrika so beobachtet habe). Oder wenn die Tiere in den etwas einfacheren Unterkünften direkt unter dem Dach hängen und die Kotkrümelchen am Morgen auf den Frühstückstisch, das Bett und den Boden rieseln. Wer mit offenen Augen in den Tropen unterwegs ist, wird überall sowohl freiwillige als auch unfreiwillige Begegnungen zwischen Menschen und Fledermäusen erleben. Im Hinblick auf die hohe Vielfalt an Viren, die sich in diesen Tieren findet, ist es geradezu bemerkenswert, wie extrem selten zoonotische Virusübergänge am Ende sind und wie viele Faktoren zusammenspielen müssen, damit es tatsächlich zu einem Wirtswechsel kommt. Genau diese Faktoren aber muss man verstanden haben, um die Risiken eingrenzen zu können!

Wer verantwortungsvoll forscht, stellt sich auch den naturschutz- und tierschutzrechtlichen Fragen. Eine entsprechende Genehmigung des Landes, in dem man die Beprobung vornimmt, ist dabei Grundbedingung. Darüber hinaus fordern immer mehr wissenschaftliche Zeitschriften – zu Recht – sehr detaillierte Nachweise über die Einhaltung ethischer, tierschutz- und artenrechtlicher Vorgaben ein, sobald man seine Forschungsdaten veröffentlichen möchte. Auch der Schutz und das Anrecht der Herkunftsländer auf Erhalt ihrer natürlichen, genetischen Ressourcen rückt immer weiter in den Vordergrund und wird seit einigen Jahren mithilfe des Nagoya-Protokolls überwacht.

Alle diese Aspekte kosten aufgrund ihrer bürokratischen Natur häufig sehr viel Zeit und Nerven. Aber sie sind die Voraussetzung für das Vertrauen bei der Zusammenarbeit mit anderen Forschungsdisziplinen und mit Kollegen aus dem globalen Süden sowie für die Nachhaltigkeit der Forschung. Und gerade wenn man sich für den größeren Zusammenhang interessiert – also in einem *One Health*-Kontext forscht –, ist auch die gemeinsame Interpretation der gewonnenen Daten durch Virolog*innen, Ökolog*innen und Fledermausforschenden, die sich primär mit der Biologie der Tiere befassen und eben nicht nur mit deren Viren, unverzichtbar – genauso wie die Miteinbeziehung von lokalem Wissen und Mitarbeiter*innen. Eine Art »koloniale« Forschung, bei der die viel besser ausgestatteten westlichen Labore die Proben vor Ort nur sammeln, alle Analysen und die hochrangigen Publikationen dann aber ohne die nationalen Partner*innen im Herkunftsland stattfinden, ist zu Recht schon lange »*out*«. Trotzdem muss man immer wieder dagegen ankämpfen, dass Forschung nicht wieder in solch alte Strukturen zurückfällt – und die ungleichen Forschungsbedingungen von Wissenschaftler*innen im globalen Norden und globalen Süden machen eine gleichberechtigte Forschung oft immer noch schwer.

Welche Proben man von den Tieren entnimmt, unterscheidet sich je nach Forschungs-Fragestellung: Manchmal sucht man nach genetischem Material der Viren, dann sind es Abstriche, Kotproben oder auch Organproben, die man entnimmt, manchmal sucht man nach Hinweisen für frühere Infektionen, dann sind es oft Blutproben, um darin nach Antikörpern zu suchen. Aufgrund der geringen Größe der Tiere sind das oft nur wenige Mikroliter – das sind wirklich winzige Volumen, die größte Vorsicht bei späteren Analysen verlangen, um die wertvollen Proben nicht zu verschwenden.

Das am einfachsten zugängliche Material sind die Kotproben, und wahrscheinlich die allermeisten Studien zu neuen Fledermaus-Viren wurden damit erstellt.

Es macht auch die Feldarbeit sehr viel einfacher – denn diese kann man unter Schlafplätzen oder am Boden von Höhlen sammeln, ohne mit den Tieren selbst in Kontakt zu kommen. Und darin findet man bei Weitem nicht nur Erreger, die den Magen-Darm-Trakt infizieren, wie man vielleicht denken würde! Auch Viren aus den Atemwegen findet man im Kot – denn sie werden auch verschluckt und wandern durch Magen und Darm. Selbst beim Menschen findet man Viren aus den Atemwegen im Stuhl. Nur testet man hier in der Regel nicht darauf, da ein Abstrich aus der Nase oder dem Rachen zuverlässigere Ergebnisse liefert.

Die Virensuche mithilfe von Kotproben weist aber auch eine Reihe von Nachteilen auf: Man weiß nicht, wie alt die Proben sind, und gerade Virus-RNA ist nicht lange stabil. Die Anzucht von infektiösen Viren ist aus solchen Proben oft nicht möglich. Auch lässt sich beim Sammeln oft noch nicht zweifelsfrei feststellen, von welcher Tierart die Probe stammt, vor allem, wenn mehrere Arten den gleichen Schlafplatz benutzen – dafür braucht es molekularbiologische Methoden, denn im Kot finden sich auch jede Menge Körperzellen des Tieres, sodass man Tier-DNA sequenzieren und mithilfe von Datenbanken die Art bestimmen kann. Einige wichtige Informationen gibt eine Kotprobe in keinem Fall preis: Beispielsweise, ob die Probe von einem jungen oder erwachsenen Tier stammt und ob das Tier gesund oder krank war.

Manchmal erfordern es die Forschungsfragestellungen auch, dass man gefangene Tiere nicht wieder in die Freiheit entlässt, sondern tötet. Ob man überhaupt Tiere aus einer Population entnehmen darf und wie viele, wird aufgrund einer Risiko-Nutzen-Bewertung beurteilt und braucht natürlich auch hier in jedem Fall vorherige Genehmigungen. Eine solche Entscheidung wird – gerade wenn man mit Fledermausbiolog*innen und Ökolog*innen zusammenarbeitet – nie leichtfertig getroffen. Entnimmt man einzelne Tiere, dann für möglichst viele Zwecke gleichzeitig: Organproben für die Virussuche oder die Gewinnung von Gewebezellen und größere Mengen an Blut für umfangreichere Antikörpernachweise. Gerade, wenn man verstehen will, wie das Immunsystem des Tieres und seine Viren interagieren, ob das Virus in seinem Wirt eine Pathologie auslöst, also krank machende Folgen aufweist, oder auch, wo sich das Virus in seinem Wirt versteckt, dann ist es wichtig zu verstehen, in welchem Organ sich die Viren nachweisen lassen. Auch für eine Risikobewertung kann das wichtig sein: Denn je nachdem, wo die Viren zu finden sind, kann man auf ein Ausscheidungsmuster schließen, zum Beispiel im Kot, wenn das Virus im Darm ist, oder im Urin, wenn sich das Virus in der Niere findet. Auch wenn es zunächst überraschend erscheint, so kann die Entnahme eines Tieres auch dem Artenschutz dienen, zum Beispiel wenn man den Körper eines Tieres nach der Organentnahme als Museumspräparat konserviert – insbesondere dann, wenn es sich um seltene oder noch wenig erforschte Arten handelt. Denn nur wenn man die Artenvielfalt in einem Gebiet genau erfassen kann und genau weiß, welche Arten es gibt, dann kann man diese auch bestmöglich schützen! Wenn man Tiere gezielt entnimmt und tötet, fällt die Wahl in der Regel auf die Männchen. Im Gegensatz zu den Weibchen, von denen jedes ja für Nachkommen sorgen kann, sind die Männchen etwas verzichtbarer für die Population, und die Entnahme einzelner Männchen wird dem Bestand der Population weniger schaden, da ein anderes Männchen seine Aufgabe übernehmen kann.

Für einen Teil meiner eigenen Forschungsarbeiten haben wir die Weiterverwendung der Organproben noch erweitert und kleine Stücke der Luftröhre und der Niere in einer besonderen Nährlösung entweder sofort ins Labor gebracht oder für längere Transportwege tiefgefroren, um im Labor lebende Gewebezellen zu isolieren. Mit ein paar Methoden, die wir entwickelt haben, konnten wir diese Gewebezellen dazu bringen, sich immer weiter zu teilen, sodass man sie unbegrenzt für Experimente verwenden kann. Ein Teil der Fledermäuse »lebt« also in dieser Form bis heute in unserem Labor weiter. Für das Verständnis, warum Fledermäuse so besonders sind, können solche neuen Labormodelle die bisherigen, konventionellen Modell-Systeme ergänzen, die in der Regel vom Menschen, aus Mäusen oder aus anderen Säugetieren stammten, aber eben nicht von Fledermäusen. Viele besondere Eigenschaften des angeborenen Immunsystems der Fledermäuse kann man aber nur dann erforschen, wenn man auch die Gewebezellen dieser Tiere zur Verfügung hat.

Einige wenige, hoch spezialisierte Labore (zu denen meine bisherigen Arbeitsorte aber nicht gehörten) können sogar noch einen Schritt weiter gehen: Denn manche Fledermausarten kann man in Gefangenschaft halten, vor allem manche fruchtfressende Flughunde und einige Neuwelt-Fledermäuse. In diesen Speziallaboren kann man Virusinfektionen von relevanten zoonotischen Viren tatsächlich in diesen Tieren experimentell untersuchen. Solche Arbeiten finden jedoch nur unter größtem Aufwand statt: Nicht nur ist es oft sehr komplex, diese Tiere überhaupt in Gefangenschaft zu halten und dann unter hohen Sicherheitsauflagen zu infizieren, sondern es ist auch oft sehr schwer, die Tiere zu züchten. Im Gegensatz zu vielen vermehrungsfreudigen Nagerarten bringen die Fledermäuse nämlich in der Regel nur ein Jungtier pro Jahr zur Welt. Der größte Teil der über 1400 Arten an Fledertieren lässt sich aber überhaupt nicht in Gefangenschaft halten – darunter viele, die besonders interessant als Reservoir für zoonotische Viren sind.

Im Vergleich zur Probensammlung ist die Laborarbeit für die Virolog*innen der sehr viel arbeitsintensivere Teil, der im Gegensatz zur Feldarbeit wesentlich weniger spektakulär ist – und erfordert einen langen Atem. Für die Analysen und die genaue Aufarbeitung der Proben im Labor braucht man oftmals Jahre, bis man ein neues Virus identifiziert und charakterisiert hat und die Befunde anderer Wissenschaftler*innen präsentieren kann.

Dank der verbesserten Sequenziermethoden können zumindest Genomsequenzen heute recht schnell erstellt werden, und gerade in Situationen mit vermuteten Virusausbrüchen im Menschen wird die Forschung immer besser darin, den Erreger mithilfe einer Sequenzierung nachzuweisen. Und man ist sich heute einig: Haben die Ergebnisse Bedeutung für die öffentliche Gesundheit, teilt man sie sofort in weltweit öffentlich zugänglichen Datenbanken – das Zurückhalten von relevanten Daten, um die eigene hochrangige Publikation nicht zu gefährden, ist inzwischen ein No-go in dem Feld. Eine Notwendigkeit verlässlicher Vereinbarungen unter Wissenschaftler*innen ist deshalb wichtig: Einerseits muss man die wissenschaftliche Arbeit – also das intellektuelle Eigentum der Bereitsteller solcher Daten – sichern, andererseits sollen solche Daten möglichst schnell Forschenden aus aller Welt verfügbar gemacht werden, um sie zu analysieren und Entscheidungen zu treffen. Gerade die Kontroversen um die Herkunft von SARS-CoV-2 und die Existenz möglicherweise noch nicht geteilter Datensätze aus den Anfangszeiten der Pandemie werden dazu führen, dass man diese Debatte in der Zukunft noch intensiv führen wird.

Aber wie genau geht die »Jagd« also weiter, wenn die Proben erstmals im Labor sind? Der größte Teil der Suche nach neuen Viren ist genauer gesagt die Suche nach Virus-RNA oder -DNA: also nach den Bruchstücken ihres Erbguts, welche man zu einer kompletten Sequenz zusammensetzt. Diese Arbeit benötigt kein Vorhandensein von infektiösen, also noch vermehrungsfähigen Viren, und die verwendeten Nachweismethoden sind sehr empfindlich – man kann also auch geringste Mengen an Erbgut nachweisen, was gerade bei der Verwendung von manchmal suboptimalen (weil vielleicht schon etwas degradierten) Feldproben besonders wichtig ist. Sie hat außerdem noch einen Vorteil: Ein Infektionsrisiko besteht bei solchen Untersuchungen nicht.

Sammelt man Proben in der Natur, so werden die meist direkt an Ort und Stelle noch in eine konservierende Lösung überführt, die einen Zerfall der Nukleinsäuren verhindert. In der Regel lagert man solche Proben möglichst bald bei möglichst niedrigen Temperaturen von minus 20 oder minus 70 bis 80 Grad. Das geschieht in der Regel im Labor. Bevor man die Proben dann per PCR oder per Tiefensequenzierung untersucht, muss man sie aufreinigen: Dabei trennt man die RNA oder DNA von allen störenden Substanzen, die sich sonst noch in der Probe befinden. Spätestens bei diesem Schritt inaktiviert man noch vermehrungsfähige Viren.

Dann macht man sich auf die Suche – entweder mit einer PCR, die gezielt nachweist, wonach man sucht, oder per Tiefensequenzierung, mit der man alles auslesen kann, was sich in einer solchen Probe befindet. Die Datensätze, die aus einer solchen Tiefensequenzierung gewonnen werden, sind riesig – und voller Sequenzen, die eigentlich nicht gesucht wurden. Die Auswertung dieser Datensätze gestaltet sich aufwendig und lässt sich bislang (noch) wenig komplett automatisieren – es braucht immer noch ein menschliches Gehirn, das bei der Auswertung die richtigen Fragen stellt und die Befunde basierend auf dem vorhandenen Fachwissen einordnet – der Beruf des Bioinformatikers wird so in der Virologie immer wichtiger, und viele erfolgreiche Virusjäger*innen sind nicht in Gummistiefeln im Regenwald unterwegs, sondern sitzen am Computer, ohne auch nur ein einziges Mal in ihrem Leben eine virushaltige Probe in der Hand zu halten – sie jagen inzwischen häufig in schon bestehenden Datensätzen, die von den unterschiedlichen Forschungsgruppen in Datenbanken hinterlegt werden.

Wurde ein neues Virus gefunden, versucht man, möglichst die ganze Genomsequenz auszulesen, um es mit verwandten Viren vergleichen zu können – hat es die gleiche Anordnung der Gene oder eventuell Genombereiche, die noch nicht bekannt sind oder die stark von den bekannten abweichen? Besonders wichtig bei der Entdeckung neuer Viren sind die Stammbäume, mit denen sich die Verwandtschaftsbeziehungen von Viren beschreiben lassen – ist ein neues Virus ein Vorläufer, kann es Rückschlüsse auf die Ursprünge des gesamten Stammbaums geben, oder reiht es sich irgendwo zwischen den bekannten Viren ein? Wie weit ist es von den heutigen tier- oder humanpathogenen Viren entfernt – hat es einen »langen Ast«? Der kennzeichnet ein Virus, das in seiner Verwandtschaftsbeziehung relativ weit von allen anderen bekannten Viren entfernt ist und keinem besonders ähnelt. In diesem Fall steht die Sequenz dieses Virus am Ende eines langen Striches, der aus dem Stammbaum der anderen Viren herausragt – es kann ein Anzeichen dafür sein, dass man beispielsweise andere relevante Mitglieder dieser Virusgruppe noch nicht gefunden hat, oder aber, dass das Virus in einem einzelnen Wirt einen großen genetischen Sprung gemacht hat. Ein Beispiel dafür ist die SARS-CoV-2-Variante Omikron: Bis heute weiß man nicht, ob sich diese Variante Stück für Stück entwickelt hat und wir die Zwischenstufen nur noch nicht gefunden haben oder aber, ob sie die vielen Mutationen, die sie von den SARS-CoV-2-Varianten des vorhergehenden Pandemiezeitraums unterscheidet, während der Vermehrung in einem einzigen Wirt erworben hat – zum Beispiel in einem immungeschwächten Patienten. Mit der genetischen Information kann man also bereits sehr viel Wissen über ein neues Virus gewinnen, und die meisten Studien, die ich in diesem Buch erwähnt habe, beruhen auf solchen Ansätzen. Auch neue Nachweismethoden für die Diagnostik im Menschen können basierend auf der Sequenz entwickelt werden, was sehr wichtig ist, wenn wir über *pandemic preparedness* – also das Vorbereitetsein auf eine weitere Pandemie – sprechen. Die Diagnostik neuer Viren fällt hinter andere Themen wie Impfungen oder Medikamenteneinsatz oft zurück, aber ohne zuverlässige Diagnostik sind Ausbruchsgeschehen nicht zu bewältigen. Auch die Forschung an Diagnostik bekommt oft nur wenig Aufmerksamkeit – aber die Frage nach einem breit verfügbaren Test ist eine der ersten, die gestellt wird, wenn ein neues Virus im Menschen entdeckt wird und von großer Bedeutung ist, wenn es um die Frage seiner Ausbreitung (und seine Eindämmung) geht.

Wurde ein neues Virus gefunden und sein Genom sequenziert, versucht man manchmal auch noch einen weiteren Schritt: die Isolierung des Virus. Das heißt, das Virus soll aus der ursprünglichen Probe im Labor zur Vermehrung gebracht und damit zum Leben erweckt werden – dieser Arbeitsschritt ist sozusagen der Heilige Gral bei der Erforschung neuer Viren! Da Viren sich ausschließlich in einer Gewebezelle eines anderen Organismus vermehren können, ist dies nur möglich, indem den Viren eine solche Vermehrungsmöglichkeit zur Verfügung gestellt wird. Dies geschieht mittels Gewebezellen, die man außerhalb eines lebenden Organismus im Labor kultiviert (auch mittels eines Versuchstieres oder in angebrüteten Hühnereiern ist das möglich, wenngleich dies sehr viel aufwendiger ist als in Gewebezellen und heute nur noch selten angewendet wird).

Aber wie bringt man Viren denn nun dazu, sich zu vermehren? Am häufigsten verwendet man eine Zelllinie namens Vero E6, dabei handelt es sich um eine bestimmte Linie aus der Niere einer grünen Meerkatze, einer afrikanischen Affenart, die bereits in den 1960er-Jahren angelegt wurde. Im Laufe der Zeit durch die vielen Passagen durch Zellkulturen und Flaschen hat sich durch zufällige Mutation ein Defekt in die Zellen eingeschlichen: Die angeborene Immunabwehr, das Interferon-System der Zellen, funktioniert nicht mehr richtig. Werden diese Zellen mit einem Virus infiziert, bleibt diese »Alarmanlage« innerhalb der Zelle einfach aus, und bieten dem eindringenden Virus optimale Bedingungen, um sich zu vermehren, ganz ungestört und ohne lästige Attacken der zelleigenen Immunabwehr. Betrachtet man die Gewebezellen durch den Boden der durchsichtigen Kulturflasche oder -schale unter dem Lichtmikroskop, so blickt man auf einen schönen, regelmäßigen Teppich. Wie abgerundete Fliesen in einem alten Bauernhaus liegt eine Zelle neben der anderen, mit einem etwas dunkleren Zellkern in der Mitte jeder Zelle. Auch wenn mein erster Blick durchs Mikroskop auf eine Zellkultur schon fast zwanzig Jahre her ist, so gibt es auch heute noch Momente beim Blick durchs Mikroskop, in denen ich fasziniert bin von der Schönheit und der Regelmäßigkeit einer solchen Gewebezell-Schicht. Sind die Zellen zu diesem regelmäßigen Teppich herangewachsen, sind sie bereit, infiziert zu werden. Dazu wird die Nährlösung auf den Zellen entfernt und eine kleine Menge von der Probe, die nachgewiesenermaßen ein Virus enthält oder in der man ein Virus vermutet, auf den Zellrasen gegeben. Die Probe kann eine Abstrichprobe vom

Menschen sein, wie z. B. ein Rachenabstrich von einem infizierten Patienten mit SARS-CoV-2, MERS-CoV oder einem anderen respiratorischen Virus, oder von einem Nutz- oder Wildtier stammen, eine Kotprobe, ein Stück Organgewebe, eine Blut- oder eine Speichelprobe oder jedes andere denkbare Material sein, das Viren enthalten kann. Meist nach einer Stunde entfernt man die Probe wieder und überschichtet die Zellen mit der Nährlösung – und dann beginnt das Warten! In den Tagen danach beobachtet man die Zellen dann täglich durch das Mikroskop und sucht den Zellrasen nach Veränderungen ab, die auf ein Viruswachstum hinweisen könnten. Je nach Virus kann dies ein Verschmelzen von mehreren Zellen zu einer einzigen Riesenzelle mit mehreren Zellkernen sein oder ein Abrunden und Ablösen der Zellen, was in der Folge zur Zerstörung des Zellrasens führt. Wir sprechen in diesem Fall von einem zytopathischen Effekt oder CPE (für »*cytopathic effect*«), und viele Viren haben einen ganz typischen CPE. Bei den Corona-Viren wie SARS-CoV-2 oder MERS-CoV ist dies zu Beginn ein Abrunden und Loslösen der Zellen aus dem Rasen, mit anfangs ganz kleinen, feinen, einzelnen Zellen, die sich vom Zellrasen abheben – wie die Perlen einer gerissenen Perlenkette, die auf ein Kopfsteinpflaster fallen. Im Verlauf von Tagen nimmt das Muster zu, und wo am Vortag die »Perlen« zu sehen waren, verdichten sich die Zellen, und die Zellgrenzen werden undeutlicher, bis sich immer mehr abgerundete Zellen ablösen und ein Loch im Zellrasen entsteht. Hat die Virusvermehrung ihren Zenit erreicht, sind die meisten Zellen aufgelöst. Statt eines gleichmäßigen Zellrasens finden sich nur noch vereinzelte kleine Inseln von verbleibenden Zellen, während der Rest der Zellen als Trümmer im Überstand des Nährmediums schwimmt. Spätestens dann weiß man, dass hier ein Virus ganze Arbeit geleistet hat und der Überstand nun voll mit infektiösen Viruspartikeln ist. Das Viruswachstum bestätigt sich anschließend mit einer PCR oder gleich durch eine Sequenzierung.

Mich fasziniert an der Viruskultur immer wieder, dass es eine Methode ist, die – bis auf den letzten Schritt – komplett ohne die technischen Weiterentwicklungen der Molekularbiologie möglich ist. Denn die Anzucht von Viren ist eine alte Methode, die bereits in den 1960er-Jahren geläufig war und ohne die die großen Meilensteine in der Virologie nicht möglich gewesen wären: Ohne Zellkultur gäbe es zum Beispiel keine Impfstoffe – denn viele der ersten entwickelten Impfstoffe waren Lebendimpfstoffe und die Impfviren abgeschwächte Abkömmlinge der eigentlichen Krankheitserreger. Dazu gehören zum Beispiel die Polio-Schluckimpfung, die Masern-, Mumps- und Röteln-Impfung, die Impfung gegen Gelbfieber und die gegen Windpocken. Auch in der Routine-Diagnostik von Viruserkrankungen wurde diese Methode viele Jahrzehnte lang angewandt, aus den diagnostischen Laboren ist sie heute aber längst verschwunden und wurde von besseren, schnelleren Methoden verdrängt. Denn die Viruskultur wächst relativ langsam – bis zum Erhalt eines Ergebnisses kann es mehrere Tage dauern, während die Molekularbiologie innerhalb von Stunden wesentlich präzisere Resultate liefern kann.

Für die Erforschung neuer Viren ist diese Methode aber weiterhin unerlässlich und gerade bei Ausbrüchen von neuen Viren von allerhöchster Relevanz! Denn auch wenn Virolog*innen heute in der Lage sind, extrem schnell sehr viel genetische Informationen über ein Virus zu sammeln, lassen sich die biologischen Eigenschaften eines Virus bis heute doch nur sehr begrenzt allein durch das Auslesen des Erbguts vorhersagen. Auf viele Fragen finden wir nur mithilfe von biologischen Experimenten eine Antwort, zum Beispiel, wie das Virus in die Zelle eindringt, wie es sich in der Zelle vermehrt, ob es die Antikörper-Antworten umgehen kann und so weiter – dazu ist ein Virusisolat notwendig, welches im Labor wächst. Auch für die Risikobewertung von neu gefundenen Viren aus Tieren ist ein solches Isolat extrem wertvoll. Schließlich steht immer die Frage im Raum, wie fit dieses Virus ist und ob es sich in Gewebezellen anderer Spezies – darunter der Mensch – vermehren kann. Die Beispiele allerdings, in denen es gelingt, ein neu entdecktes Virus anzuzüchten, sind rar, ganz besonders bei den Corona-Viren in ihrem natürlichen Reservoir. Gerade bei den vielen Fledermaus-Corona-Viren und auch den Corona-Viren aus anderen Säugetieren ist es nur in sehr wenigen Fällen gelungen, ein solches Virus anzuzüchten. Als man mit der Entwicklung der Fledermaus-Zellkulturmodelle begann, hatte man gehofft, nun bald viele solcher Isolate zu bekommen – denn auf den Zellen der richtigen Tiergruppe sollten solche Viren doch vielleicht anzuzüchten sein. Die Hoffnung hat sich weitgehend zerschlagen, und bis heute gibt es nur sehr wenige Virusisolate von den vielen neu entdeckten Viren aus einem Tierreservoir. Mich beschäftigt diese Frage immer wieder, warum dies nur so selten gelingt. Sicher spielen technische Aspekte eine Rolle, wie die Degeneration infektiöser Partikel in der Probe; oft werden die Proben direkt in eine inaktivierende Lösung gegeben und sind deshalb gar nicht für einen Isolationsversuch geeignet. Viren aus Kotproben sind besonders schwer zu isolieren, da sich neben den Viren noch viele Abbauprodukte und Bakterien finden, die die Gewebezellen, in denen das Virus wachsen könnte, schnell zum Absterben bringen. Es scheint aber auch, als wären diese Viren, die sich in den Reservoirwirten finden – vor allem die Corona-Viren bei den Fledermäusen –, einfach nicht willig, sich zu vermehren. Ob sie in ihrem Reservoir einer besonderen Kontrolle unterliegen und die meiste Zeit kaum infektiöse Partikel produzieren, ob wir die meiste Zeit im falschen Probenmaterial suchen oder ob die Zellkulturmodelle, die wir haben, einfach noch nicht gut genug sind: Viele Fragen bleiben offen. Immer dann aber, wenn ein solches Virus den Sprung in einen neuen Wirt geschafft hat – also beispielsweise in den Menschen oder einen Zwischenwirt –, dann klappt auch die Isolation auf Gewebezellen in der Regel sehr gut!

Es ist einer der wenigen Bereiche, bei denen es uns die neu aufgetretenen, zoonotischen Corona-Viren ausnahmsweise einmal relativ einfach gemacht haben: SARS-CoV-1, MERS-CoV und SARS-CoV-2 lassen sich recht leicht in Gewebezellen anzüchten, und sie vermehren sich so gut, dass dabei schnell hohe Viruskonzentrationen erreicht werden – das heißt, die Produktion von neuen, infektiösen Virusnachkommen funktioniert auch in Gewebezellen. Hoch heißt etwa eine Million oder noch mehr infektiöse Viruspartikel pro Milliliter Nährlösung. Während der Covid-19-Pandemie musste ich viele Male den Kopf schütteln über die immer wieder kursierende Falschinformation, das Virus, das Covid-19 auslöst, sei angeblich noch nie isoliert worden! Unserem Labor ist dies viele Hunderte Male aus klinischen Proben von Covid-19-Patienten gelungen, und wir haben ein ganzes Fach in unserem Tiefkühl-Gefrierschrank voll mit solchen Isolaten – wir nennen sie unsere Biobank der Pandemie! Für SARS-CoV-2 haben wir die Methode sogar noch so weit verbessert, dass wir infektiöses Virus in einer Probe nicht nur nachweisen konnten, sondern sogar genau auszählen konnten, wie viele infektiöse Partikel sich in der jeweiligen Original-Abstrichprobe eines Patienten befinden!

All das ist in einer Ausbruchssituation auch enorm wichtig – zum einen, weil sich nur so die Zeiträume eingrenzen lassen, in denen Infizierte ansteckend sind, zum anderen braucht man ein Virusisolat auch, um die Biologie eines Virus besser zu verstehen und um die Entwicklung von Impfstoffen und Medikamenten voranzutreiben. Ein Super-GAU wäre meiner Einschätzung nach ein Ausbruch mit einem neuen Virus, das man nicht in einer Zellkultur zum Vermehren bringen kann. Dann wäre alles, was wir dringend über ein neues Virus im Labor herausfinden müssen, erst einmal nicht möglich. Dass Viren sich in Gewebezellen nicht kultivieren lassen, ist übrigens tatsächlich möglich: So lässt sich das Hepatitis-C-Virus nicht in Gewebezellen anzüchten, trotz hoher Viruslasten im Blut von Patienten. Nur über ein ausgefeiltes System fand man eine Methode, um das Virus doch untersuchen zu können – es dauerte aber Jahre, bis diese Methode verfügbar war. Zwar gibt es mehrere dieser sogenannten Surrogat-Systeme, also Ersatz-Systeme, die man in einem solchen Fall für die Klärung dringender Fragen nutzen könnte. Komplett ersetzen können sie aber ein Virusisolat nicht!

Welch überragende Bedeutung ein solches Virusisolat besitzt, wurde mir während der Covid-19-Pandemie immer wieder klar: Jedes Mal, wenn eine neue SARS-CoV-2-Variante irgendwo scheinbar aus dem Nichts aufgetaucht war, wie die Alpha-, Delta- oder eine der vielen neuen Omikron-Varianten, brach in den virologischen Laboren das Jagdfieber aus. »Habt ihr schon ein Isolat?«, ist wohl eine der häufigsten Fragen, die mich in den letzten drei Jahren per E-Mail, WhatsApp, Twitter-Nachricht und in Telefonkonferenzen bei Meldungen über eine neue Viruslinie erreicht hat. Hat ein Labor ein Isolat, gehört es zum guten Ton unter Kolleg*innen, dies sofort mit anderen Laboren zu teilen. Leider verursacht die Versendung solcher Isolate einen enormen Papierkrieg wegen des Gefahrguttransports auf Trockeneis, den nur spezialisierte Transportunternehmen durchführen dürfen, und unter Umständen auch wegen komplizierter Import- und Export-Prozeduren. Aus diesen Gründen ist es in unserem Labor während der SARS-CoV-2-Pandemie oft gar nicht dazu gekommen, dass wir Isolate verschickt haben – auch weil die neuen Varianten mit »ihren« infizierten Menschen in der Covid-19-Pandemie oft schneller um die Welt gereist waren, als wir Forschenden neue Isolate einander zugänglich machen konnten.

Die Zeit und Energie, die die Forschung aber in einer solchen Krisensituation in die Beschaffung aktueller Virusisolate stecken musste, hat eine große Schwachstelle in der internationalen Antwort auf eine Pandemie aufgezeigt: Wichtige biologische Materialien, mit denen die Virologie dringende Fragen beantworten kann, können nur sehr kompliziert geteilt werden, insbesondere über Ländergrenzen hinweg. Dadurch geht wichtige Zeit verloren, die man zur besseren Vorbereitung (wie zur Anpassung von Diagnostika, Impfstoffen, Eindämmungsstrategien) nutzen könnte, die aber stattdessen mit Suchanfragen, Bearbeiten von Formalitäten, Organisation von Sendungen und so weiter verschwendet wird. Auf Initiative der Weltgesundheitsorganisation wurde deshalb das *BioHub*-System ins Leben gerufen: Es soll die zuverlässige, sichere und transparente Bereitstellung von biologischen Materialien wie Virusisolaten gewährleisten – auf der Grundlage einer zentralen Biobank, die diese Proben schnell an ausgewählte Expertenlabore weiterverteilt. Da unser Zentrum in Genf kontinuierlich über den gesamten Verlauf der Pandemie hinweg SARS-CoV-2-Viren isoliert hat – und dies immer noch tut, wenn wir einen Infizierten mit einer neuen Variante diagnostizieren –, sind wir heute eines der Labore, die diesen in der Schweiz ansässigen *Biohub* beliefern und damit unsere neuesten Varianten zur weltweiten Verfügung bereitstellen. Dies in der Hoffnung, dass für zukünftige Forschungsfragen der Zugang zu Virusisolaten vereinfacht und viel besser koordiniert wird und wir in der nächsten Gesundheitskrise die schnelle weltweite Verteilung nicht dem Virus selbst überlassen, das an Bord von Passagierfliegern ganz ohne Gefahrgut-Auflagen und ohne jegliche Dokumentation reist.

Ist ein Virus bereits in den Menschen übergesprungen, sind die Fragen, die eine rasche Antwort erfordern, meist klar. Bei all den Funden an neuen Viren in Wildtieren, die möglicherweise ein epidemisches oder pandemisches Potenzial in sich tragen, stehen wir vor einem Dilemma: Wir haben kein Bewertungssystem zur Einordnung neuer Viren – denn neu sind die Viren ja nur für uns, weil wir sie vorher nicht kannten: Sie sind sehr häufig schlichtweg Viren, die aus Tieren stammen und nie ein Risiko darstellen werden. Vielleicht sind es Vorläufer-Viren, die vor langer Zeit unseren heutigen endemischen Viren vorausgegangen sind. Oder sie bringen gute Voraussetzungen mit, um in den nächsten Wirt hüpfen zu können. Oder aber sie sind schon gehüpft – vielleicht zunächst nur in einen Zwischenwirt, vielleicht auch schon in den Menschen. Immer noch viel zu oft setzen wir an diesem letzten Punkt an, und wir finden neue Viren erst dann, wenn sie bereits Infektionen im Menschen ausgelöst haben. Wir wissen, dass sich das ändern muss, aber dafür brauchen wir: mehr Forschung und ein besseres Wissen darum, wie wir zoonotische Risiken im Labor bewerten können. Genau das ist es, was mich an dem Thema fasziniert und antreibt, und wo ich meine eigene Forschung angesiedelt sehe.

Vielleicht der spannendste Unterschied zu einer Vielzahl an anderen virologischen Forschungsfeldern ist der, dass man bei der Virusjagd meist das Labor verlässt und in der »echten« Welt unterwegs ist. Und von dieser echten Welt nimmt man ein Stück mit ins Labor und versucht, sie zu verstehen. Die Wildtiere und mit ihnen ihre natürlich vorkommenden Viren haben in unserem Forschungsfeld Einzug in die Labore gehalten, vor allem, wenn es die »Artenvielfalt« betrifft: Gewebezellen und Modelle umfassen nicht mehr nur ein paar wenige Spezies, sondern umfassen zunehmend auch Modelle für Wildtierarten. Die Arbeit an neuartigen Viren hat auch eine Vielzahl an neuen Labormodellen hervorgebracht, mit denen wir versuchen, solche Viren und darüber hinaus grundlegende Prozesse des Lebens besser zu verstehen, und das nicht nur für eine Spezies, sondern für viele. Man denke nur an die immunologischen Wunder, die Fledermäuse zustande bringen und die wir noch nicht entschlüsseln konnten! Für mich ist das bis heute die größte Herausforderung in meinem Beruf. In weiten Teilen sind wir noch nicht so weit, dass wir die Risiken neuer Viren vorhersagen können – aber wir werden immer besser!

Ein besonders spannendes Projekt aus meiner Bonner Zeit zur Risikobewertung eines neu entdeckten Virus nahm mit den Forschungsarbeiten um das MERS-Corona-Virus Fahrt auf. Es gab diesen Verdacht, dass Dromedare neben MERS-CoV auch noch andere Corona-Viren in sich tragen könnten. Deshalb hat mein damaliger Kollege Dr. Victor Corman eine spezielle PCR entwickelt, mit der er in einer Sammlung aus Dromedar-Abstrichen aus Saudi-Arabien auf die Suche ging. Und die Vermutung bestätigte sich: Die Tiere waren nicht nur mit MERS-CoV, sondern auch noch mit einem weiteren Corona-Virus infiziert. Es war ein Virus, das sowohl mit dem menschlichen Erkältungs-Corona-Virus 229E verwandt war als auch mit 229E-verwandten Viren aus Fledermäusen! Und nicht nur fanden wir es gleich in mehreren Abstrichen der Dromedare, sondern das 229E-ähnliche Virus wurde auch in sehr hoher Viruskonzentration in der Dromedar-Nase produziert! Wir wussten auch, dass diese Abstriche auf einer Dromedar-Farm gesammelt wurden, wo sich die Tiere in konstantem Kontakt mit Menschen befanden – hatten wir also gerade ein weiteres Corona-Virus mit einem zoonotischen Risiko entdeckt, in Analogie zu MERS-CoV? Die Qualität der Proben – Abstriche, die uns in gefrorenem Zustand zugeschickt worden waren und seitdem in unserem Tiefkühlschrank bei minus 80 Grad lagerten – und die hohen Viruskonzentrationen ließen uns vermuten, dass wir mit einem Anzuchtversuch des Virus erfolgreich sein könnten. Und wir wussten um eine Gewebezell-Linie, in der sich das menschliche Pendant dieses Virus sehr gut vermehren ließ – es war uns also einen Versuch wert.

Ich taute dazu die gefrorenen Röhrchen auf, eins nach dem anderen, und brachte jeweils wenige hundert Mikroliter davon in verschiedenen Kombinationen auf die Zellen – mit Antibiotika und ohne, durch einen sehr feinen Filter aufgereinigt, das Transportmedium direkt verwendet, und verdünnt. Die Erfahrung hatte uns gelehrt, dass man bei solch kostbaren Proben besser auf mehrere Varianten gleichzeitig setzen sollte. Denn eines mögen Corona-Viren nämlich überhaupt nicht: immer wieder aufgetaut und eingefroren zu werden. Ich wusste also, meine Chancen, das Virus zu isolieren, sind beim ersten Auftauen am größten. Finde ich nicht die richtige Kombination von Probenaufbereitung und Gewebezellen, so kann ich es zwar auch später noch mal versuchen, doch mit jedem Einfrieren und Auftauen der Probe sinkt die Wahrscheinlichkeit, das Virus wieder zum Leben zu erwecken. Und: So schnell würden wir wohl nicht noch mal an Nasenabstriche von anscheinend verschnupften Dromedaren kommen!

Die Anzuchtversuche von neuen Viren gehören zu den frustrierendsten und gleichzeitig aufregendsten Experimenten. Frustrierend, weil sie sehr viel Arbeit machen – Verdünnungen, Filtration, verschiedene Zellkulturen in unterschiedlicher Dichte vorbereiten und immer wieder neu bereithalten, tägliche Inspektion und Dokumentation jeder einzelnen Vertiefung, auch mal Schadensbegrenzung im Brutschrank, wenn plötzlich Pilze und Bakterien sprießen statt Viren ... und all das wofür? In den allermeisten Fällen für nichts, da gerade die Isolation von Vorläuferviren oder den sogenannten reservoirgebundenen Viren häufig nicht gelingt. Aber es sind auch die aufregendsten Experimente – weil man täglich mit Spannung am Mikroskop sitzt und jede auch nur kleinste Veränderung im Zellrasen voller Erwartung und Hoffnung beäugt, mit Filzstift auf dem Deckel der Kulturschale markiert, fotografiert, in Listen dokumentiert, am nächsten Tag gleich noch mal schaut ...

Zur Frustration trägt leider auch bei, dass man gerade nach dem Einbringen von Tierproben aus der freien Natur auf eine Zellkultur – der sogenannten Inokulation – eine Unmenge an Veränderungen in den Zellen sieht, die jedoch leider fast immer durch Verunreinigung aus der Probe, durch Bakterien, Schimmelpilze oder durch kleinste Partikel wie Staub oder Pollen verursacht werden. Unter Umständen wächst sich das Virus-Isolationsprojekt zur überraschenden Entdeckungsreise aus – bei einem Virus-Isolationsprojekt aus Fledermauskot konnte ich bewundern, wie faszinierend die Flügelschuppen von Motten (aus der Nachtmahlzeit der Fledermaus) im Durchlichtmikroskop aussehen. Nur Viren habe ich in diesem Projekt – natürlich – keine angezüchtet.

Doch bei dem Dromedar-229E-Corona-Virus hatten wir Glück. Ich erinnere mich, dass ich täglich voller Spannung in unser Sicherheitslabor ging, um die Platten mit den Anzuchtproben zu mikroskopieren. Wie meistens, wenn ich neue Proben auf Zellen gegeben habe, schaute ich wirklich jeden Tag nach Veränderungen, auch direkt in den Tagen danach, in denen es natürlich noch viel zu früh war, um überhaupt irgendwas zu sehen. In der Regel benötigen die Viren wie gesagt einige Tage, um sich zu vermehren und durch ihre Vermehrung die Gewebezellen sichtbar zu schädigen. An Tag eins oder zwei, meist auch noch an den Tagen drei und vier kann man zwar allerhand Fundstücke in der Probe unter dem Mikroskop bewundern, aber noch keinen Hinweis auf ein Viruswachstum erkennen. An Tag drei nach der Inokulation trieb mich die Neugier am selben Tag gleich zweimal in unser Sicherheitslabor, auch wenn ich bereits morgens die Zellen inspiziert hatte. Und tatsächlich! Die Zellen hatten sich bei der zweiten Kontrolle am frühen Abend endlich verändert, zeigten ein krisseliges, unregelmäßiges Muster mit bereits verdichteten Stellen, an denen sich schon erste Zellen ablösten. In den Zellkulturschalen, in denen ich das Transportmedium unverdünnt eingeträufelt hatte, war es schon deutlich zu sehen. Dort, wo das Transportmedium verdünnt worden war, war es zwar noch ganz diskret, aber schon zu erahnen. Ich saß mit einem breiten Grinsen am Mikroskop und genoss diesen Moment. Es war einer jener Momente, die man in der Forschung viel zu selten erlebt, aber die trotzdem für Wochen und Monate erfolgloser Arbeit entschädigen. Für einen kurzen Augenblick war ich der einzige Mensch auf der Welt, der von der erfolgreichen Isolation dieses Virus wusste, und ich war der Erste, der diesem Virus bei der Vermehrung in der Gewebekultur zuschaute. Es mag ein wenig pathetisch klingen – und zugegebenermaßen, von außen betrachtet wirkt es nur mäßig inspirierend, am Abend im Keller eines Instituts zu sitzen, unter dem Mikroskop in ein paar Milliliter rosafarbene

Nährlösung zu starren und einer dünnen Schicht Gewebezellen beim Schrumpeln und Platzen zuzusehen, nachdem man sie über ein paar Tage mit Material aus einer Dromedar-Nase bebrütet hat. Der Erfolg meines Versuchs hatte mich aber mal wieder darin bestätigt, dass die Virologie mein Traumjob ist. Denn jetzt begann die richtig spannende Arbeit. Jede Menge Experimente erwarteten mich in den nächsten Wochen. Meine neuen Dromedar-Viren – denn es war nicht nur die Probe von einem Tier, sondern gleich von mehreren – mussten sich nun immer mit ihrem menschlichen Gegenstück messen: Wie gut vermehren sie sich in Zellkulturen? Wie viele RNA-Kopien und wie viel infektiöse Viruspartikel werden im Laufe der Zeit produziert? Kann das menschliche Interferon – also der wichtigste antivirale Botenstoff – die Virusvermehrung hemmen, und klappt es gleich gut beim menschlichen Virus und bei dem des Dromedars? Welchen Rezeptor benutzt das Dromedar-Virus? Und wenn es in eine menschliche Zelle gelangt, kann es die Maschinerie der Zelle auch so manipulieren, dass neue infektiöse Nachkommen entstehen?

Das menschliche 229E-Virusisolat, das wir zum Vergleich im Labor vorliegen hatten, war allerdings alles andere als aktuell: Stammte es doch aus den 1970er-Jahren und war schon viele Male in Gewebezellen weitervermehrt worden – und dadurch verlieren die Viren im Labor manchmal einen Teil ihrer Eigenschaften und verhalten sich nicht mehr so wie die, die im Menschen zirkulieren. Ein glücklicher Zufall half uns hier weiter: Denn ich hatte gerade ein zirkulierendes 229E-Virus aus einer Patientin isoliert! Diese Patientin war ich selbst, denn wie immer, wenn ich einen Atemwegsinfekt hatte, testete ich mich auf die häufigsten Viren, um an Proben für neue Isolate zu kommen. Wie jeden Erwachsenen alle ein bis zwei Jahre hatte mich also dieses Mal das saisonale Corona-Virus 229E erwischt, und ich schleppte mich nach Erhalt des Ergebnisses noch mal ins Labor, nahm mir schnell einen Abstrich ab und inokulierte meine eigenen Proben auf Gewebezellen. Ein paar Tage würden vergehen, bis Ergebnisse sichtbar wurden, und so konnte ich mich danach direkt ins Bett legen und den Infekt auskurieren.

Nachdem ich mich wieder erholt hatte, stellte ich im Labor mit

Freude fest, dass auch mein eigenes 229E sich in der Gewebezellkultur vermehrt hatte. Die Sequenzierung zeigte: Es ist wirklich das aktuell zirkulierende, menschliche Isolat, das sich trotz der relativ langsamen Evolution der endemischen Corona-Viren schon ein wenig von dem Isolat von 1970 unterschied. Bis heute freue ich mich darüber, dass ich mich damals trotz Erkältung ins Labor geschleppt habe und dieses neue menschliche Virusisolat anzüchten konnte – und zwar immer dann, wenn ich in Virusstammbäumen zu 229E die Sequenz Bonn-1 entdecke, denn so haben wir mein Virus getauft! Wir gingen dann experimentell alle möglichen Hürden durch, die der Mensch einem Virus in den Weg stellen kann: Immerhin wuchs das Dromedar-Virus schon mal auf den gleichen Gewebezellen wie das menschliche Virus. Aber konnte das menschliche Interferon es auch bei seiner Vermehrung eindämmen? Ja, stellte ich fest, genau wie es das endemische Virus auch hemmt.

Das Virus hatte also keine besonderen Tricks, das menschliche Immunsystem zu überlisten. Konnten menschliche Antikörper nach einer kürzlichen Infektion das Virus neutralisieren? Ja, auch das war der Fall, genau wie bei dem endemischen Virus. Und vielleicht der wichtigste Versuch: Kann sich das Virus in kultivierten Schleimhautzellen der menschlichen Atemwege vermehren? Nein, das konnte es nicht. Egal welches Virusisolat der Dromedare wir auch benutzten, egal bei welcher Temperatur wir die Schleimhautzellen bebrüteten (37 Grad entspricht eher den tiefen Atemwegen, 33 Grad eher den oberen Atemwegen): Es fand keine Vermehrung des Dromedar-Virus statt. Sosehr es also dem menschlichen Virus ähnelte, es war anscheinend ein Tier-Virus und nicht im Menschen vermehrungsfähig. Wir konnten außerdem zeigen, dass es sogar den gleichen Rezeptor wie im Menschen benutzen konnte – aber einmal im Inneren der Zelle angekommen, ging die Vermehrung nicht weiter. Welcher Teil auf dem Virus-Erbgut für diese Unterschiede zwischen den Arten zuständig ist, wissen wir aber bis heute nicht. Unsere Bewertung: Auch wenn die Ähnlichkeiten mit MERS-CoV auf den ersten Blick besorgniserregend erscheinen, dieses Virus scheint nicht in der Lage zu sein, den Menschen zu infizieren, und es gibt bis heute keine Hinweise, dass man dieses Virus auch im Menschen findet. Auch die bioinformatischen Analysen passten zu unserem Befund. Das Virus, das wir gefunden hatten, stellt den Vorläufer unseres heutigen Erkältungsvirus dar, das vor langer Zeit – wir wissen nicht, wann – in den Menschen übergesprungen ist. Seitdem haben aber beide Viruslinien ihre eigene Evolution in ihrem jeweiligen Wirt durchlaufen, und die Linie des Dromedars kann heute keine Menschen mehr infizieren. Ein akutes Risiko wie das MERS-Corona-Virus geht von diesem Virus also sehr wahrscheinlich nicht aus! Es ist doch gut, auch mal Entwarnung geben zu können – wo wir Virolog*innen ja schon daran gewöhnt sind, ständig vor neuen Viren zu warnen!

Eine große Frage bleibt aber weiterhin offen, wenn es um die Überwachungsstrategien und den sinnvollen Einsatz von Forschungsressourcen geht: Wo in der Abfolge von Ereignissen soll man eigentlich ansetzen? Bei den Wildtieren, denn da nehmen die neuen Viren ja in der Regel ihren Ursprung? Dann findet man sehr viele Viren, was wissenschaftlich spannend ist und viele wichtige Einblicke in die Evolution und Diversität von Viren geben kann. Auch ist es ein Ergebnis, das von hohem Wert für uns ist, aber dennoch gilt: Die allermeisten Viren, die wir dort finden, sind Tier-Viren und werden dies wohl auch immer bleiben.

Aber welches dieser Viren hat denn nun das Potenzial, die Wirtsgrenzen zu überspringen, und woran macht man dieses Potenzial fest, bevor es tatsächlich geschieht? Dazu fehlt uns oft noch das Wissen, oder die Forschung steckt erst in den Kinderschuhen. Möchte man außerdem ein Überwachungssystem aufbauen, das kontinuierlich das Virusvorkommen in Wildtieren aufzeichnet, wird es schnell sehr aufwendig. Denn man sucht im wahrsten Sinne des Wortes die Nadel im Heuhaufen, abgesehen davon, dass man nicht weiß, ob es überhaupt eine Nadel ist, die man sucht, und ob das, was man sucht, überhaupt in *diesem* Heuhaufen steckt. Besonders praktikabel ist solch ein Vorgehen nicht. Abgesehen davon ist es einfach nicht flächendeckend umsetzbar – denn die Anzahl der Viren ist riesig. Eine Schätzung kommt auf etwa 1,6 Millionen noch unbekannte Viren in Wildtieren, von denen etwa knapp die Hälfte ein zoonotisches Risiko beherbergen könnte. Auch wenn man über die Zahl und die Berechnung, die zu diesem Ergebnis geführt hat, streiten kann: dass es noch viele unbekannte Viren in Tieren gibt und dass uns einige davon in Zukunft überraschen werden, steht außer Frage. Alle dieser Viren zu finden, und dann auch noch zu bewerten: unmöglich.

Die zweite Möglichkeit ist die Überwachung von Tieren, die eng mit dem Menschen in Verbindung stehen, also Nutz- oder Haustiere. Hier sind es schon deutlich weniger Arten als in den Wildtieren, und sie sind wesentlich einfacher zugänglich. Auch gibt es schon eine ganze Reihe an Programmen, die für veterinärmedizinische Krankheiten entwickelt wurden und für die ohnehin schon Proben getestet werden. Natürlich deckt man damit nur solche Übergangsereignisse ab, die einen Zwischenwirt aus einem Nutztier betreffen. Würde man ein solches dauerhaftes Überwachungssystem auch auf Wildtiere ausdehnen, die in Kontakt mit dem Menschen sind (z. B. gejagte, gehaltene und gehandelte Wildtiere), würde man schon einen großen Bereich der Schnittstelle Mensch-Natur abdecken – insbesondere in den *hot spots*. Eine weitere Möglichkeit: Die Suche nach neuen Viren beschränkt sich auf jene Bereiche, die für uns (in einem stark menschenzentrierten Weltbild) am wichtigsten sind. Das heißt auf Menschen, die neue oder auffällige Krankheitsbilder zeigen. Diese Methode ist zielgerichtet, das Durchwühlen von Unmengen irrelevanter Befunde entfällt, und die Viren, die man findet, sind höchstwahrscheinlich relevant in Bezug auf die menschliche Gesundheit. Die Methode hat nur einen kleinen Schönheitsfehler: Wird ein neues Virus bereits im Menschen gefunden, ist der erfolgreiche Wirtswechsel ja bereits geschehen. Selbst wenn das Virus frühzeitig entdeckt wird, kann es schon zu spät sein – siehe SARS-CoV-2. Natürlich macht die Überwachung im Menschen auf neue Viren trotzdem Sinn, um schnellstmöglich zu reagieren, und wir selbst sind an unserem Zentrum in Genf an einer Reihe solcher Projekte beteiligt. Trotzdem würden wir gerne noch ein bisschen früher Bescheid wissen, auf welches Virus wir uns vielleicht als Nächstes einstellen sollten. Und aufgrund einer Vielzahl zoonotischer Ereignisse in der Vergangenheit wissen wir sehr gut, wo die besonders kritischen Stellen sind: an der

Schnittstelle Mensch und Tier. Eine solche Überwachung an der Schnittstelle Mensch/Tier ist vielversprechend und derzeit wahrscheinlich der klügste Einsatz vorhandener Ressourcen.

Immer wieder wird die Frage aufgeworfen, warum man denn neue Viren überhaupt finden und insbesondere anzüchten möchte und ob die Risiken eines solchen Arbeitens nicht den Nutzen überwiegen. Schließlich bestünde dabei die Gefahr, dass sich Mitarbeiter*innen des Labors infizieren und somit einem neuen Virus die Möglichkeit zur Ausbreitung bieten könnten. Für die Laborlandschaft, die ich selbst überblicken kann, kann man zunächst dazu sagen, dass Virusisolation und auch die spätere Arbeit mit solchen Isolaten unter hohen Sicherheitsstandards stattfinden, die streng reguliert werden und regelmäßigen Kontrollen unterliegen. Auch die Einarbeitung von Mitarbeiter*innen unterliegt einem ausführlichen Plan, in dem alle Routine-Arbeiten und auch Szenarien, bei denen etwas schief läuft, geprobt werden. Dennoch – und ich glaube, dieser Diskussion muss sich die Virologie stellen (können) – gibt es ein Restrisiko, dass auch erprobte und bewährte Sicherheitssysteme versagen können. Es ist deshalb wichtig, dass es Instrumente und Regularien gibt, die die dem Erreger angemessene Biosicherheit sicherstellen, wenn man mit solchen Erregern arbeiten will. Im Gegensatz zu manchen medialen Darstellungen ist die Arbeit an Viren aber keineswegs ein unregulierter Bereich, ganz im Gegenteil ist sie hochgradig reguliert, und aus meiner eigenen Erfahrung kann ich sagen, dass die immer wiederkehrende Überprüfung von Prozessen und Ausrüstung mit einem Blick auf die Biosicherheit zum täglichen Brot in Forschungslaboren gehört. Es steht auch ganz und gar nicht im Widerspruch zu einem *One Health*-Ansatz zur Vermeidung von Zoonosen, gleichzeitig auch globale Anstrengungen zur kontinuierlichen Optimierung von Biosicherheit in Laboren weltweit zu unternehmen.

Und trotzdem kommt auch immer wieder diese Frage: Ist die Suche nach dem Erreger von Krankheit X gerechtfertigt? Sollen wir gezielt Orte aufsuchen, an denen wir neue Viren vermuten, die Reservoirwirte beproben und die Proben im Labor nicht nur analysieren, sondern vielleicht sogar anzüchten und das biologische Verhalten dieser neuen Erreger studieren? Meiner Ansicht nach: ja, bei gleichzeitig bestmöglicher Umsetzung von Biosicherheit! Würden wir in einer perfekten Welt leben, in der Wildtiere und deren Ökosysteme unberührt blieben und in der es keine Kontakte zwischen Wildtieren und Nutztieren, Wildtieren und Menschen sowie kein Eindringen oder keine Zerstörung von zuvor unberührten Lebensräumen durch Menschen gäbe – ja, vielleicht wäre es in dieser Welt vertretbar, die unbekannten Viren in ihren wilden Wirten auch von der Forschung unberührt zu lassen. Diese fiktive Welt und die Welt, in der wir aktuell leben, könnten aber unterschiedlicher nicht sein. Die globale Bevölkerung wächst immer weiter an und mit ihr die Zahl der Nutz- und Haustiere, eine Handvoll Arten besiedelt immer mehr zuvor veränderten Lebensraum. Wildtiere und Nutztiere werden gejagt, gegessen, gehandelt, in Farmen gehalten, und zusammen mit ihnen reisen auch ihre noch unbekannten Viren um die Welt. Selbst dort, wo Wildtiere in Freiheit leben, kommen sie immer häufiger mit unseren Nutztieren und uns Menschen in Kontakt. Erreger, die keinen Unterschied zwischen Mensch und Tier machen, finden eine immer größere, immer enger vernetzte Wirtspopulation aus einer Handvoll Arten vor, die sich nur allzu bereitwillig als Reservoir anbietet.

In den allermeisten Regionen der Welt lässt sich die menschliche Expansion nicht mehr zurückdrehen – viele Ökosysteme sind für immer verändert oder gar verschwunden, und die darin lebenden Tiere sind entweder zurückgedrängt oder ausgestorben, oder aber sie haben sich angepasst und als Generalisten ihre eigenen oder vielleicht auch ein paar neue Viren aus dem ursprünglichen Habitat mitgebracht. Der Erreger für eine heute noch unbekannte Krankheit X findet auf diese Weise eine perfekte Startbahn in die menschliche Population. Unser Problem: Wenn wir uns nicht vorher auf die Suche nach der potenziellen Krankheit X machen, kennen wir diesen Feind nicht. Wir können ihn dann auch nicht erkennen, wenn er beginnt, sich auszubreiten, und wir haben keine Möglichkeit, uns auf ihn vorzubereiten oder wirksame Abwehrmethoden gegen ihn zu entwickeln. Denn Krankheit X wird sehr wahrscheinlich eines Tages kommen, und es wäre besser, wenn wir dann vorbereitet sind.

Zoonosen – unausweichliche Naturereignisse?

Als ich begonnen habe, mich mit diesen seltsamen zoonotischen Viren zu beschäftigen, handelte es sich selbst innerhalb der Virologie um eine kleine Nische. Niemals hätte ich mir träumen lassen, dass sich die ganze Welt eines Tages mit diesem Thema beschäftigen wird – auch nicht, dass ich dazu mit Medienanfragen bombardiert werde, in Talkshows eingeladen oder eines Tages in den Abendnachrichten im Fernsehen meine Einschätzung dazu abgeben werde. Genauso überrascht und auch schockiert hat es mich immer, wie sehr eigentlich neutrale, wissenschaftliche Befunde für eine politische Agenda zweckentfremdet wurden, und wie sehr man sich auch als Wissenschaftler*in dagegen wehren musste, von der einen oder anderen Seite für deren Zwecke vereinnahmt zu werden.

Immer wieder am meisten überrascht aber hat mich an den Diskussionen der vergangenen drei Jahre, wie sehr das Wissen um Zoonosen von vor 2020 vernachlässigt wurde. Auch wenn das Ausmaß der Pandemie zumindest für die Zeiträume, die wir aus unserer eigenen Erfahrung überschauen können, enorm war, so ist Covid-19 nicht die erste Gesundheitskrise wegen eines neuartigen zoonotischen Virus, und schon gar nicht das erste Virus, was aus dem Tierreich übergesprungen ist. Und auch wenn jeder Ausbruch anders ist, so gibt es dennoch viele Lehren, die man aus früheren Virusübergängen ziehen kann – vor allem aber dies: Neue Zoonosen sind kein Naturereignis, das uns schicksalhaft trifft, und denen wir hilflos ausgeliefert sind. Doch der Reihe nach.

Seit jeher haben Menschen Kontakt zu Lebewesen anderer Spezies und deren Krankheitserregern. Das Hin- und Herspringen von Viren zwischen den Säugern (und dazu zähle ich ganz unpathetisch auch den Menschen) indes hat eine Geschichte, die weit länger ist als die des Menschen. Zoonosen sind also kein neues Phänomen, und sie waren in der Vergangenheit Ausgangspunkt vieler heute endemischer Menschen-Viren. Und auch nicht erst in den letzten 200 Jahren hat der Mensch Einfluss auf seine Umwelt genommen und ganze Ökosysteme verändert: Bereits vor etwa 50 000 Jahren hat er, so eine wissenschaftliche Hypothese, zum Massen-Aussterben der sogenannten Mega-Fauna beigetragen.

Ob diese Veränderungen der Ökosysteme damals auch schon mit Epidemien oder gar Pandemien in menschlichen Gesellschaften einhergingen, wissen wir nicht, es wird aber für eher unwahrscheinlich gehalten. Denn die vormaligen Gemeinschaften konnten wohl keine andauernden Infektionsketten mit jenen Viren aufrechterhalten, die nur ein kurzes Fenster zur Übertragung haben: Reisen oder Wanderungsbewegungen waren mühsam und dauerten lange. In den allermeisten Fällen jedenfalls war die Zeit zu kurz, um eine akute Infektion von wenigen Tagen von einer Gruppe zur anderen zu tragen.

Für die längste Zeit ihrer Geschichte waren Menschen wesentlich weniger vernetzt als heute – ein neuer Erreger ist da eben nicht innerhalb von Stunden oder Tagen mit dem Flugzeug einmal um die Welt gereist, es gab keine Flughäfen und auch keine Mega-Städte. Reisen von einem Ort zum anderen waren nur wenigen Menschen möglich, dauerten lange – sehr viel länger als die Inkubationszeiten von akut infizierenden Viren. Wildtiere wurden lokal und mit traditionellen Methoden für den eigenen Verbrauch gejagt, aber nicht über große Entfernungen gehandelt oder gar verschifft. Wohl in der Jungsteinzeit, während der neolithischen Transformation vor rund 4000 Jahren, begann langsam das Zeitalter der zoonotischen RNA-Viren: Nutztiere wurden domestiziert, Menschen begannen, sich in größeren Siedlungen niederzulassen, und auch Wildtiere folgten dem Menschen und fanden in dessen Nähe Überlebensvorteile – darunter auch viele Kleinsäuger und mit ihnen ihre zoonotischen Viren. Auch wenn es ab dieser Zeit mehr Gelegenheit für Viren gab, überzuspringen, so gab es immer noch keine großen Nutztierherden und auch wesentlich weniger Menschen, die ein Virus in neue Regionen hätten tragen können.

All dies hat sich im Zeitalter des Anthropozän, dessen Beginn von Experten in der Mitte des 20. Jahrhunderts verortet wird, massiv geändert. Die Voraussetzungen für einen perfekten Sturm an Epidemien, ja Pandemien in dem heutigen Ausmaß gibt es nämlich erst seit wenigen Jahrzehnten – seitdem Weltbevölkerung immer mehr wächst und ebenso der Einfluss des Menschen auf die Erde exponentiell zunimmt und dessen Spuren unübersehbar sind: das Aussterben der Arten, die Zerstörung von Ökosystemen, die industrielle Landwirtschaft und intensivierte Tierhaltung, die Jagd und der Handel mit Wildtieren und die Klimakrise. Diese massiven Veränderungen bieten neuartigen Viren mehr denn je Gelegenheit, Artengrenzen zu überwinden. Heute findet ein neues Virus, das einmal erfolgreich eine solche Grenze überwunden hat, eine Wirtspopulation von gut 8 Milliarden Menschen vor – perfektere Bedingungen könnte es für ein Virus kaum geben. An Bord von Flugzeugen schafft es die Reise um den Globus in kürzester Zeit und erreicht früher oder später praktisch jedes Individuum. SARS-CoV-2 hat diese Chance genutzt und aus der Sicht dieses Virus damit seine Existenz auf die bestmögliche Art und Weise gesichert. Dieses Virus wird mit ziemlicher Sicherheit erst mal nicht wieder aus der Menschheit verschwinden, und dank seiner genetischen Wandlungsfähigkeit jeden von uns, unsere Kinder und Kindeskinder immer wieder im Laufe ihres Lebens infizieren.

Und das soll nun auch mit anderen Viren möglich sein, die immer wieder in der Lage sein werden, unsere Welt aus den Angeln zu heben? Erwarten uns künftig neue Epidemien oder sogar Pandemien mit neuen Viren, auf die wir reagieren müssen, bevor wir überhaupt ausreichend Zeit hatten, all deren Eigenschaften zu erforschen? Leider ist auch hier die Antwort mit fast an Sicherheit grenzender Wahrscheinlichkeit ein Ja – das ist nicht nur meine eigene Einschätzung, sondern auch die vieler Kolleg*innen, mit denen ich während meiner Arbeit an diesem Buch gesprochen habe. Auch wenn wir das Kapitel der Covid-19-Pandemie meinen abhaken zu können – nach dem

Motto: *lessons learned,* wir haben unsere Lehren daraus gezogen! –, so hat uns die vergangene Pandemie trotz vieler Fortschritte, wie beispielsweise bei den Impfstoffen, in anderen Bereichen leider nicht unbedingt besser auf ein vergleichbares künftiges Ereignis vorbereitet. Nicht nur zirkuliert auch SARS-CoV-2 immer noch auf hohem Niveau, und ob wir es als Pandemie oder schon als Endemie bezeichnen, ändert leider nichts an den akuten Infektionen und den begleitenden Langzeitkomplikationen. Auch die vielfältigen Krisen, die wir darüber hinaus gegenwärtig durchleben, sind Treiber von Virusübergängen und geben zu neuen Sorgen Anlass.

Ein Bericht des *Independent Panel for Pandemic Preparedness and Response,* das von der Weltgesundheitsorganisation WHO 2020 ins Leben gerufen wurde, fasst dies in einem Bericht mit dem warnenden Titel »*Transforming or Tinkering? Inaction lays the groundwork for another pandemic*« (frei übersetzt mit: »Verändern oder herumdoktern? – Untätigkeit legt den Grundstein für eine weitere Pandemie«) eindeutig zusammen: »Der Klimawandel beschleunigt den Zyklus der Pandemien und macht den nächsten Ausbruch unvermeidlich. Das nächste Virus könnte noch mehr Menschen töten und noch größere wirtschaftliche Störungen verursachen.«

Immer mehr wissenschaftliche Daten unterfüttern diese Aussage und zeigen, auf welch vielfältige Weise die Klimakrise neuartige Virusausbrüche fördert und vorantreibt. Man schätzt, dass über die Hälfte aller menschlichen Infektionskrankheiten klimasensibel sind – das heißt, ihr Auftreten wird durch die Klimakrise beeinflusst. Unglücklicherweise für uns werden die meisten Krankheiten dadurch massiv zunehmen, und nur einige wenige werden zurückgehen. Natürlich betrifft das nicht nur die Zoonosen, sondern die ganze Bandbreite an Erregern: solche, die von Gliederfüßern übertragen werden, aber auch Bakterien, Pilze und Parasiten. Und nicht nur die Erderwärmung, auch verstärkte Regenfälle und Überschwemmungen, aber auch Dürren, Unwetter und Brände sowie die Veränderung der Vegetation werden dazu beitragen.

In Hinblick auf neuartige Virusübergänge ist im Jahr 2020 in der Zeitschrift *Nature* ein Beitrag mit dem Titel erschienen: *Climate change increases cross-species viral transmission risk,* deutsch: *Der Klimawandel erhöht das Risiko einer artenübergreifenden Virusübertragung,* der in dieser Hinsicht ein Meilenstein war und die Auswirkungen der Erderwärmung auf Virusübergänge zwischen Säugetieren beschrieben hat. Diese Modellierungsstudie nahm über 3000 Säugetierarten in den Blick und hat deren Veränderungen in Bezug auf unterschiedliche Klimaszenarien für das Jahr 2070 betrachtet. Das Ergebnis: Aufgrund der Veränderung ihrer Ökosysteme müssen Tierarten aus ihren angestammten Habitaten in kühlere Gebiete auswandern, um zu überleben, und dort werden sie auf andere Arten treffen, mit denen sie zuvor niemals in Kontakt waren. Es wird also in vielen Gebieten der Erde zu neuen Kombinationen von Säugetierarten kommen. Zuvor getrennt voneinander lebende Tierarten werden dann ein Habitat teilen, in Kontakt zueinander treten und um Ressourcen konkurrieren. Dies wird vermutlich insbesondere in den kühleren Höhenlagen auftreten, in die sich Arten flüchten werden, aber auch Biodiversitäts-Hotspots umfassen. Und es wird Gebiete betreffen, die eine hohe menschliche Bevölkerungsdichte aufweisen – allen voran in Asien und Afrika. Die Prognose der Forschenden: In den nächsten 50 Jahren wird es mehr als 15 000 neue Fälle von Virusübertragungs-Ereignissen zwischen Säugetieren geben.

Auch Fledermäuse tauchen in dieser Studie wieder in einer besonderen Rolle auf: Sie sind bei den neuen Begegnungen zwischen unterschiedlichen Arten überrepräsentiert. Weil sie die einzigen Säugetiere sind, die fliegen können, werden sie am wenigsten auf Hindernisse stoßen, wenn sie ihren Lebensraum wechseln und damit besonders häufig Nachbarn neuer Arten werden. Zusammen mit dem Wissen um eine Vielzahl noch unbekannter Viren scheint dies ein Szenario zu sein, dem besondere Beachtung zu schenken ist. Was dies konkret für den Menschen bedeutet, hat die Studie nicht untersucht, und es ist hier wichtig anzumerken, dass die meisten dieser Viren wahrscheinlich selbst bei einem Übergang in eine neue Art nicht fit genug sein werden, um sich dauerhaft zu etablieren. Dennoch sind die Virusübergänge in den Menschen allerdings nur eine Frage von Wahrscheinlichkeiten – erfolgen genug neue Virusübergänge zwischen nicht-menschlichen Säugern, wird früher oder später auch eines davon den Weg in den Menschen schaffen. Bei einer ausreichend hohen Zahl an Übergängen wird auch eine für uns unglückliche, eigentlich unwahrscheinlich erscheinende Kombination von gleich mehreren begünstigenden Faktoren irgendwann auftreten. Das beunruhigendste Ergebnis dieser Studie ist in meinen Augen aber die Erkenntnis, dass es sich hierbei längst nicht mehr um ein Zukunftsszenario handelt. Der Prozess der Säugetier-Migration aus angestammten Habitaten heraus hat bereits begonnen, und selbst bei den optimistischsten Klima-Szenarien wird sich diese Entwicklung erst einmal nicht aufhalten lassen. Die große Studie zu den australischen Flughunden und dem Risiko für Hendra-Viren-Infektionen bei den Pferden kann als ein Beispiel dafür gelten: Die Trockenheit, die die Futterquellen in den Winterquartieren der Flughunde verarmen lässt, zwingt die Tiere, ihr Verhalten zu ändern – sie kommen immer näher und länger in die Nähe des Menschen und seiner Pferde. Der sozioökonomische Status Australiens verhindert momentan Schlimmeres: Es gibt eine Impfung für Pferde, Verdachtsfälle werden direkt abgeklärt, und menschliche Fälle können heute durch entsprechende Infektionsschutzmaßnahmen verhindert werden. Findet ein ähnliches Szenario jedoch in einem Land statt, in dem es weniger Ressourcen zur Früherkennung und nur ein schwach entwickeltes Gesundheitssystem gibt, könnte selbst solch eine kleine Veränderung im Verhalten des Reservoirs durchaus auch für den Menschen folgenreich sein und vermehrt zu Ausbruchsgeschehen in der lokalen Bevölkerung führen. Es bleibt noch eine Vermutung – aber vielleicht ist eine solche Verhaltensänderung des natürlichen Reservoirs ein Treiber hinter den überraschenden Ausbrüchen mit dem Ebola- und Marburg-Virus in zuvor nicht betroffenen Gebieten.

Und genau dieser Aspekt fällt bei den Modellierungen für zukünftige Virusübergänge besonders ins Auge: Die identifizierten Hotspots für das Auftreten neuartiger Zoonosen sind oft Länder des globalen Südens mit einem leistungsschwachen Gesundheitssystem. Nicht nur werden deshalb die ersten Fälle einer neuen Infektionskrankheit verzögert erkannt, auch die Prognose der erkrankten Menschen ist sehr viel schlechter. Zwar haben sich in vielen Regionen der Welt in den vergangenen Jahren – auch aufgrund von Covid-19 – zumindest die diagnostischen Kapazitäten ein wenig verbessert, aber in vielen Regionen der Welt lassen wirksame Gegenmaßnahmen immer noch zu lange auf sich warten, werden nicht flächendeckend umgesetzt oder bleiben auf eine bestimmte Gruppe von Erregern beschränkt. Und besonders häufig spielen gerade Infektionen im Gesundheitswesen am Anfang einer Epidemie eine entscheidende Rolle – sowohl bei SARS als auch bei MERS, beim Ebola- und beim Marburg-Fieber waren oder sind es oft die Ärzte und die Mitarbeitenden im Gesundheitswesen, die sich zuerst anstecken, nachdem sie einen Patienten behandelt haben: weil die Diagnose noch nicht gestellt ist, es an Schutzkleidung fehlt, in manchen Regionen auch an Wissen und Training, und weil es sowieso schon viel zu wenig ausgebildetes Gesundheitspersonal dort gibt – auch schon ohne einen Ausbruch.

Die Sorge um neuartige Viruserkrankungen und deren Verhütung sollte also nicht erst dann beginnen, wenn es unsere unmittelbare Umgebung betrifft, leider ist dies aber eine Erfahrung, die wir in den vergangenen Jahren immer wieder machen mussten. Gerade letztes Jahr ist mir dies einmal mehr wieder in einer Diskussion deutlich vor Augen geführt worden. In einer Expertenrunde im Rahmen meiner Tätigkeit für die Weltgesundheitsorganisation anlässlich des Affenpocken-Virus-Ausbruchs besprachen wir in einer internationalen Gruppe angeregt, welche möglichen Studien zum Einsatz von Impfstoffen und Therapeutika in der aktuellen Situation möglich wären und welche Chance dieser Ausbruch für neue Forschungsprojekte über das Affenpocken-Virus ist. Ein Wissenschaftler aus Zentralafrika meldete sich zu Wort: »Wir sehen jedes Jahr, wie Kinder und schwangere Frauen daran erkranken, seit Jahrzehnten. Von all diesen Medikamenten und Impfstoffen haben wir nichts – es gibt sie nicht bei uns, sie kommen überhaupt nicht hier an.«

Die Prävention von neuartigen Krankheitsausbrüchen beginnt also lange, bevor diese Viren Europa oder die USA erreichen, lange bevor sie bei uns Schlagzeilen machen oder plötzlich Aufmerksamkeit, Fördergelder und hochrangige Publikationen erreichen. Eine wichtige Voraussetzung dafür sind weltweit belastbare Gesundheitssysteme, die auf solche Ereignisse vorbereitet sind. Als globale Gemeinschaft muss uns die Gesundheitsversorgung aller am Herzen liegen, um die nächste Infektionskrankheit zu verhindern, aber auch aus einer moralischen Verpflichtung. Und es geht auch darum, dass wir die Wissenschaftler*innen in den betroffenen Regionen stärken, als gleichberechtigte Partner betrachten und ihnen einen Platz im internationalen Forschungsgeschehen einräumen.

Denn gerade dort, wo diese Erkrankungen am wahrscheinlichsten auftreten, sind oft die wenigsten Ressourcen zur Behandlung und zur Forschung der Erreger vorhanden. Zudem haben Ausbrüche mit neuartigen Viren einen weiteren unangenehmen Effekt: Das Infektionsgeschehen mit einem Erreger begünstigt das Auftreten und die Ausbreitung von weiteren Pathogenen – fast so, als würden die unterschiedlichen Viren zusammenhalten. Denn im Gefolge eines großen Krankheitsausbruchs herrschen oft Bedingungen, die die Identifizierung und Kontrolle von anderen Erregern erschweren – weil große Infektionsausbrüche Ressourcen binden, Überwachungsprogramme reduziert werden, besonders vulnerable Gruppen überproportional tangiert sind, auch, weil Gesundheitspersonal manchmal besonders häufig betroffen ist, Ärzte und Ärztinnen sowie Pflegepersonal unter den ersten Todesopfern sind (wie besonders drastisch beim Ebola-Ausbruch 2014/2015 in Westafrika) oder das Gesundheitspersonal ausgebrannt und das Gesundheitssystem erschöpft ist (wie wir es nach der Covid-19-Pandemie derzeit weltweit erleben). Im Falle der Covid-19-Pandemie waren dies konkret die Unterbrechung von Impfprogrammen für Basis-Impfungen – mit mehr als einer Verdoppelung der Anzahl von Kindern ohne eine einzige erhaltene Impf-Dosis auf 12,5 Millionen Betroffene. Auch Impfprogramme, die die Zurückdrängung (und langfristig Ausrottung) der Polio und Masern zum Ziel haben, mussten Rückschläge erfahren, weil gerade zu Beginn der Pandemie in vielen Ländern Impfkampagnen für einige Zeit eingestellt wurden. Auch wenn sich zu Beginn des Jahres 2022 eine langsame Rückkehr zu den Impfraten von 2019 zeigte, was Anlass für vorsichtigen Optimismus gibt, so ist doch die Gruppe der Kinder gewachsen, die nicht ausreichend geimpft und für eine Erkrankung empfänglich sind. Ein gemeinsamer Bericht von WHO und UNICEF warnte im April 2022 von einem »perfekten Sturm« für Masern-Ausbrüche, und tatsächlich zeigte sich ab 2022 ein starker Anstieg an Masernfällen – kein neuartiges Virus im klassischen Sinne war hier am Werk, aber diese Entwicklung mahnt uns, dass wir sowohl den neuen wie den alten Viren Aufmerksamkeit schenken müssen.

Auch politische Konflikte und Kriege, mit Migrationsbewegungen und unmenschlichen Lebensbedingungen in überfüllten Lagern, spielen Virusausbrüchen in die Karten. Das Risiko, dass sich ein neuartiger Ausbruch in einer solchen Situation zu einer nur schwer kontrollierbaren Epidemie ausbreitet, ist besonders groß – und betrifft Regionen, die oft ohnehin schon zu den ärmsten der Welt gehören. Besonders eindrücklich fasst dies der amerikanische Infektiologe Dr. Daniel Bausch zusammen: »Trotz des häufig verbreiteten Bildes vom Ebola-Virus, das auf mysteriöse und zufällige Weise aus dem Wald auftaucht, sind die Angriffsorte alles andere als zufällig; große Ausbrüche des hämorrhagischen Fiebers treten fast ausnahmslos in Gebieten auf, in denen die Wirtschaft und das öffentliche Gesundheitssystem durch jahrelange Bürgerkriege oder gescheiterte Entwicklung dezimiert wurden. Biologische und ökologische Faktoren können das Auftauchen des Virus in den Wäldern begünstigen, aber die soziopolitische Landschaft diktiert eindeutig, wie es weitergeht – ein oder zwei isolierte Fälle oder ein großer und anhaltender Ausbruch.«

Die Vorstellung von einem gefährlichen neuen Virus, das aus eigener Kraft mit seinem Wirt aus einem entlegenen, unberührten Winkel eines intakten Ökosystems in die zivilisierte Welt auswandert und plötzlich aus dem Nichts heraus Menschen infiziert und eine Pandemie auslöst, mag in einen Hollywoodfilm passen – mit der Wirklichkeit hat sie nichts zu tun. Neue Virusübergänge sind kein Naturphänomen, sondern das Ergebnis menschlichen Verhaltens, indem es Viren die Gelegenheit zum Kontakt mit einem oder einer ganzen Reihe neuer Wirte gibt, denen sie in ihrem angestammten, intakten Ökosystem nie beggnen würden. Die Umstände, unter denen die ersten Fälle auftreten, entscheiden oft, ob es zu einem großen Ausbruch kommt oder nicht – bei den viralen hämorrhagischen Fieber-Viren ist Letzteres wahrscheinlicher, bei einem respiratorischen Erreger wie SARS-CoV-2 hingegen Ersteres. Der Treiber dahinter ist jedoch in keinem Fall die Fledermaus, sondern der Mensch selbst – und er ist letzten Endes auch der Leidtragende.

Wenn ich hier die Verantwortung des Menschen betone, so ist dies vor allem auch eine positive Nachricht: Denn das bedeutet, dass wir zukünftigen Epidemien oder auch Pandemien keineswegs schicksalhaft ausgeliefert sind. Auch wenn zoonotische Übergänge in der Vergangenheit immer wieder vorkamen und die Geschichte unserer Krankheiten, unsere eigene Geschichte, ja, sogar die unserer eigenen DNA mitgeschrieben haben, so sind die heutigen Treiber von neuartigen Virusübergängen alles andere als »natürlich«. Dieses Wissen, auch wenn es in manchen Aspekten noch lückenhaft ist, ermöglicht es uns dennoch, das Risiko für neue Krankheitsausbrüche zumindest deutlich zu reduzieren. Und sollte es dennoch dazu kommen, können wir uns besser vorbereiten. Wir haben es in der Hand, die Wahrscheinlichkeit neuer Zoonosen herabzusetzen und das verbleibende Risiko weiter zu minimieren, indem wir Virusübergänge weltweit früh erkennen können – am besten, solange sie sich noch in einem Zwischenwirt befinden und bevor sie überhaupt in den Menschen überspringen, oder zumindest noch bevor sie sich weit ausgebreitet haben. Ein ganzes Paket an effektiven Eindämmungsstrategien aus pharmazeutischen und nicht-pharmazeutischen Maßnahmen kann außerdem dazu beitragen, erste Fälle im Menschen erst gar nicht zu einer Epidemie oder Pandemie heranwachsen zu lassen. Und das können wir heute schon tun, auch ohne den genauen Ursprung von SARS-CoV-2 zu kennen, und ein recht verstandener *One Health*-Ansatz sollte natürlich auch beinhalten, dass Forschung unter den bestmöglichen Standards guter Laborpraxis und Biosicherheit betrieben wird!

An einem Vorschlag, wie ein solches *One Health*-Konzept aussehen könnte, mit all dem Wissen, das wir über zoonotische RNA-Viren besitzen, und dem Wissen, das durch SARS-CoV-2 in den vergangenen Jahren hinzugekommen ist, habe ich selbst in einem internationalen Expertenteam aus den Disziplinen Human- und Tiermedizin, öffentlicher Gesundheit, Virologie, Epidemiologie, Wildtierbiologie und Ökologie mitgearbeitet. Wir haben ihm den Titel gegeben: »*Pandemic origins and a One Health approach to preparedness and prevention: Solutions based on SARS-CoV-2 and other RNA viruses*«, also »Die Ursprünge der Pandemie und ein *One Health*-Konzept für Abwehrbereitschaft und Prävention: Lösungen auf der Grundlage von SARS-CoV-2 und anderen RNA-Viren«, und er wurde 2022 in der Zeitschrift *PNAS* veröffentlicht. Die Hauptziele, die wir darin identifiziert haben, sind: eine verbesserte und beschleunigte Forschung zur Entwicklung von Impfstoffen und Therapeutika, die intelligente Überwachung neuartiger Viren an den Schnittstellen zwischen Wildtieren, Nutztieren und Menschen, und, in meinen Augen der wichtigste und am häufigsten vernachlässigte Aspekt: das Risiko für ein Überspringen neuartiger Viren auf den Menschen zu reduzieren. Die folgenden Auszüge aus dem Bericht machen deutlich, wie wir uns mit bereits heute bestehenden Methoden viel besser auf zukünftige Virusausbrüche vorbereiten und deren Risiko reduzieren könnten.

Viel Aufmerksamkeit erhält im Zusammenhang mit *pandemic preparedness* die Forschung an Impfstoffen und Medikamenten. Dies ist nach den Erfahrungen der Covid-19-Pandemie sicher eines der greifbarsten und naheliegendsten Ziele. Diese Forschung ist ein nicht zu unterschätzender wichtiger Baustein für die Zukunft, und dennoch nur ein Aspekt: Auch mit dem besten Impfstoff und auch wenn er bereits nach kurzer Zeit zur Verfügung steht, wird eine künftige Pandemie erneut für Chaos sorgen, für Ängste, Unsicherheit, Fragen über den richtigen Umgang damit. Und sicher wird es erneut ein lautstarkes Gerangel um die Deutungshoheit in Bezug auf den Erreger und seine Gefahren geben. Sehr wahrscheinlich wird auch beim nächsten Mal eine gerechte globale Verteilung von Ressourcen nicht so gelingen, wie man es sich wünscht – sei es Schutzkleidung, Medikamente oder Impfstoffe.

Konzentrieren wir uns nur auf die Antwortstrategien, setzen wir da an, wo der Erreger schon den Sprung in den Menschen geschafft hat. Viel weniger Aufmerksamkeit bekommt in diesem Fall die Überwachung: also der Versuch, neue Viren dann zu entdecken, bevor sie eine Epidemie oder eine Pandemie im Menschen auslösen, oder wenigstens die ersten Fälle im Menschen schnell zu finden. Bei solch einer Überwachung neuer Viren ist man auf der Suche nach dem »sweet spot«, also der Population, in der man mit dem geringsten Ressourceneinsatz den größten Nutzen erzielt. Bei den Zoonosen ist das die gezielte Überwachung von Wildtieren, Haus- und Nutztieren, und von Menschen, die an den Schnittstellen zwischen Tier und Mensch einem erhöhten Risiko ausgesetzt sind. Dies können Tierärzte und Marktverkäufer sein, Schlachter, Jäger und Tierhändler oder Menschen, die aus nicht-beruflichen Gründen besonders engen Kontakt zu Wildtieren haben, vor allem in solchen Regionen, die aufgrund veränderter Landnutzung zu den Hotspots gehören.

Die technischen Fortschritte der letzten Jahre helfen hier: Ein zunehmendes Wissen um die Vielfalt von Virusfamilien mit zoonotischem Potenzial erlaubt sensitive und zuverlässige Nachweismethoden. Dazu kommen neuartige Sequenziertechniken, die schon an Ort und Stelle selbst in entlegenen Gebieten fernab eines Labors bereits Genomsequenzen auslesen, und neuartige Nachweisverfahren für Antikörper, die gleich ein ganzes Spektrum aus einer Vielzahl von Tierarten nachweisen können. Auch Untersuchungen von Abwasser von Tierfarmen oder -märkten, die Untersuchung von Luftproben und Staub sowie DNA-Daten zur molekularen Artenbestimmung der möglichen Wirte können neue und innovative Methoden sein, die den Auslöser einer Krankheit X aufspüren könnten. All diese Daten sollten in Echtzeit in globalen Datennetzwerken zugänglich gemacht werden, und Forschende könnten nicht nur Genomdaten austauschen, sondern auch biologische Proben, um möglichst schnell ein Maximum an Informationen zu erhalten. Schließlich braucht es eine Risikobewertung der gefundenen Viren in einer Zusammenschau aller Befunde: Labordaten, epidemiologische und klinische Daten von Mensch, Tier und Umwelt. Erst dann kann die wichtigste aller Fragen beantwortet werden: Ist das Risiko einer Epidemie durch ein neu identifiziertes Virus hoch, mittel oder gering? Im Anschluss können

Ressourcen und Maßnahmen der öffentlichen Gesundheit dort eingesetzt werden, wo sie den größten Effekt erzielen.

Geht man noch einen Schritt weiter zurück, so ist man bei der wirklichen Prävention angekommen: den Maßnahmen, die am schwierigsten umzusetzen sind und die traditionell geringste Aufmerksamkeit bekommen. Gibt es tatsächlich Hoffnung, dass wir künftig nicht immer häufiger Pandemien erleben werden? Sondern das Risiko von Virusübergängen wirklich an der Quelle verhindern oder doch wenigstens massiv reduzieren können? Ja, die gibt es. Aber diese Hoffnung wird nicht ohne Investitionen, vor allem aber nicht ohne ein globales Umdenken wahr werden. Der Wissenschaftsjournalist Ed Yong hat es sehr treffend zusammengefasst: »Wir alle wollen zurück zur Normalität – aber die Normalität hat zu dem hier geführt.«

Der Begriff Zoonose trägt das »Tier« bereits im Namen – und wir werden zukünftige Zoonosen nur dann verhindern können, wenn wir dort ansetzen, wo wir eine zu große Schnittstelle mit der Tierwelt haben. Bei all dem Wissen, das wir heute über Wildtier- und Zwischenwirt-Arten haben, müssen wir Arten über ihren eigenen Gefährdungsstatus in Bezug auf den Artenschutz hinaus bewerten: Wir müssen sie auch danach beurteilen, ob sie ein Risiko für uns darstellen – will sagen: Wir müssen Artenschutz für uns selbst betreiben! Nicht, weil wir vom Aussterben bedroht sind, aber weil Epidemien und Pandemien unsägliches menschliches Leid mit sich bringen und dringend benötigte Ressourcen binden, die für andere Problemlösungen gebraucht werden. Wie bereits ausgeführt, hätte SARS-CoV-1 eine Lehre und ein Warnschuss sein müssen, dass Schleichkatzen und Marderhunde sowie eine Reihe anderer Säugetiere eine gefährliche Brücke für den Einzug neuartiger Corona-Viren in den Menschen bauen. Die millionenfache Zucht von exotischem Fleisch – aber auch die Pelzverbrämungen an Jacken und Mützen – hätte spätestens nach der Beinah-Pandemie von SARS-CoV-1 gestoppt oder zumindest sehr viel stärker reguliert werden müssen, nicht nur als nationales, sondern als globales Ziel. Erst Anfang 2023 wurden Sequenzierdaten des Wuhan-Marktes, bereits im Januar 2020 gesammelt, öffentlich gemacht, in denen die DNA von genau solchen Tierarten gefunden wurde, die in einer Ecke des Marktes verkauft wurden. Laut Zeitungsberichten wurden kurz nach Schließung des Huanan-Marktes 20 000 Wildtierfarmen von einem Tag auf den anderen geschlossen, wobei Millionen von Menschen ihre Arbeit verloren, landesweit fast 40 000 Wildtiere beschlagnahmt und mehr als 350 000 Einrichtungen wie Restaurants und Märkte, in denen die Tiere gehandelt wurden, gesäubert. Eine drastische Maßnahme, noch massiver als damals bei der ersten SARS-Epidemie – denn man schätzt, dass der Wirtschaftszweig der Wildtierfarmen etwa 20 Milliarden US-Dollar wert ist und etwa 15 Millionen Menschen in China einen Arbeitsplatz sichert.

Ob von den Tieren vor der Schließung dieser Farmen Proben zur Virusanalyse genommen wurden, und wenn ja, ob und was man darin gefunden hat, ist bis heute unklar – aber genau solche Proben wären ein wichtiger Puzzlestein, um den Ursprung des Virus zu ermitteln. Ausgenommen blieben aber selbst in der gesamten Covid-19-Pandemie die Pelzfarmen. Betrachtet man die Daten zu Marderhunden und SARS-CoV-2, so drängt sich die Frage auf, ob nicht vielleicht auch jeder Marderhund-Fellkragen irgendwo auf der Welt ein Stück weit ein Treiber der Covid-19-Pandemie sein könnte – ein sicher wenig angenehmer Gedanke für die Hersteller und Konsumenten solcher Produkte.

In unserer Expertengruppe stimmten wir jedenfalls überein, dass es Verbote oder zumindest eine bessere Regulierung von Hochrisikotierarten in landwirtschaftlichen Betrieben und auf Märkten geben muss, vor allem, wenn bestimmte Arten bereits als Reservoir oder Zwischenwirte bekannt sind. Auch sollte es gesetzliche Grundlagen geben, die eine Vermischung von wild gefangenen und in Gefangenschaft gezüchteten Wildtieren regulieren – inklusive einer Erhöhung der Biosicherheitsverfahren auf Wildtierfarmen und -märkten. Ein aktuelles Beispiel zum biologischen Risiko einer Wildtierfarm zum Zeitpunkt, da ich dieses Buch schreibe, stammt aber nicht aus China, sondern aus Spanien, und wurde bereits kurz erwähnt: die Übertragung des Vogelgrippe-Virus H5N1 im Oktober 2022 in den Nerzen einer spanischen Pelzfarm. Obwohl die Tiere in kleinen Käfigen gehalten werden und zumindest theoretisch keinen Kontakt zu Wildtieren haben sollten, konnten Studien nachweisen, dass auch in Gefangenschaft gehaltene Pelztiere mit einer ganzen Reihe von Wildtieren wie Vögeln, Füchsen, Fledermäusen und Nagern Kontakt haben. So anscheinend auch auf dieser Farm – die Tiere infizierten sich jedoch nicht nur an kranken Wildvögeln, sondern gaben das Virus auch untereinander weiter, ein besonders bedenklicher Vorgang bei einem Virus, das eigentlich an Vögel und nicht an Säugetiere angepasst ist (und das dazu auch besser gar keine Gelegenheit bekommen sollte). Einen Virusübersprung auf die dort beschäftigten Menschen gab es nicht – möglicherweise, weil die dort vorherrschende »Biosicherheitsmaßnahme« ein Mund-Nasen-Schutz bei den Mitarbeitern war. Allerdings nicht wegen des bis dato unbekannten Risikos von Vogelgrippe-Viren in Nerzen, sondern wegen der immer wieder auftretenden SARS-CoV-2-Infektionen in den Tieren solcher Zuchtfarmen. Ob solche Farmen bei einer gleichzeitigen Zirkulation von mindestens zwei solch hoch relevanter Viren im Interesse eines Modephänomens wirklich vertretbar sind, sei dahingestellt.

Der Fall zeigt indes, wie eine gezielte, intelligente Überwachung von gezüchteten Wildtieren, vor allem aber von Menschen in der Funktion als Wildtierjäger, -züchter, -transporteure und Beschäftigte auf Lebendmärkten, auch die Möglichkeit bietet, neue Viren sozusagen *in flagranti*, im Moment des Übersprungs, zu erwischen – und gerade noch rechtzeitig Eindämmungsmaßnahmen zu ergreifen.

Die Notwendigkeit einer wirksamen gesetzlichen Regulierung und ein gewissenhaft erstellter Herkunftsnachweis betrifft auch den weltweiten Heimtierhandel – wie an den Beispielen der Präriehunde und der Ratten deutlich wurde. Dennoch wird es auch in Zukunft kaum eine Welt ohne Wildtierzucht und -handel geben – auch weil sie als Nahrung und Einkommen die Lebensgrundlage vieler Menschen sind. Nicht jede Nutzung von Wildtieren ist aber per se bedrohlich für den Artenschutz und ein nicht akzeptables Risiko für Zoonosen – umso mehr braucht es koordinierte, verantwortungsvolle Regelungen. Auch die gezielte Aufklärung der Bevölkerung kann zu einer Sensibilisierung für Risiken, die mit bestimmten Traditionen verbunden sind, führen – im Hinblick auf einen Wildtiermarkt in China ebenso wie in Bezug auf einheimisches Wildbret.

Langfristig und mit Blick auf die ökonomischen Aspekte ist eine Veränderung der Marktanreize gegen den Wildtierhandel notwendig – denn letzten Endes ist es ein lukrativer Wirtschaftszweig, der natürlich auch Lobbyarbeit betreibt. Zumindest bei den Pelzen wird oft das Argument der Nachhaltigkeit ins Feld geführt. Inwiefern dies auf Pelzverbrämung an Kapuzen und Mützen von Produkten zutrifft, die größtenteils *fast fashion* sind, also schnelllebige und billige Mode, bleibt doch sehr fraglich. Ethische Fragen nach einem Mindeststandard für die artgerechte Haltung dieser Tiere und deren Tötung ohne unnötige Qualen sowie Forderungen nach einem verbesserten Tier- und Artenschutz sind weitere Themen, die in diesem Zusammenhang eine Rolle spielen, aber nicht Thema dieses Buches sind.

In unserer Arbeit haben wir eine ganze Checkliste an Empfehlungen abgegeben, die weit über die genannten Beispiele hinausgehen und unserer Meinung nach helfen könnten, zukünftige Virusübergänge besser zu handhaben. Unser Bericht hat zum Zeitpunkt der Publikation große Aufmerksamkeit bekommen, und wir wurden sowohl von der Weltgesundheitsorganisation WHO als auch von der Ernährungs- und Landwirtschaftsorganisation der Vereinten Nationen FAO eingeladen, unsere Vorschläge zu präsentieren. Es mag nur ein winziger Baustein sein – aber das Wissen um die Treiber von Pandemien kann nicht weit genug verbreitet werden, und jede Möglichkeit, auf internationaler Ebene Gehör zu finden, kann die Vorbereitung und Prävention auf einen zukünftigen Ausbruch ein klein wenig verbessern.

Die Prävention einer möglichen nächsten Pandemie hat aber nicht nur ökologische, medizinische und ethische Aspekte: Ihr Erfolg entscheidet auch darüber, ob wir viel Geld verlieren. Denn Pandemien sind vor allem eines: Sie sind sehr, sehr teuer, und wir können sie uns schlicht nicht leisten. Eine Studie der renommierten Zeitschrift *Science* hat untersucht, wie der Schutz vor Abholzung von Regenwäldern und die Regulation von Wildtiermärkten zu einem finanziellen Gewinn durch Pandemieprävention führen könnte. Jährliche Zahlungen, um Regenwälder zu erhalten, statt sie zu roden, und finanzielle Hilfen, um den Wildtierhandel einzudämmen, sowie wirksame Überwachungsprojekte für neue Viren würden weltweit etwa 22 bis 31 Milliarden Dollar kosten, wobei ein Teil der Ausgaben direkt durch die Verringerung der Treibhausgasemissionen wieder mit etwa 4 Milliarden Dollar pro Jahr wettgemacht werden würde. Stellt man dies neben die Kosten einer Pandemie wie Covid-19, in der Studie allein für das Jahr 2020 mit bereits 5 Billionen Dollar beziffert, ist eine Investition in Präventionsmaßnahmen fraglos lukrativ. Es war übrigens nicht die erste Studie dieser Art – auch vor der Covid-19-Pandemie gab es bereits ähnliche Studien, die zum gleichen Ergebnis kamen: Investitionen in Prävention sind nachhaltiger und günstiger, als Krankheitsausbrüche unter Kontrolle bekommen zu müssen. Oder, wie eine Kollegin enttäuscht kommentierte, als die Studie erschien: »Wie gut, dass das wieder einmal gezeigt wurde – damit man es erneut ignorieren kann.«

Immer wieder kreist also die Bekämpfung von epidemischen und pandemischen Virusausbrüchen um diese Dreh- und Angelpunkte: Wir müssen die Klimakrise – soweit das noch möglich ist – aufhalten und die Erderwärmung möglichst gering halten, Biodiversität und natürliche Lebensräume erhalten, und wir müssen die Kontakträume zwischen Menschen und Tieren verringern, die Art und Weise, wie wir die Landfläche der Erde nutzen, überdenken. Dann haben wir Chancen, das Risiko zoonotischer Übergänge zu reduzieren und neue Epidemien oder gar Pandemien zu verhindern.

Selbst die Schreckensszenarien, die manche Studie zeichnet, zeigen: Ebenso wie ein »weiter so« die Abwärtsspirale antreiben wird, werden Schritte in die richtige Richtung sich gegenseitig verstärken. Die Liste an Beispielen ist schier endlos: Wenn wir es schaffen, natürliche Lebensräume wie z. B. Wälder zu schützen und deren Abholzung zu stoppen, dann betreiben wir Pandemie-Prävention und schützen gleichzeitig das Klima sowie die Biodiversität. Wenn wir weniger tierische Lebensmittel, vor allem Fleisch, verbrauchen, tragen wir dazu bei, dass die gigantischen Nutztierpopulationen nicht noch weiter wachsen und nicht noch mehr Wälder für Weiden und

Futterflächen weichen müssen. Wenn wir durch Naturschutz eine reiche Biodiversität erhalten und Arten schützen, bauen wir Pufferzonen gegen Virusübergänge. Wenn wir weniger Wildtiere und Wildtierprodukte konsumieren, vermindern wir auch unsere eigenen Kontakte mit potenziell gefährlichen Viren und reduzieren das Risiko eines Übergangs in den Ländern, in denen diese Tiere für uns gejagt oder gehandelt werden. Wenn wir in eine faire globale Verteilung von Ressourcen investieren, verbessern wir nicht nur die Gesundheit weltweit, sondern schützen auch unsere eigenen Regionen gegen neue Krankheitsausbrüche.

Viele geschilderte Befunde mögen unangenehme Wahrheiten darstellen, und die Versuche, die Verhältnisse zu ändern, mögen naiv klingen – genau wie die Klimakrise sind die entsprechenden Maßnahmen aber alternativlos, zumindest, wenn es uns ernst damit ist, die nächste Pandemie zu verhindern. Vor allem aber kann diese Mammutaufgabe nicht in der Verantwortung von Einzelpersonen liegen, selbst wenn jeder mit seinem eigenen Verhalten einen Beitrag leisten kann. Nun sind die Entscheidungsträger*innen in Politik, Wirtschaft und Gesellschaft aufgerufen, die warnenden Wissenschaftler*innen ernst zu nehmen und auch bei unangenehmen Wahrheiten nicht wegzuhören. Und jeder Einzelne, der sich der Dringlichkeit dieses Themas bewusst ist – was nach der Lektüre dieses Buches hoffentlich der Fall ist –, kann Forderungen stellen und Druck machen: bei den Entscheidungsträger*innen in Politik und Wirtschaft, damit diese den Umwelt- und Naturschutz (und damit eine aktive Pandemie-Prävention!) in den Mittelpunkt ihres Handelns stellen.

Indem wir Menschen uns als einen Teil des Artenspektrums sehen und damit aufhören, alles, was wir tun, allein auf uns Menschen zu beziehen, können wir einen echten *One Health*-Ansatz praktizieren. Dank eines beeindruckenden Zuammenschlusses der vier großen Organisationen, der Ernährungs- und Landwirtschaftsorganisation der Vereinten Nationen (FAO), die Weltorganisation für Tiergesundheit (OIE), des Umweltprogramms der Vereinten Nationen (UNEP) und der Weltgesundheitsorganisation (WHO), wurde diesem Begriff mit einem eigens ins Leben gerufene Expertenpanel *One Health High*

Level Expert Panel (OHHLEP) gerade neues Leben eingehaucht. Dessen Definition von *One Health* lautet: »*One Health* ist ein integrierter, vereinheitlichender Ansatz, der darauf abzielt, die Gesundheit von Menschen, Tieren und Ökosystemen nachhaltig auszugleichen und zu optimieren. Er erkennt an, dass die Gesundheit von Menschen, Haus- und Wildtieren, Pflanzen und der weiteren Umwelt (einschließlich der Ökosysteme) eng miteinander verbunden und voneinander abhängig sind.

Der Ansatz mobilisiert mehrere Sektoren, Disziplinen und Gemeinschaften auf verschiedenen Ebenen der Gesellschaft, um gemeinsam das Wohlbefinden zu fördern und Gefahren für die Gesundheit und die Ökosysteme zu bekämpfen und gleichzeitig den kollektiven Bedarf an sauberem Wasser, Energie und Luft, sicheren und nahrhaften Lebensmitteln zu decken, Maßnahmen gegen den Klimawandel zu ergreifen und zu einer nachhaltigen Entwicklung beizutragen.«

Auch mit dem winzigen Baustein der virologischen Forschung können wir helfen, diesen Ansatz zu unterstützen und das komplizierte und faszinierende Wechselspiel zwischen Arten und ihren Viren besser zu verstehen. Dieses Verständnis können wir nutzen zum Schutz unserer eigenen Gesundheit, und die »Existenzbedingungen« neuer Viren können uns Rückmeldungen zu deren Ökosystemen geben. Das Forschungsfeld der Virologie hat während seines kurzen Daseins Beeindruckendes geleistet – Impfstoffe, die neben sauberem Wasser wie keine andere medizinische Maßnahme die Sterblichkeit, vor allem von Kindern, in den meisten Regionen der Welt massiv reduziert haben, es hat Medikamente hervorgebracht, die einige der furchteinflößendsten Virusinfektionen beherrschbar gemacht haben, und es hat in Windeseile die biologischen und epidemiologischen Grundlagen vieler neuer Erreger entschlüsselt. Vor allem in der Covid-19-Pandemie hat es bewiesen, wie schnell eine globale Gemeinschaft von Wissenschaftler*innen auf die Bedrohung mit einem neuen Erreger reagieren und wichtige wissenschaftliche Fragen beantworten, vor allem aber in Rekordzeit einen wirksamen Impfstoff entwickeln kann. In Hinblick auf unsere Zukunft mit neuen Viren ist es offensichtlich, warum wir virologische Forschung brauchen und sie in der Zukunft wahrscheinlich wichtiger sein wird denn je.

Und dennoch gibt es einiges, was die virologische Forschung nicht leisten kann, und wofür man keine Nachweismethoden, keine Medikamente und keine Impfungen entwickeln kann: Es ist die Antwort auf die Frage, wie wir Ökosysteme erhalten, als eine Spezies unter vielen unseren eigenen Lebensraum finden und dabei den Lebensraum unserer Mitspezies respektieren. Diese Fragen gehen nicht nur weit über das Feld der Virologie, der Medizin und der Lebenswissenschaften hinaus, sondern sie verlassen den Bereich der Wissenschaft. Sie sind nicht weniger als die Fragen nach der Zukunft unserer Spezies und der unserer Mit-Spezies, und sie betreffen uns alle.

Und eigentlich steckt ein Teil der Lösung bereits in der Bezeichnung des Problems: Die griechische Vorsilbe *Pan* steht für »gesamt, umfassend, total«. Genau wie eine Pandemie uns alle und all unsere Lebensbereiche betrifft, so ist auch die Lösung dafür genau das: ein uns alle in die Verantwortung nehmender umfassender Ansatz für *eine* Gesundheit.

Dank

Mein Dank geht an alle wissenschaftlichen Kollegen und Kolleginnen, Kollaborationspartner*innen und Mitarbeiter*innen aus der Virologie und benachbarten Fächern, mit denen ich in diesem faszinierenden Feld der neuartigen Viren arbeiten und forschen durfte. Die Teamarbeit und der Austausch, immer wieder die Begeisterung für das eigene Forschungsthema teilen zu können und gemeinsam Forschungsprojekte zum besseren Verständnis neuartiger Krankheitserreger entwickeln zu können, begeistern mich jeden Tag aufs Neue und waren auch ein Motivationstreiber hinter diesem Buch!

Ein ganz besonderer Dank geht an meine ehemalige Kollegin aus Bonner Zeiten, Andrea Rasche, für klugen Rat und Tat während der gesamten Schreibphase, für sorgfältiges Korrekturlesen und ihre wertvolle fachliche Expertise! Die regelmäßigen Gespräche von Genf nach Costa Rica waren eine willkommene Abwechslung vom Schreiben und gaben mir immer wieder Energie zum Weitermachen!

Ich bedanke mich außerdem bei Veronika Cottontail für ihr Feedback zum Text, aber auch, dass ich durch sie zu meinem Forschungsthema gefunden und mit ihr aufregende Zeiten in Panama erlebt habe. Ich danke Juliane Schaer, mit der ich nicht nur in Gabun zusammengearbeitet habe, sondern viele gute Gespräche in den vergangenen Jahren führen konnte – sie hat wichtige Gedanken in das Buch eingebracht! Florian Gloza-Rausch danke ich für seine Kommentare. In den Monaten des Schreibens haben mir alle drei viele Male bei Spezialfragen zur Biologie und Ökologie von Fledermäusen mit ihrem unbeschreiblichen Wissen zu diesen Tieren weitergeholfen. Auch dafür vielen Dank!

In dieses Buch eingeflossen sind viele wertvolle Gespräche mit geschätzten und befreundeten Wissenschaftlern und Kollegen über dieses spannende Thema – im Laufe der Jahre bei meiner eigenen wissenschaftlichen Tätigkeit, aber auch ganz gezielt für dieses Buch. Ich bedanke mich sehr bei allen Forschenden, die sich die Zeit genommen haben, mit mir über ihre Arbeiten zu sprechen, immer für Rückfragen zur Verfügung standen und mir sehr viel Inspiration für dieses Buch gegeben haben (in alphabetischer Reihenfolge): Martin Beer und Sandra Blome vom Friedrich Loeffler Institut in Greifswald-Insel Riems, Tony Goldberg von der University of Wisconsin-Madison, Edward Holmes von der University of Sydney, Arnulf Köhncke vom WWF Deutschland, Thomas Mettenleiter vom Friedrich Loeffler Institut in Greifswald-Insel Riems, Alison Peel von der Griffith University Queensland, Simone Sommer von der Universität Ulm und Rainer Ulrich vom Friedrich Loeffler Institut in Greifswald-Insel Riems.

Eine wichtige Inspiration für das Buch waren die Forschungsarbeiten meiner ehemaligen Kollegen des Institutes für Virologie, damals in Bonn, heute an der Charité Berlin, mit denen ich mehrere Jahre zusammen an dem spannenden Thema »Zoonotische Viren« arbeiten durfte. Durch die vielen hochrangigen Projekte, an denen ich in meiner Zeit am Institut mitwirken konnte, habe ich unglaublich viel über Zoonosen und Viren gelernt. Besonders großer Dank geht an Christian Drosten, durch den ich die damals langersehnte Chance bekommen habe, wissenschaftlich in diesem Bereich Fuß zu fassen, und an dessen Institut ich sechs unvergleichliche Jahre verbracht habe. Ein ganz großes Dankeschön geht an mein aktuelles Forschungsteam in Genf am Zentrum für Neuartige Viruserkrankungen und ganz besonders an Laurent Kaiser, auf dessen Unterstützung ich mich stets verlassen kann.

Ich bedanke mich bei Stephan Meyer von der Autorenagentur Rauchzeichen, der mich zu dem Projekt bereits 2021 ermutigt hat – ohne ihn wäre ich wohl nie auf die herausfordernde Idee gekommen, ein Buch zu schreiben: vielen Dank! Es war eine spannende Erfahrung, die sehr viel arbeitsintensiver war, als ich zunächst dachte, mich dennoch enorm begeistert hat, sich aber trotzdem nicht so schnell wiederholen wird!

Ich bedanke mich bei meinem Lektor Jürgen Bolz, der mich kompetent, professionell und unglaublich souverän durch das »Abenteuer Buchschreiben« begleitet und mich immer wieder bestärkt und motiviert hat! Ich danke ihm vor allem für seine Geduld bei den Korrekturrunden und Änderungswünschen meinerseits. Es war eine intensive Zeit für mich, in der ich viel gelernt habe. Danke auch an Dagmar Weindl für die aufmerksame Korrektur des Manuskripts.

Markus Röleke danke ich für die Bildredaktion und für seine Geduld und Ausdauer beim Feinschliff der Abbildungen. Markus Gmeiner, Florian Gloza-Rausch, Louis Brisset und Benjamin Meyer danke ich dafür, dass sie mir ihre großartigen Bilder zur Verfügung gestellt haben.

Ganz viel Geduld und Verständnis mussten meine beiden geliebten Söhne während der Zeit des Schreibens aufbringen, und dafür danke ich ihnen von Herzen. Ich wünsche mir sehnlichst, dass wir alle die komplexen Herausforderungen der jetzigen Zeit ernsthaft bewältigen, bis zu dem Tag, an dem sie dieses Buch lesen und verstehen werden – mögen sie immer seltener erleben, dass wir unvorbereitet in neue Infektionsausbrüche schlittern. Wir können so viel zum Besseren wenden, wenn wir es nur wollen!

Der größte Dank geht an meinen Mann, der seit vielen Jahren bei allen Lebensprojekten mein unerschütterlicher Fels in der Brandung ist. Ohne seine wunderbare Unterstützung wäre dieses Buchprojekt, das mir so am Herzen liegt, nie möglich gewesen! Danke dafür und für alles andere Gute, das wir zusammen haben!

Genf, im Mai 2023
Isabella Eckerle

Quellen und weiterführende Informationen

Dieses Buch erhebt keinen Anspruch auf Vollständigkeit und kann, trotz seines Umfangs, dieses Thema nicht allumfassend behandeln. Ich habe als Grundlage meiner Darstellung jene Studien ausgewählt, die mir besonders wichtig oder spannend erschienen, an denen ich selbst mitgearbeitet habe, deren Verfasser ich kenne, deren wissenschaftliche Herangehensweisen ich sehr schätze und deren Arbeiten ich aufmerksam verfolgt habe. Wo nötig, habe ich mir die Freiheit genommen, wissenschaftliche Studien in stark vereinfachter Form wiederzugeben und Resultate für den Leser so zu interpretieren, dass auch Laien sie verstehen können. Dieses Buch hat kein Gutachterverfahren durchlaufen, es ist von meiner persönlichen Expertise im Fach und von meinen Erfahrungen als Virologin geprägt und vermittelt meine eigene Sichtweise auf das Thema. Patientenfälle und kleine Geschichten aus meinem Alltag in der Diagnostik und Klinik sind verfremdet und auf ihre wesentlichen Punkte reduziert, sodass sie keine Persönlichkeitsrechte Dritter verletzen, oder sie sind bereits als wissenschaftliche Arbeit veröffentlicht. Die erwähnten Studien sind als Referenz zu den meist englischsprachigen Originalquellen angegeben, um meine Darstellungen nachvollziehen zu können.

Zoonosen, was sind das eigentlich?

Agüero M et al. Highly pathogenic avian influenza A(H5N1) virus infection in farmed minks, Spain, October 2022. Euro Surveill. 2023

Animal and Plant Health Inspection Service, U.S. Department of agriculture, mit aktuellen Nachweisen von H5N1 in Säugetieren: https://www.aphis.usda.gov/aphis/ourfocus/animal-health/animal-disease-information/avian/avian-influenza/hpai-2022/2022-hpai-mammals, Zugriffsdatum: 12.04.2023

Blome S et al. African swine fever – A review of current knowledge. Virus Res. 2020

Bosse E et al. Neolithic and medieval virus genomes reveal complex evolution of hepatitis B. Elife. 2018

Conrad PA et al. Evolution of a transdisciplinary »One Medicine-One Health« approach to global health education at the University of California, Davis. Prev Vet Med. 2009

Cui S et al. An Updated Review on SARS-CoV-2 Infection in Animals. Viruses. 2022

Domańska-Blicharz Ket al. Cryptic SARS-CoV-2 lineage identified on two mink farms as a possible result of long-term undetected circulation in an unknown animal reservoir, Poland, November 2022 to January 2023. Euro Surveill. 2023

Duffy S. Why are RNA virus mutation rates so damn high? PLoS Biol. 2018

Düx A et al. Measles virus and rinderpest virus divergence dated to the sixth century BCE. Science. 2020

Faria NR et al HIV epidemiology. The early spread and epidemic ignition of HIV-1 in human populations. Science. 2014

Gao F et al. Origin of HIV-1 in the chimpanzee Pan troglodytes troglodytes. Nature. 1999

Haig D. Retroviruses and the Placenta. Current Biology 2012

Hoyt JR et al. Ecology and impacts of white-nose syndrome on bats. Nat Rev Microbiol. 2021

Hu B et al. Discovery of a rich gene pool of bat SARS-related coronaviruses provides new insights into the origin of SARS coronavirus. PLoS Pathog 2017

Kupferschmidt K. From bad to worse. Science. 2023

Lednicky JA et al. Isolation of a Novel Recombinant Canine Coronavirus From a Visitor to Haiti: Further Evidence of Transmission of Coronaviruses of Zoonotic Origin to Humans. Clin Infect Dis. 2022

Mallapaty S. COVID is spreading in deer. What does that mean for the pandemic? Nature. 2022

Marani M et al. Intensity and frequency of extreme novel epidemics. Proc Natl Acad Sci U S A. 2021

Müller MA et al. MERS coronavirus neutralizing antibodies in camels, Eastern Africa, 1983–1997. Emerg Infect Dis. 2014

Nakoune E et al. Waking up to monkeypox. BMJ. 2022

Nationale Forschungsplattform für Zoonosen mit Steckbriefen der verschiedenen Erreger: https://zoonosen.net/zoonosenforschung/was-sind-zoonosen

Oude Munnink BB. Transmission of SARS-CoV-2 on mink farms between humans and mink and back to humans. Science. 2021

Peyambari M et al. A 1,000-Year-Old RNA Virus. J Virol. 2018

Säugetier-Supertree; abrufbar unter: https://uol.de/systematik-evolutionsbiologie/forschung/supertrees-und-phyloinformatik. Bininda-Emonds OR et al. The delayed rise of present-day mammals. Nature. 2007

Scheele BC et al. Amphibian fungal panzootic causes catastrophic and ongoing loss of biodiversity. Science. 2019

Scully EJ et al. Lethal Respiratory Disease Associated with Human Rhinovirus C in Wild Chimpanzees, Uganda, 2013. Emerg Infect Dis. 2018

Sender R, et al. The total number and mass of SARS-CoV-2 virions. Proc Natl Acad Sci U S A. 2021

Sigfrid L et al. Preparing clinicians for (re-)emerging arbovirus infectious diseases in Europe. Clin Microbiol Infect. 2018

Taubenberger JK et al. Initial genetic characterization of the 1918 »Spanish« influenza virus. Science. 1997

Villarreal, LP. Are Viruses Alive? Scientific American, 08. August 2008

Vlasova AN et al. Novel Canine Coronavirus Isolated from a Hospitalized Patient With Pneumonia in East Malaysia. Clin Infect Dis. 2022

Weiss RA et al. Our viral inheritance. Science. 2013

Worobey M et al. The Huanan Seafood Wholesale Market in Wuhan was the early epicenter of the COVID-19 pandemic. Science. 2022

Zaki AM et al. Isolation of a novel coronavirus from a man with pneumonia in Saudi Arabia. N Engl J Med. 2012

Zhang XA et al. A Zoonotic Henipavirus in Febrile Patients in China. N Engl J Med. 2022

Exkurs: Neue und verstärkt wiederauftauchende Viren

American Center for Disease Control and Prevention (CDC) zur Geschichte des Ebola-Virus: https://www.cdc.gov/vhf/ebola/history/summaries.html, Zugriffsdatum: 11.05.2023

Australische Regierung, zu aktuellen Hendra-Ausbrüchen: https://www.outbreak.gov.au/for-vets-and-scientists/hendra-virus, Zugriffsdatum: 11.05.2023

Deen GF et al. Ebola RNA Persistence in Semen of Ebola Virus Disease Survivors – Final Report. N Engl J Med. 2017

Epstein JH et al. Nipah virus: impact, origins, and causes of emergence. Curr Infect Dis Rep. 2006

Lam TT, et al. Identifying SARS-CoV-2-related coronaviruses in Malayan pangolins. Nature. 2020

Leroy EM et al. Fruit bats as reservoirs of Ebola virus. Nature. 2005

Luby SP et al. Foodborne transmission of Nipah virus, Bangladesh. Emerg Infect Dis. 2006

Selvey LA et al. Infection of humans and horses by a newly described morbillivirus. Med J Aust. 1995

Slenczka W. Filovirus Research: How it Began. Curr Top Microbiol Immunol. 2017

Swanepoel R et al. Studies of reservoir hosts for Marburg virus. Emerg Infect Dis. 2007

Temmam S, et al. Bat coronaviruses related to SARS-CoV-2 and infectious for human cells. Nature. 2022

Tian J et al. Emerging viruses: Cross-species transmission of coronaviruses, filoviruses, henipaviruses, and rotaviruses from bats. Cell Rep. 2022

Timen A et al. Response to imported case of Marburg hemorrhagic fever, the Netherland. Emerg Infect Dis. 2009

Weltgesundheitsorganisation WHO zum Nipah-Virus mit Updates zu aktuellen Ausbrüchen https://www.who.int/health-topics/ebola#tab=tab_1, Zugriffsdatum: 11.05.2023

Weltgesundheitsorganisation WHO zum Ebola-Virus mit Updates zu aktuellen Ausbrüchen https://www.who.int/health-topics/nipah-virus-infection#tab=tab_1, Zugriffsdatum: 11.05.2023

Weltgesundheitsorganisation WHO zum Marburg-Virus mit Updates zu aktuellen Ausbrüchen: https://www.who.int/health-topics/marburg-virus-disease#tab=tab_1, Zugriffsdatum: 11.05.2023

Das Zeitalter der Epidemien

Abraham T. Twenty-first century plague The story of SARS. Johns Hopkins University Press. 2005

Asian Development Bank. Assessing the impact and costs of SARS in developing Asia. In: Asian Development Outlook 2003 Update. Manila, 2003.

Berche P. The enigma of the 1889 Russian flu pandemic: A coronavirus? Presse Med. 2022

Drosten C et al. Identification of a novel coronavirus in patients with severe acute respiratory syndrome. N. Engl. J. Med. 2003

Hamre D et al. A New Virus Isolated from the Human Respiratory Tract. Proc Soc Exp Biol Med 1966

Ksiazek T.G et al. A novel coronavirus associated with severe acute respiratory syndrome. N. Engl. J. Med. 2003

Lau SK et al. Severe acute respiratory syndrome coronavirus-like virus in Chinese horseshoe bats. Proc Natl Acad Sci U S A. 2005.

Li W et al. Bats are natural reservoirs of SARS-like coronaviruses. Science. 2005

Li, P. Reopening the trade after SARS: China's wildlife industry and the fateful policy reversal. Environmental Policy & Law. 2020

Myint S.H. Human coronaviruses: A brief review. Reviews in Medical Virology. 1994.

New York Times, über die Epidemie von 1889: https://www.nytimes.com/2022/02/14/health/russian-flu-coronavirus.html

New York Times, zur SARS-Epidemie: https://web.archive.org/web/20210304234853/http://www.nytimes.com/2003/03/27/world/china-raises-tally-of-cases-and-deaths-in-mystery-illness.html?pagewanted=2

Peiris J.S et al. Coronavirus as a possible cause of severe acute respiratory syndrome. Lancet. 2003

Poon LL et al. Identification of a novel coronavirus in bats. J Virol. 2005

Quammen D. Spillover: Animal Infections and the Next Human Pandemic. W. W. Norton & Company. 2012

Shi Z et al. A review of studies on animal reservoirs of the SARS coronavirus. Virus Res. 2008

Song HD et al. Cross-host evolution of severe acute respiratory syndrome coronavirus in palm civet and human. Proc Natl Acad Sci USA. 2005

Tai Z et al. The rumouring of SARS during the 2003 epidemic in China. Sociol Health Illn. 2011

Tyrrell DA et al. Cold Wars: The Fight Against the Common Cold. Oxford University Press. 2002

van der Hoek L et al. Identification of a new human coronavirus. Nat Med. 2004

Virology: Coronaviruses. Nature. 1968

Wang M et al. SARS-CoV infection in a restaurant from palm civet. Emerg Infect Dis. 2005

Wilder-Smith A et al. Asymptomatic SARS coronavirus infection among healthcare workers, Singapore. Emerg Infect Dis. 2005

World Health Organization Western Pacific Region. SARS: How a global epidemic was stopped. World Health Organization. 2006

Wu D et al. Civets are equally susceptible to experimental infection by two different severe acute respiratory syndrome coronavirus isolates. J Virol. 2005

Warum immer wieder Fledermäuse?

Brook CE et al. Bats as ›special‹ reservoirs for emerging zoonotic pathogens. Trends Microbiol. 2015

Carroll, R.L. Vertebrate Paleontology and Evolution. W.H. Freeman and Co., New York, 1988.

Cottontail VM et al. Habitat fragmentation and haemoparasites in the common fruit bat, Artibeus jamaicensis (Phyllostomidae) in a tropical lowland forest in Panamá. Parasitology. 2009

Datenbank zu zoonotischen und Vektor-übertragenen Viren: http://www.mgc.ac.cn/cgi-bin/ZOVER/main.cgi, Datum: 17.04.2023

Fagre AC et al. Can Bats Serve as Reservoirs for Arboviruses? Viruses. 2019

Gorbunova V et al, The World Goes Bats: Living Longer and Tolerating Viruses. Cell Metab. 2020

Hayman DTS. Bat tolerance to viral infections. Nat Microbiol. 2019 May;4(5):728–729

Irving AT et al. Lessons from the host defences of bats, a unique viral reservoir. Nature. 2021

Kemenesi G et al. Re-emergence of Lloviu virus in Miniopterus schreibersii bats, Hungary, 2016. Emerg Microbes Infect. 2018

Naturschutz-/Fledermausschutz-Organisationen in Deutschland, der Schweiz und Österreich: http://www.der-baff.de
https://www.nabu.de/tiere-und-pflanzen/saeugetiere/fledermaeuse
https://fledermausschutz.ch
http://www.fledermausschutz.at
https://fledermausschutz.ch/

Negredo A et al. Discovery of an ebolavirus-like filovirus in europe. PLoS Pathog. 2011

Neuweiler G. Biology of Bats. Oxford University Press. 2000

Shen YY et al. Adaptive evolution of energy metabolism genes and the origin of flight in bats. Proc Natl Acad Sci U S A. 2010

Teeling EC et al. A molecular phylogeny for bats illuminates biogeography and the fossil record. Science. 2005

University of California Museum of Paleontology mit Informationen über Fossilien von Fledertieren: https://ucmp.berkeley.edu/mammal/eutheria/chirofr.html

Wang Q et al. Emerging and re-emerging coronaviruses in pigs. Curr Opin Virol. 2019

Zhang G et al. Comparative analysis of bat genomes provides insight into the evolution of flight and immunity. Science. 2013

Zhou P et al. Fatal swine acute diarrhoea syndrome caused by an HKU2-related coronavirus of bat origin. Nature. 2018

Exkurs: Warum die Ausrottung von Fledermäusen keine Lösung ist

Amman BR et al. Marburgvirus resurgence in Kitaka Mine bat population after extermination attempts, Uganda. Emerg Infect Dis. 2014

Boyles JG et al. Conservation. Economic importance of bats in agriculture. Science. 2011

Donnelly CA et al. Impact of localized badger culling on tuberculosis incidence in British cattle. Nature. 2003

End Rabies Now-Initiative, zur Keulung von Hunden https://endrabiesnow.org/uploads/resources/GARC_Position-statement-on-culling_ENG.pdf

Griffiths ME et al. Inferring the disruption of rabies circulation in vampire bat populations using a betaherpesvirus-vectored transmissible vaccine. Proc Natl Acad Sci U S A. 2023

Johnson N et al. Vampire bat rabies: ecology, epidemiology and control. Viruses. 2014

Kalka MB et al. Bats limit arthropods and herbivory in a tropical forest. Science. 2008

Olival KJ. To Cull, or Not To Cull, Bat is the Question. Ecohealth. 2016

Queen Elizabeth Park in Uganda mit Informationen zum Maramagambo-Wald https://www.queenelizabethparkuganda.com/information/maramagambo-forest/

Streicker DG et al. Ecological and anthropogenic drivers of rabies exposure in vampire bats: implications for transmission and control. Proc Biol Sci. 2012

Der Ursprung endemischer humaner Viren

Bennett AJ et al. Relatives of rubella virus in diverse mammals. Nature. 2020

Boinski S, Timm RM. Predation by squirrel monkeys and double-toothed kites on tent-making bats. Am J Primatol. 1985

Corman VM et al. Hosts and Sources of Endemic Human Coronaviruses. Adv Virus Res. 2018

Decher, J et al. Hipposideros cyclops. Mammalian Species. 2005

Drexler JF et al. Bats carry pathogenic hepadnaviruses antigenically related to hepatitis B virus and capable of infecting human hepatocytes. Proc Natl Acad Sci USA. 2013

Drexler JF et al. Bats host major mammalian paramyxoviruses. Nat Commun. 2012

Drexler JF et al. Evidence for novel hepaciviruses in rodents. PLoS Pathog. 2013

Drexler JF et al. Evolutionary origins of hepatitis A virus in small mammals. Proc Natl Acad Sci U S A. 2015

Forni D. Disease-causing human viruses: novelty and legacy. Trends in Microbiology. 2022

Gilbert C et al. Genomic fossils calibrate the long-term evolution of hepadnaviruses. PLoS Biol. 2010

Hiller T et al. Host Biology and Anthropogenic Factors Affect Hepadnavirus Infection in a Neotropical Bat. Ecohealth. 2019

Klein C et al. Dogs and cats are less susceptible to the omicron variant of concern of SARS-CoV-2 – a field study. bioRxiv 2023

Pybus OG et al. Hepacivirus cross-species transmission and the origins of the hepatitis C virus. Curr Opin Virol. 2016

Rasche A et al. Bat hepadnaviruses and the origins of primate hepatitis B viruses. Curr Opin Virol. 2016

Rasche A et al. Evolutionary biology of human hepatitis viruses. J Hepatol. 2019

Schaer J et al. High diversity of West African bat malaria parasites and a tight link with rodent Plasmodium taxa. Proc Natl Acad Sci USA. 2013

Weltgesundheitsorganisation WHO, zu Tollwut: https://www.who.int/teams/control-of-neglected-tropical-diseases/rabies/epidemiology-and-burden

Exkurs: Wie man Krankheitserreger zurückdrängen oder verschwinden lassen kann

Amerikanische Gesellschaft für Mikrobiologe, zur Eradikation von Krankheiten https://asm.org/Articles/2020/March/Disease-Eradication-What-Does-It-Take-to-Wipe-out

Dowdle WR. The principles of disease elimination and eradication. Bull World Health Organ. 1998

FAO and OIE. Global strategy for the control and eradication of PPR. 2015

Lee SE et al. Progress Toward Poliomyelitis Eradication – Worldwide, January 2021-March 2023. MMWR Morb Mortal Wkly Rep. 2023

Minta AA et al. Progress Toward Regional Measles Elimination – Worldwide, 2000–2021. MMWR Morb Mortal Wkly Rep. 2022

Polio-Eradiaktion: https://polioeradication.org

Simpson K et al. Human monkeypox – After 40 years, an unintended consequence of smallpox eradication. Vaccine. 2020

Weltgesundheitsorganisation WHO zum Global Vaccine Action Plan: https://www.who.int/teams/immunization-vaccines-and-biologicals/strategies/global-vaccine-action-plan

World Health Organisation. Considerations for the control and elimination of monkeypox in the WHO European Region: policy brief No.1. 2022

Einheimische zoonotische Viren

Drexler JF et al. Bats worldwide carry hepatitis E virus-related viruses that form a putative novel genus within the family Hepeviridae. J Virol. 2012

Ferri G et al. Hepatitis E Virus in the Food of Animal Origin: A Review. Foodborne Pathog Dis. 2021

Guo WP et al. Phylogeny and origins of hantaviruses harbored by bats, insectivores, and rodents. PLoS Pathog. 2013

Hilbe M et al. Shrews as reservoir hosts of borna disease virus. Emerg Infect Dis. 2006

Johne, R et al. Das Hepatitis-E-Virus – ein zoonotisches Virus: Verbreitung, Übertragungswege und Bedeutung für die Lebensmittelsicherheit. Bundesgesundheitsbl 2022

Klempa B. Hantaviruses and climate change. Clin Microbiol Infect. 2009

Lemon SM et al. Enterically Transmitted Non-A, Non-B Hepatitis and the Discovery of Hepatitis E Virus. Cold Spring Harb Perspect Med. 2019

Meng XJ et al. A novel virus in swine is closely related to the human hepatitis E virus. Proc Natl Acad Sci USA. 1997

Moor D et al. Screening of Ready-to-Eat Meat Products for Hepatitis E Virus in Switzerland. Food Environ Virol. 2018

Robert-Koch-Institut, zu Hantaviren: https://www.rki.de/DE/Content/Infekt/EpidBull/Merkblaetter/Ratgeber_Hantaviren.html

Rubbenstroth D et al. Human bornavirus research: Back on track! PLoS Pathog. 2019

Tappe D et al. Occupation-Associated Fatal Limbic Encephalitis Caused by Variegated Squirrel Bornavirus 1, Germany, 2013. Emerg Infect Dis. 2018

Vetter P et al. Puumala Virus Infection in Family, Switzerland. Emerg Infect Dis. 2021

Vonlanthen-Specker et al. Genetic Diversity of Hepatitis E Virus Type 3 in Switzerland – From Stable to Table. Animals 2021

Witkowski PT et al. Hantaviruses in Africa. Virus Res. 2014

Exkurs: Wie kann man sich vor Zoonosen und neuartigen Viren schützen?

Bundesministerium für Gesundheit, zur Vermeidung von Zoonosen https://gesund.bund.de/zoonosen#schutzmassnahmen

Deutsche Tropenmedizinischen Gesellschaft https://www.dtg.org/index.php/liste-tropenmedizinischer-institutionen/arztsuche.html

Auf welchen Wegen springen neue Viren über?

Allen, T et al. Global hotspots and correlates of emerging zoonotic diseases. Nat Commun 2017

Bausch DG et al. Outbreak of ebola virus disease in Guinea: where ecology meets economy. PLoS Negl Trop Dis. 2014

Chaber A et al. The scale of illegal meat importation from Africa to Europe via Paris. Conservation Letters. 2010

Eby P et al. Pathogen spillover driven by rapid changes in bat ecology. Nature. 2023

Gibb R et al. Zoonotic host diversity increases in human-dominated ecosystems. Nature. 2020

He WT et al. Virome characterization of game animals in China reveals a spectrum of emerging pathogens. Cell. 2022

Hofmann J et al. Autochthonous Ratborne Seoul Virus Infection in Woman with Acute Kidney Injury. Emerg Infect Dis. 2020

Intergovernmental Science-Policy Platform on Biodiversity and Ecosystem Services IPBES. Workshop Report on Biodiversity and Pandemics of the Intergovernmental Platform on Biodiversity and Ecosystem Services. 2020

Luis, AD et al. Species diversity concurrently dilutes and amplifies transmission in a zoonotic host-pathogen system through competing mechanisms. Proc Natl Acad Sci USA. 2018

Olivero J et al. Recent loss of closed forests is associated with Ebola virus disease outbreaks. Sci Rep. 2017

Pinzon JE et al. Trigger events: enviroclimatic coupling of Ebola hemorrhagic fever outbreaks. Am J Trop Med Hyg. 2004

Reed KD et al. The detection of monkeypox in humans in the Western Hemisphere. N Engl J Med. 2004

Ritchie H et al. Forests and Deforestation. OurWorldInData.org 2021.
Link: https://ourworldindata.org/forests-and-deforestation. Zugriffsdatum 04.03.2023

Ritchie H et al. Land Use. OurWorldInData.org. 2013.
Link: https://ourworldindata.org/land-use. Zugriffsdatum 04.03.2023

Sandom C et al. Global late Quaternary megafauna extinctions linked to humans, not climate change. Proc Biol Sci. 2014

Spyrou, M.A. et al. The source of the Black Death in fourteenth-century central Eurasia. Nature. 2022

Tersago, K. et al. Population, environmental, and community effects on local bank vole (Myodes glareolus) Puumala virus infection in an area with low human incidence. Vector Borne Zoonotic Dis. 2008

Von der Feldarbeit zum Labor – wie Zoonosen erforscht werden

Caroll et al. The Global Virome Project. Science 2018
Corman VM et al. Link of a ubiquitous human coronavirus to dromedary camels. Proc Natl Acad Sci USA. 2016
Eckerle I et al. Bat airway epithelial cells: a novel tool for the study of zoonotic viruses. PLoS One. 2014
Karesh WB et al. Ecology of zoonoses: natural and unnatural histories. Lancet. 2012
Puhach O et al. Infectious viral load in unvaccinated and vaccinated individuals infected with ancestral, Delta or Omicron SARS-CoV-2. Nat Med. 2022
Puhach O et al. SARS-CoV-2 viral load and shedding kinetics. Nat Rev Microbiol. 2023
Weltgesundheitsorganisation WHO, zur Biohub-Initiative: https://www.who.int/initiatives/who-biohub

Zoonosen – unausweichliche Naturereignisse?

Bausch DG et al. Outbreak of ebola virus disease in Guinea: where ecology meets economy. PLoS Negl Trop Dis. 2014
Bernstein AS et al. The costs and benefits of primary prevention of zoonotic pandemics. Sci Adv. 2022
Carlson CJ et al. Climate change increases cross-species viral transmission risk. Nature. 2022
Dobson AP et al. Ecology and economics for pandemic prevention. Science. 2020
Keusch GT et al. Pandemic origins and a One Health approach to preparedness and prevention: Solutions based on SARS-CoV-2 and other RNA viruses. Proc Natl Acad Sci U S A. 2022
Mora C et al. Over half of known human pathogenic diseases can be aggravated by climate change. Nat Clim Chang. 2022
Sikkema RS et al. Risks of SARS-CoV-2 transmission between free-ranging animals and captive mink in the Netherlands. Transbound Emerg Dis. 2022
Sirleaf HE et al. Transforming or Tinkering? Inaction lays the groundwork for another pandemic. 2022. Link: https://theindependentpanel.org/wp-content/uploads/2022/05/Transforming-or-tinkering_Report_Final.pdf
South China Morning Post zum Wildtierhandel in China https://multimedia.scmp.com/infographics/news/china/article/3064927/wildlife-ban/index.html
The Guardian zu Wildtierfarmen in China: https://www.theguardian.com/environment/2020/feb/25/coronavirus-closures-reveal-vast-scale-of-chinas-secretive-wildlife-farm-industry
Weltgesundheitsorganisation WHO, zum One Health High-Level Expert Panel (OHHLEP) https://www.who.int/groups/one-health-high-level-expert-panel/meetings-and-working-groups
Yong E. Why the Pandemic Is So Bad in America. The Atlantic. 2020